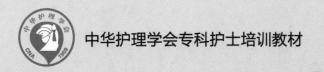中华护理学会专科护士培训教材

传染病专科护理

总主编　吴欣娟

主　编　张志云　张　昕

副主编　马淑焕　王晓燕　袁素娥

人民卫生出版社

·北　京·

图书在版编目（CIP）数据

传染病专科护理 / 张志云，张昕主编. —北京：
人民卫生出版社，2023.9
中华护理学会专科护士培训教材
ISBN 978-7-117-35237-6

Ⅰ. ①传… Ⅱ. ①张…②张… Ⅲ. ①传染病－护理
学－技术培训－教材 Ⅳ. ①R473.5

中国国家版本馆 CIP 数据核字（2023）第 168332 号

人卫智网	www.ipmph.com	医学教育、学术、考试、健康， 购书智慧智能综合服务平台
人卫官网	www.pmph.com	人卫官方资讯发布平台

中华护理学会专科护士培训教材
——传染病专科护理
Zhonghua Hulixuehui Zhuanke Hushi Peixun Jiaocai
——Chuanranbing Zhuanke Huli

主　　编：张志云　张　昕
出版发行：人民卫生出版社（中继线 010-59780011）
地　　址：北京市朝阳区潘家园南里 19 号
邮　　编：100021
E - mail：pmph @ pmph.com
购书热线：010-59787592　010-59787584　010-65264830
印　　刷：北京铭成印刷有限公司
经　　销：新华书店
开　　本：787×1092　1/16　印张：17　插页：1
字　　数：414 千字
版　　次：2023 年 9 月第 1 版
印　　次：2023 年 9 月第 1 次印刷
标准书号：ISBN 978-7-117-35237-6
定　　价：65.00 元

打击盗版举报电话：010-59787491　E-mail：WQ @ pmph.com
质量问题联系电话：010-59787234　E-mail：zhiliang @ pmph.com
数字融合服务电话：4001118166　　E-mail：zengzhi @ pmph.com

编　者

（按姓氏笔画排序）

马淑焕（河南省传染病医院）

马续威（哈尔滨市第六医院）

王　莹（吉林大学第一医院）

王　微（中国医科大学附属盛京医院）

王晓兰（首都医科大学附属北京佑安医院）

王晓燕（浙江大学医学院附属第一医院）

王新华（中国人民解放军总医院第五医学中心）

王翠梅（太原市第三人民医院）

韦彩云（南宁市第四人民医院）

白　霞（郑州大学第一附属医院）

刘利敏（中国人民解放军总医院第五医学中心）

杜姗菱（海南省人民医院）

李　沛（中国人民解放军空军军医大学第二附属医院）

李自琼（重庆医科大学附属第一医院）

杨　平（遵义医科大学附属医院）

杨红丽（云南省传染病医院）

吴　琼（中国人民解放军总医院第五医学中心）

张　昕（中国人民解放军总医院第五医学中心）

张　昕（中国人民解放军总医院第五医学中心感染病医学部）

张立娟（首都医科大学附属北京地坛医院）

张志云（首都医科大学附属北京地坛医院）

张俊霞（首都医科大学附属北京地坛医院）

张洁利（中国人民解放军总医院第五医学中心）

张莉莉（首都医科大学附属北京佑安医院）

陈妙霞（中山大学附属第三医院）

陈典洁（中国人民解放军总医院第五医学中心）

陈燕华（西南医科大学护理学院）

林秀如（福建医科大学孟超肝胆医院）

国　惠（贵州医科大学附属医院）

郑丽花（中山大学附属第三医院）

赵　霞（中国医学科学院北京协和医院）

赵海芹（首都医科大学附属北京地坛医院）

胡敏华（南昌市第九医院）

侯绪娜（烟台市奇山医院）

姜　红（青海省第四人民医院）

袁素娥（中南大学湘雅医院）

郭　静（新疆医科大学第二附属医院）

曹　倩（中国人民解放军总医院第五医学中心）

龚贝贝（南宁市第四人民医院）

章华芬（浙江大学医学院附属第一医院）

董春玲（上海中医药大学附属曙光医院）

谢幸尔（南通市第三人民医院）

谢美莲（首都医科大学附属北京地坛医院）

鲍美娟（上海市公共卫生临床中心）

蔡西西（广西医科大学第一附属医院）

薛娜娜（河北省胸科医院）

编写秘书　陈典洁

3

序 言

　　健康是促进人类全面发展的必然要求,是社会经济发展的基础条件。2016年中共中央、国务院印发了《"健康中国2030"规划纲要》,要把健康融入所有政策,全方位、全周期保障人民健康,大幅提高健康水平。近年来,我国健康领域成就显著,人民健康水平不断提高,在"共建共享、全民健康"的背景下,护理学科发展面临着前所未有的机遇与挑战。

　　护理工作是医疗卫生事业的重要组成部分。护士作为呵护人民群众全生命周期健康的主力军,在协助诊疗、救治生命、减轻痛苦、促进康复等方面都发挥着不可替代的作用。《全国护理事业发展规划(2016—2020年)》中明确指出,要加强护士队伍建设,建立护士培训机制,发展专科护士队伍,提高专科护理水平,提升专业素质能力。随着医药卫生体制改革的不断深化和人民群众对健康服务需求的日益提高,护理专科化已成为临床护理实践发展的必然方向,专科护士在适应医学发展、满足人民健康需求等方面起到举足轻重的作用。

　　中华护理学会在国家卫生健康委员会的领导下,致力于推进中国护理领域知识的传播与实践,加强和推动护理学科发展,为国家和人民群众培养各专科护理人才,提升护理人员专业水平和服务能力。专科护士培训教材体系建设,是专科护理人才同质化培养的重要保证。本套教材由我国护理专业领域多位知名专家共同编写,内容紧密结合护理专业发展的需要,涵盖了各专科护理领域的新理念、新知识、新技能,突出实用性、系统性和可操作性。教材编写过程中得到了各级领导和专家的高度重视和鼎力支持,在此表示诚挚的感谢!

　　功以才成,业由才广。我们衷心期望本套教材能为我国专科护士培养提供有力的指导,为切实加强护理人才队伍建设和提升专科护理质量做出积极的贡献。

中华护理学会理事长　吴欣娟

2023年6月

前 言

　　传染病一直是严重危害人类健康的重要疾病，传染病的流行不仅会危及无数人的生命，而且深刻影响着社会政治和经济发展。近年新发的埃博拉出血热、中东呼吸综合征、黄热病，流感的暴发流行、鼠疫的多点流行，以及近年全球大肆传播流行的新型冠状病毒感染，不仅使人们对传染病的认识发生了深刻变化，给临床医护人员提出了更高的要求，还对传染病的防治与突发公共卫生事件防控工作的决策和支持产生了重大影响。

　　在疫情的应对中展现了传染病专科护理的重要性，2021年中华护理学会首届传染病专科护士的培养启动是专科护士发展又一个新的起点。为了更方便专科护士的学习，专委会组织专家进行传染病专科护士培训教材的编写，本书共分十六章，内容包括传染病专科护理、传染病基础理论、传染病患者的护理、传染病急危重症的救治及护理配合、专科操作技术及护理、传染病的消毒与隔离、职业防护及职业暴露的管理、传染病护理教学及科研、病毒感染性疾病的护理、细菌感染性疾病的护理和其他感染性疾病的护理，系统地介绍了传染病护理的基本理论、基本知识、基本技能。

　　本书囊括了传染病护理领域各方面的知识，借鉴引用国内外最新的指南、专家共识和行业标准，内容与时俱进，符合现阶段我国传染病护理发展与创新的思路。相信传染病专科护士培训教材会对进一步提高传染病规范化护理水平，提升传染病防护技能，强化传染病专科护理人才培养等方面发挥重要作用，最终实现打造一支"业务精湛、技术过硬、特色突出、能打硬仗"的传染病护理队伍，有效推动传染病护理事业的进步和发展。

　　由于医学科学的迅速发展，临床护理理念、护理模式的不断更新，以及编写水平有限，错漏之处在所难免，望读者批评指正。

张志云　张　昕

2023年6月

目 录 »

第一章　绪　　论

学习目标

1. 掌握传染病护理管理特点、传染病护理教学方法，并能开展教学设计及教学评价。
2. 熟悉传染病护理的任务与范畴。
3. 了解传染病专科护士培训目标及内容；传染病专科护士发展现状及应具备的素质。
4. 具备一定的传染病护理科研能力，能合理进行科研选题及设计、论文撰写。

第一节　传染病护理任务与范畴

（一）感染性疾病与传染病的概念

感染性疾病（infectious diseases）是指由病原体感染所致的疾病，包括传染病和非传染性感染性疾病。传染病（communicable diseases）是指由病原微生物，如朊粒、病毒、衣原体、立克次体、支原体、细菌、真菌、螺旋体、寄生虫感染人体后产生的有传染性、在一定条件下可造成流行的疾病。

目前，新突发传染病的不断涌现，经典传染病没有被完全控制或又重新复燃，病原体对抗菌药物耐药性的增加，构成了对人类健康的巨大威胁。世界卫生组织（World Health Organization，WHO）及各国政府均高度重视传染病的防治工作，不断推出全球性的疾病诊疗指南，并使得传染病研究工作更容易得到跨地区、跨部门、跨领域的合作支持，研究成果也能更快地得到全球分享。传染病研究一直是国家重大科研项目和药物开发的重点领域，是当前国家重大科技需求方向之一。

（二）传染病护理学的概念与意义

传染病护理学（infectious diseases nursing）属临床护理学范畴，是护理学的重要分支，是基于医学科学的整体发展而形成，阐述和研究对传染病患者进行整体护理的一门临床护理学科。它包含医学基础理论，传染病学基础理论，护理学基础理论及技能，传染病防治法律法规，新发、突发传染病预防与控制技术，还包括护理心理学，护理伦理学和社会学等人文科学知识。

传染病护理是传染病防治工作中的重要组成部分，不仅关系到传染病患者是否能早日康复，而且对控制和终止传染病在人群中的传播具有重要意义。

通过对传染病护理学课程的学习，使学生了解传染病专业的学科特点，以及传染病与感染性疾病在内涵与外延方面的相互关系；培养其具备以护理对象为中心，运用整体护理的工作方法,全面收集资料,分析并作出护理诊断,有效进行护理干预及效果评价的能力;法定传染病及其危重患者的观察和护理能力;具备相关的专科实践操作能力、临床决策能力、沟通与合作能力、观察能力、自学能力等;增强职业情感,为今后护理工作中解决临床传染性疾病的实际问题打下坚实基础。

（三）传染病护理管理的特点

护理管理学以社会科学和管理科学的理论为基础,是研究护理管理活动的普遍规律、基本原理、方法和技术的一门应用科学,也是护理学和管理学交叉形成的一门新兴科学,提高护理质量和工作效率是其主要目的。

医疗机构是传染病防治的重要场所,护士承担了传染病防治的具体工作。在对传染病患者的护理过程中,护士要承担指导患者如何配合医生的治疗、制订不同患者的个性化护理方案,以专业技术知识减轻疾病给患者造成的身心痛苦、阻断传染病的传播,为患者普及预防传染病的基本知识等工作;同时,护士在为传染病患者实施各项治疗、护理措施中,与患者接触最为密切,具有更高的职业暴露风险。

由于传染病护理的特殊性及高风险性,尤其是应对重大传染病疫情处置时,护士的应急能力在患者的救治和疫情防控工作中具有重要作用,甚至直接影响疫情处置的速度及成效。因此,传染病专科护士需具备过硬的救护技能、丰富的公共卫生知识及强大的心理应对能力等核心胜任力,这也对传染病护理管理工作提出了更高的要求。

传染病护理管理涵盖了护理管理服务模式、护理质量管理、护理人力资源管理、护理经济管理、护理文化建设等内容,其特点主要体现在以下方面:

1. **感染控制管理** 医院感染防控工作贯穿于护理管理各流程中,积极采取有效管理措施对预防和控制感染具有重要意义。建立高效全面的医院感染管理体系、定期开展院感相关知识和技能的培训、认真落实医院各项感染防控制度、加强感染防控措施落实等是传染病护理管理的重要环节。

2. **人力资源管理** 2012 年,原卫生部发布《关于实施医院护士岗位管理的指导意见》要求医院建立机动护理人力资源库,并确保在突发事件和特殊情况下的临床护理人力应急调配。建立医院护理应急组是各医院护理人力调整的重要手段,能有效地应对各种应急状态下的护理人力需求;同时,传染病医院建立护理人力分级响应机制,用于各种突发公共卫生事件,体现了管理者的前瞻性管理意识,保证应急状态下的有效应对。

3. **教育培训管理** 培训对提升护士传染病突发事件应对能力至关重要,应采取多种方式进行传染病相关理论及技能的培训。培训内容不但要包括传染病疾病特点、诊疗护理知识、防护措施、隔离消毒措施,还应涵盖传染病相关法律法规、传染病突发事件的应急处理流程等内容。加强医护人员自身防护能力的训练,可采用集中理论培训、实际操作与实地考察相结合的方法;应制作病区流线布局图、规范各区域着装要求、个人防护要求、穿脱防护服流程等;要熟悉传染病病房的建筑布局、人流和物流的走向以及各类污物的处置方法;加强职业防护和暴露后预防相关知识的培训,提高安全意识;开展护理伦理学知识教育和培训,系统了解并掌握伦理学的基本理论、基本概念。此外,培训部门还应收集典型的临床伦理行为决策的案例分析,以助于妥善处理临床护理中的伦理冲突,全面提升护士的伦理决策能力。

4. **人性化管理** 传染病患者的人际沟通大幅度减少,治疗期间的隔离管理会使其产生孤独、敏感、紧张、恐惧心理,严重者甚至出现抗拒治疗、逃跑等行为。护士在落实各项护理措施时应在严格遵循隔离原则、自我保护原则外推行"社会-生理-心理"的护理模式,体现人文关怀。以患者为中心,巧妙运用沟通技巧,主动与传染病患者建立良好的护患关系,有目的地协助患者建立起通畅的护患沟通、医患沟通、患际沟通渠道,以消除患者的陌生感,增强治疗信心。此外,还应注意观察患者的心理变化,及时识别心理问题,提供专业帮助。

5. 传染病知识宣教 通过健康知识宣教提高群众对传染病的认识和自我保健能力是防治传染病的有效的措施。依托社区卫生服务机构开展传染病专题讲座、发放预防传染病宣教手册,指导家庭预防措施,能有效提升社区人群对传染病的科学认识,正确预防传染病。

6. 构建护理应急管理体系 医院在应对和控制传染病疫情上起着不可替代的作用,护理工作是医院工作的重要组成部分,护理管理体系的反应速度和应对方式,是确保任务圆满完成的关键。护理应急管理体系主要包括应急组织体系、应急制度体系、应急培训体系、应急评价体系四个模块;涵盖组织架构、法律法规、应急流程、体能训练、知识考核等多方面内容。构建科学、规范、系统的护理应急管理体系,提高护理人员应急处置能力,建立高效、合理的人才资源系统,提升突发传染病的护理管理水平,是护理工作应对新发、突发传染病疫情的重要保障。

在社会经济飞速发展的今天,为满足人民群众日益增长的健康需求和完成公共卫生应急任务,传染病专科护士的管理模式和培训方式还需进行更多的探索创新,应根据护理人员的工作经历、年资、能级等,进行分层级护士核心能力的培养,以确保相应层级的护理人员能够全面掌握相应的护理专业知识,提高感控管理能力,减少传染病的发生和传播。

(张莉莉 王晓兰)

第二节 传染病护理科研实践

护理科学研究是通过系统的科学探究,解释护理现象的本质,探索护理活动的规律,产生新的护理思想和护理知识,解决护理实践、护理教育、护理管理中的问题,为护理决策提供可靠的、有价值的证据,提升护理学科重要性水平的系统过程。

(一)护理科研选题

护理科研选题是开展护理研究的第一步,也是最重要的一步,决定整个研究全过程。

1. 选题的基本原则

(1)科学性原则:护理科研选题应以一定的科学理论和事实材料为基础,符合客观规律,借助文献资料和个人的经验、体会,经过归纳、演绎、类比、分析推理等科学思维从而形成科学假说。

(2)创新性原则:护理科研选题的创新性是指探索未知、发现新问题、寻找新方法、得出新结果。科研课题的创新性通常通过文献检索和第三方"查新"的方式进行评价。如"疾病获益感",是护理人员从积极角度研究传染性疾病对患者的影响,具有一定创新性,能为患者的心理护理提供新的思路。

(3)实用性原则:护理科研选题应强调和重视解决护理实践中的实际问题,具有社会效益和经济效益,促进人类的健康。如人类免疫缺陷病毒(HIV)感染者常面临着一系列生理心理症状,探讨如何准确地评估并精准地实施症状干预对 HIV 感染者的疾病管理具有实用价值。

(4)可行性原则:护理科研选题应考虑主观与客观条件是否能满足课题研究的需要,是否能够按计划顺利完成。应正确评价研究团队成员的知识结构和水平、研究能力以及是否具备开展研究的客观条件。

2. 选题的来源

(1)临床实践:护理实践中碰到的尚未解决的问题和不断产生的新问题是临床研究问题的基本来源。如慢性乙型病毒性肝炎,患者服药依从性、患者疾病负担以及照顾者照护负担就是传染病专科护士在临床工作中碰到的常见问题。

(2)查阅文献:通过阅读高质量的期刊,浏览最新的学术专著,关注学术发展动态等途径,获取护理领域的研究热点和前沿信息。

(3)杂志征文:高质量的期刊会每年或者不定期地结合国家的政策或疾病的流行情况确定一段时间内护理研究的热点。护理人员可以结合自己工作的特点及各方面的条件明确研究方向、选择具体的研究问题。

(4)同行间交流:与同行间的交流包括正式的学术交流与非正式的学术探讨。通过参加学术交流活动,可以开阔研究思路、启迪学术灵感、产生科研选题。

(5)其他:参与过课题研究的护理人员,可以从课题延伸中选题。如在帮助某研究团队收集老年 HIV 感染者运动现况的资料时,发现受试者的运动水平不理想,护理人员可以针对此研究中老年 HIV 感染者运动水平开展相关护理干预研究。

3. 选题的确立

(1)选择某个领域的研究问题:最初发现的研究问题往往是一个粗略、宽泛、抽象或模糊的研究问题,需要深入研究问题的实质,使研究问题逐渐变得清楚、明确、具体。

(2)查阅文献、形成理论/概念框架:理论框架是利用已有的理论对研究中各概念或变量间的相互关系进行说明,该理论就是这一研究的理论框架。概念框架是利用普遍被人们接受的命题或学说对各变量之间的关系作说明,这些命题或学说的组合就是该研究的概念框架。

(3)确认研究变量:变量指研究对象所具备的特征或属性,是研究所要解释、探讨、描述或检验的因素,是随条件变化而变化的因素,或者是因个体不同而有差异的因素。

(4)形成假设:假设是对已经确立的研究问题,提出一个预期性的结果或暂时性的答案。

(二)科研设计基本方法

在开展护理研究时,首先要进行严谨的科研设计。科研设计是根据研究目的制订的设计方案,用来指导研究过程的步骤和方向。目的在于尽可能地控制和减少非研究因素造成的偏倚,得到理想和可信的研究结果。

1. 科研设计内容　包括专业设计和统计研究设计,这两者之间既有区别又有联系。

(1)两者的区别:专业设计主要基于基本常识和专业知识。统计研究设计主要是指从统计学的角度进行系统的科研工作,保证论证过程系统完善,结论正确可靠。

(2)两者的联系:对每一个具体问题的考虑和安排,既需要专业知识的指导又需要统计研学知识的帮助,两者缺一不可、相辅相成、相得益彰。

2. 护理科研设计类型　主要类型包括三大类:量性研究、质性研究、混合性研究。对于量性研究,主要遵循的是临床流行病学研究的分类,包括观察性研究和干预性研究两类,其中观察性研究包括描述性研究和分析性研究,干预性研究包括随机对照试验和非随机对照试验。

(1)描述性研究:收集比较初级的资料,一般不设立对照组,仅对人群疾病或健康状态进行客观的反映;不限于描述,也可比较不同变量之间的关系。如对于 HIV 感染者的症状体验及影响因素,可以采用纵向研究的方法追踪不同 CD4 细胞、病毒载量水平下的症状负担及症状体验。

(2)分析性研究:指在自然状态下对已经存在差异的两种或两种以上不同的事、人或现象进行分析比较的研究。

(3)随机对照试验:又称实验性研究,必须满足对照、干预、随机三个条件,能大限度地控制干扰因素,有力解释自变量和因变量之间的因果关系。

(4)非随机对照试验:又称类实验性研究,必须满足干预这个条件,而对照、随机两个条件没有要求,如自身前后对照试验设计就属于此类型。

(5)质性研究:以研究者本人作为研究工具,在自然情景下采用多种收集资料的方法对社会现象进行整体性探究,通过与研究对象互动,对其行为和意义构建获得解释性理解。如抗病毒治疗已经成为艾滋病防治策略中最为有效的一环,护理人员可以采用现象学研究的方法探讨 HIV 感染者未及时启动抗病毒治疗的影响因素,以期对未启动治疗的感染者进行针对性的干预。

3. 护理科研中研究对象的选取 总体是根据研究目的确定的同质研究对象的全体,是符合某一标准的所有研究对象的集合体。纳入标准是总体对象所具备的特征的标准,排除标准是总体对象应排除的特征的标准。抽样指从总体中抽取一部分来代表总体作为研究对象的过程,分为概率抽样和非概率抽样两大类型。

(1)概率抽样

1)简单随机抽样:确定研究总体,建立抽样框架,对每一研究对象编号,用随机数字表或抽签法抽取。

2)分层随机抽样:先将总体按影响观察值变异较大的某种特征分为若干层组,再从每层组内随机抽取一部分对象组成样本。

3)整群抽样:将总体分为若干组(群),随机抽取组(群),并对该组(群)所有样本进行研究。

4)系统抽样:将总体编号后,随机取出一点,再按同间距,机械地从中抽取研究对象组成样本。

(2)非概率抽样

1)方便抽样:选用最方便的、现场的、易得到的人或物作为研究对象,但是偏差较大,样本有时并不代表总体。

2)配额抽样:根据总体的某一特征进行分类,再通过方便取样,选取该样本。

3)立意取样:研究者根据对总体特征的了解,有目的地选出一些对象组成样本。

4)网络抽样:找到一部分符合条件的研究对象后,请他们帮助联系相同条件的研究对象组成样本。

4. 护理科研设计的基本原则

(1)随机:分为随机抽样和随机分组。随机抽样有简单随机抽样、分层随机抽样、整群抽样、系统抽样。随机分组包括简单随机分组法、分层随机分组法、区组随机分组法、整群随机分组法。

（2）对照：按照设计分类为同期随机对照、非随机同期对照、历史对照、自身对照、配对对照。按照对照组的处理措施分类为标准对照、空白对照或安慰剂。

（3）盲法：为了避免临床研究中指标的测量误差采用盲法，可分为单盲、双盲、三盲。

（三）护理科研论文撰写

护理论文是护理科研成果的一种表现形式，它是对护理问题的研究及其结果分析的深入表达和阐述。护理论文的质量可体现护理专业人员的科研素质和研究水平的高低。护理论文写作的三大要点是准确、通畅和得体。一般研究论文主体结构包括：标题、前言、资料与方法、结果、讨论、结论或小结、参考文献。

1. **标题** 要求用词具体、句型简洁、定位明确。调查性研究论文的题目强调调查对象、调查内容、调查方法和数据处理技术。干预性研究论文的题目强调科研设计三大要素，即研究对象、干预措施、结局测量。

2. **摘要** 一般200～300字，应说明目的、方法、结果和结论要求表达规范、主题突出、简短精炼、具体明确。

3. **关键词** 从标题和内容中提炼出来的能反映文章主要内容的单词、词组、短语，一般3～5个。

4. **前言** 简明介绍研究的背景、目的、根据、对护理的意义等。

5. **方法** 护理论文的方法部分包括研究材料（研究对象）和研究方法（样本量、抽样策略、干预方案的确立、观察指标及测量、数据处理），是阐述论点，进行论证并得出结论的重要步骤。

6. **结果** 是论文的价值所在，是论文的关键部分。结果的写作包括给出结果，并对结果进行定量或定性的分析。

7. **讨论** 要求主题集中，重点突出，本研究结果在理论与实践中的意义，对本课题进一步研究的建议。

8. **结论** 综合概括研究结果，阐明本篇论文提出的重要论点、推广应用前景、研究的局限性以及需进一步深入的研究方向。

9. **参考文献** 要求引注正确、前后一致、格式正确。

（四）文献检索

文献检索的目的是了解研究课题的背景，为发展科研的理论框架或概念框架提供资料，通过文献检索找到有关研究方法和研究工具的线索，估计研究成功的可能性，从而帮助确定有关概念的定义、科研假设、科研的限制，协助了解研究题目是否具有创新性和研究价值。

1. 分析检索课题，明确查找目的与要求。

2. 选择检索工具，确定检索方法。根据研究目的，列出相关主题词／关键词，作出它们之间所有可能的组合（and/or/not）。

3. 选择检索途径，确定检索标识。常用的中文数据库有：中国生物医学文献数据库（CBM）、中国学术期刊网络出版总库（知网）。常用的外文数据库有：PubMed、Elsevier Science Direct 等。

4. 根据文献线索，查阅原始文献。阅读文献全文后建议标注：出处、研究目的、样本和选样方法、研究设计、研究工具、干预方法、资料收集方法、主要结果和结论，以备后续方便使用。

（五）文献质量评价

文献质量评价的基本要素包括文献的内部真实性、临床重要性和适用性3个方面。

1. 内部真实性 指某个研究结果接近真值的程度，即研究结果受各种偏倚的影响程度。偏倚主要来源于4个方面：选择偏倚、实施偏倚、失访偏倚、测量偏倚。

2. 重要性 指研究是否具有临床应用价值。通常使用量化指标来评价研究结果的临床意义，不同的研究问题评价指标不同。重点关注证据所涉及的临床问题是否明确、具体，所选择的评价指标是否正确等。

3. 适用性 即研究的外部真实性，指研究结果能否推广应用到研究对象以外的人群。常从以下几方面考虑：是否与自己所护理的患者情况相符；该证据在服务对象所处的医疗环境下是否可行；该证据对服务对象可能产生的利弊权衡；服务对象自身对该使用措施的意愿。

（鲍美娟）

第三节 传染病护理教学

与其他疾病的护理工作不同，在护士还没有系统掌握传染病护理的理论和技术时，直接从事接触传染病患者的护理工作存在一定风险，所以在传染病护理教学活动中，除了按照传统的课堂教学法进行教学以外，应根据不同的教学目标、内容、环境以及学生的特点选择适宜的教学方法，有目的、有计划、有组织地引导学生积极、自觉地完成学习过程，以促进学生全面掌握传染病防治理论和护理技能，用专业的护理来减轻传染性疾病给患者身心带来的痛苦，同时阻断疾病的传播。

（一）护理教学方法设计

1. 以问题为基础的教学法（problem-based learning，PBL） 以问题为导向的教学方法，是在教师引导下，采用小组讨论形式，学生围绕问题独立收集资料，发现问题、解决问题，以培养学生自主学习能力和创新能力的教学模式，是目前医学教育改革中最具广泛影响的教育模式之一。PBL教学法把临床教学重心从"教"转移到了"学"，启发护士的主动学习思维，培养护士积极思考和解决问题的能力。

实施中，常以临床真实病例为基础，提前设计好问题。如在病毒性肝炎学习中，可以先设计一个病例，病例中涵盖患者一般个人信息、不适主诉、查体情况、异常实验室检查结果、影像学资料等，再针对该案例提出涉及病毒性肝炎临床表现、发病机制、诊断及治疗要点、实验室检查结果的临床意义、疾病临床分期、疾病转归、护理要点、预防宣教等方面的问题，让学生充分收集与该病例相关的资料，进行小组讨论、共同寻求解决问题的方法，之后可针对该过程进行自评、互评，并由带教老师进行点评反馈，通过这个过程使护士学习到病毒性肝炎的相关知识。

2. 案例教学法 以案例为基础的学习方法，由 PBL 教学法发展而来，是以引导学生探索问题、发现问题、解决问题和增强临床思维能力为目标，以学生为主体、教师为主导的教学方法，是一种理论与实践相结合互动式教学模式。教师通过对具体案例分析来启动教学，启发学生参与和思考，并引导整个教学过程。

在护理教学中，案例教学法是指在教学过程中引入典型病例，如引入乙脑案例，结合案例具体情况学习该病种的发病机制、临床治疗方案以及护理措施，以疾病的护理措施为主线，引导护士对案例进行讨论分析，提出解决实际问题方法和思路，同时鼓励护士发散思维，将乙脑与中毒性菌痢、流脑、其他感染性疾病或非感染性疾病相区别，通过案例教学法激发护士的学习积极性和发现问题的能力，培养护士的临床思维能力。案例教学法可与临床实践相结合运用到技能培训中，还可与情景模拟教学法相结合应用于临床护理教学中。

3. 情景模拟教学法 是一种新兴的教学方法，通过设置一种逼真的工作场景和管理系统，由被训练者按照一定的工作要求完成一个或一系列的任务，从中锻炼或考察某方面的工作能力和水平。

临床实践中，考虑到护士缺乏经验和患者的安全需要，可使用情景模拟教学的方法，让护士在个人防护、流行病学调查、症状护理、患者管理、如何预防感染等方面积累经验，从而使这些情况一旦在临床实践中出现会更快地被理解和处理。情景模拟教学应突出操作性、讲究趣味性、注重实效性，以实现理论与实践有效结合。

情景模拟教学首先要进行理论教学，对传染病传播途径、预防机制等内容完成后再实施护理实践技能教学。护理实践技能教学首先选择传染性疾病病例，并设置模拟情景，由带教老师带领护士参与情景教学。例如新突发传染病患者收治过程中由多名护士轮换进行患者、护士角色扮演，对患者来源地、接触史、疾病类型、症状等进行询问，根据传播途径采取相应隔离防护措施，对患者进行环境介绍、告知消毒隔离注意事项、治疗目的、加强心理护理及健康宣教等。模拟结束后，小组进行讨论点评，帮助护士深化理论理解，强化护理实践技能；并由老师指导学生参与临床实践，设置相关问题，深化教学效果。

4. 模拟人教学法 使用医学教学模型教学的方法，是指充分使用医学模拟技术创设出仿真临床场景和模拟患者，代替真实患者进行临床教学和实践的教育方法。

可通过编写病例、教学准备、实施、反馈这四步来完成模拟人教学演练。在模拟演练前分析模型特点，明确教学资料，设计教学案例，撰写故事脚本；准备好教学场景和在操作时可能会用得到物品，如隔离衣、防护服、帽子、口罩、手套、治疗车、药品、仪器设备等，提前进行角色分配，按教学需要的模块调试好智能综合模拟人，随即开始进入教学流程，在模拟结束后，进行现场模拟引导性反馈，并针对反馈问题进行讨论。

5. 基于循证护理理念的混合教学模式 循证护理是护理人员在计划护理活动过程中，审慎地、明确地、明智地将科研结论与临床经验、患者愿望相结合，获取证据，作为临床护理决策依据的过程。基于循证护理理念的混合教学模式是以循证护理理念为基础，与传染病护理学相关知识相结合的一种全新教学模式。此教学方法可以充分调动学生的潜力，能够有效地提高学生的评判性思维能力和自主学习能力，提高学生的独立思考能力和合作能力，同时也能够很好地培养学生沟通能力，提高学生的积极性，从而明显地提高护理教学质量、突出护理专业特色。

基于循证护理理念的混合教学包括两个方面。一是进行理论教学，由老师对主题的相关内容和概念进行讲解，并总结和解答学生的疑惑；再在循证护理理念的基础上，由学生提出自己的观点和相应对策；最后由老师对学生的表现进行总结与评价。二是护理案例教学，先向学生展示案例，针对案例的疾病及可能出现的症状等进行介绍；再由学生对各种情况进行综合考虑，教师进行指导和解答疑难问题，然后学生分组进行情景模拟练习，对患者情况进行评估与讨论，教师分析不足并提出建议；最后学生根据所提建议和评价反馈等完成学习报告。

（二）护理教学评价

护理教学评价是从设置护理教学目标入手，并以护理教学目标为依据对教学过程和教学效果进行价值的判断，其目的是保证最大限度地实现护理教学目标，提高护理教学质量，以此检验学生学习效果及对学生作出某种资格证明。传染病护理教学评价可以通过以下几种方式来进行：

1. **考查** 是护理教学成绩考核的一种方式，属于定性考核方法。针对护士来讲，某些课程在难以定量考核或无须定量考核的课程中，可采取考查形式。

考查形式主要分为平时考查和出科考查两种。平时考查包括现场提问、检查护士平时的课外作业、检查实习表现的成绩等；出科考查包括实践性作业、临床操作演示、撰写护理病历等。考查记录可采用级别制，如不合格、合格、良好、优秀。此记录可以是平时考查总结，也可以是学习结束考查的一次性评定。考查与考试无论在形式上还是要求上都是不同的，应严格区别。

2. **考试** 是护理教学效果评价的主要形式，按考试形式可分为笔试和操作性考试。

（1）笔试：用以检验学生的基本理论、基本知识和能力等。由带教老师命题，将事先编制好的试题印成试卷，要求考生按规定在试卷上做书面回答，带教老师根据评分标准统一判卷评分。

（2）操作性考试：通过护士实际操作而进行的一种考试方法，用于考核护士掌握操作技术的熟练程度、有关护理用具、防护用品及仪器的使用和制作技能、理论联系实际的能力等。进行操作考试时，应对所要做的操作制定规范的操作流程及评分标准，所有考生可做同一项操作，也可抽签做课程中所要求的若干项操作之一。

3. **撰写论文** 在专科护士带教过程中，可让护士选取感兴趣的内容进行学术研究与探讨，撰写论文，请带教老师对护士论文的选题、内容、书写、汇报等方面进行指导和评价，以提升护士在专科领域的知识水平与思辨能力。

4. **客观结构化临床考试** 又称临床多站式考试，是一种以客观的方式评估护士临床能力的考核方法，即在模拟临床场景下，使用模型、标准化患者甚至真实患者来测试护士的临床能力。

临床多站式考试并不是一种具体的考核方法，而是一种提供客观的、有序的、有组织的考核框架，让考生在规定的时间内完成事先设置的流程性的考试内容，公平、客观、科学地评价考生的临床能力，避免了传统考试的偶然性和变异性，减少了主观性。评价的成绩能反映考生所具备的专业素质和临床综合能力。在护理相关的考核中，站点数量一般为4～10个，考核内容包括护理问诊、护理问题评估、体格检查、护理记录、健康教育和基础护理操作，在针对传染病专科护士进行的考核时，应加入传染性疾病专科内容站点。

（刘利敏）

第四节　传染病护理资质教育

（一）传染病专科护士培训目标

传染病防治是国内外卫生系统面临的一项长期重要任务，护理人员作为重要防控力量，在救援中发挥着极大作用，且传染病专科护士的核心能力与救治质量直接相关。由于从事传染病护理工作所面对的形势比常规护理工作更加严峻和复杂，因此，需要建立科学规范化的专科培训模式与教育体系来确保传染病专科护士获得相应的专业能力。

传染病专科护理培训的目的是帮助护士掌握传染病专科护理常用应对技巧，具备传染病预检分诊及鉴别能力，提升传染病防控意识。最终培养一批热爱传染病护理事业，具有较高业务水平和专长，能较好解决传染病专科护理问题，指导其他护士开展相关工作的传染病护理专家。

（二）传染病专科护士培训内容

根据《全国护理事业发展规划（2016—2020年）》文件要求，为贯彻落实全国护理事业发展规划精神，推动"健康中国2030"战略，中华护理学会结合既往经验，结合我国传染病卫生事业发展规划及获得的成果，形成了科学的课程培训体系，通过理论讲授、模拟培训和临床实践等多种形式相结合，帮助护理人员获得传染病专科领域的护理核心能力，逐步实现传染病专科护理服务质量的提升。传染病专科护士培训包括理论知识培训和临床实践两部分。

1. **理论知识培训**　分为通用理论和专科理论两部分。时长为4周，其中通用部分占总学时数的20%，专科理论部分占总学时数的80%。培训形式包括集中授课、翻转课堂、小组讨论等多种形式。

（1）通用理论知识：旨在培养传染病专科护士基本专业能力，主要内容包括专科护理概论、护理人文与法律、护理管理、临床护理教学、护理科研五个部分。

（2）专科理论知识：旨在培养传染病专科护士在专科领域的护理实践能力，主要包括传染病专科管理、常见传染性专科疾病、传染病专科防护、传染病专科技术四个部分。

2. **临床实践**　主要选择在感染性疾病中心、肝病中心、感染病急诊科、重症医学科（ICU）等相关科室开展实践学习。在实践中将临床决策、健康教育、法律伦理等关键内容嵌入其中。培训以教学基地临床带教、案例讨论、工作坊、专题小组作业等形式组合式开展。

（三）传染病专科护士发展与现状

在人类与各类疾病对抗的历史长河中，传染性疾病一直以来都不曾消失过，自南丁格尔创建了规范化的护理学科与护理职业以来，护理人员一直参与在传染病诊疗与照护的临床实践中。不论是综合医院还是专科医院，传染病护理都是其诸多专科中的一个组成部分，并发挥着重要功能。追溯历史，国际上专科护士培养的原型来自感染控制专科护士（infection control nurse，ICN）（以下简称感控护士）认证体系的建立。在1963年，当专科护士还未形成普遍认知和培养机制之时，美国首位感控护士便出现在斯坦福大学医院，随后美国疾控中心开始大量培训专职感控护士,并创建了感染控制与流行病学专业协会,日本、法国分别于 1994 年左右相继开始培养感控护士。随后我国香港和台湾地区快速开展了相关培训项目。1989 年,中南大学湘雅医院的医院感染控制中心开设感控护士培训班,为我国内地首次开展的感控专科护理培养项目,之后广东、山东等地也相继开设类似培训课程。

鉴于感控护士的主要职责是作为医院感染管理人员的主要组成部分,围绕医院感染防控和管理开展相关工作,与传染病领域的临床护理专家需要履行的职责与范畴仍有较大差距。2002 年,美国华盛顿州卫生部与华盛顿大学联合开展了一项教育研究,对感控专科护士与传染病专科护士的培养及职责等方面进行了辨析,界定了传染病专科护士的具体职责:为医院或长期照护机构提供传染病相关的护理服务,为传染病诊疗机构及州或国家层面制定方案或政策提供建议、经验与证据。因此,基于当下的健康需求与医疗环境,建立适合我国国情的传染病专科护士培养体系势在必行。

专科护士培养是我国加快护理事业发展,提升临床护理服务能力和促进护理学科发展的重要举措。在过去的几十年间我国对专科护士的培养主要集中在危重症、手术室、急诊、肿瘤、伤口造口、静脉治疗等领域。2020 年,在中华护理学会大力倡导下,在组织专家积极规划、筹备的基础上,国内首批传染病专科护士培训基地获得批复,并在 2021 年迎来了国内第一批学员的专科资格认证,这标志着我国传染病专科护士培训体系的建立与逐步完善,并为未来传染病专科护士的学科价值体现与服务质量提升奠定了坚实的基础。

(四)传染病专科护士应具备的素质

传染病专科护士应具备的素质仍在不断探讨中,国内相关专业领域学者通过各种科学方法进行探索。

1. **良好的医德、医风与慎独修养** 由于传染病的特殊性,使得传染病专科护理人员的长期从业意愿及稳定性受到极大考验,帮助传染病专科护士树立远大的医学理想与崇高的人文情怀,是传染病专科护理人员从业可持续发展的原动力。同时,传染病专科护士应以"利他"与"助人"作为护理工作的职业道德核心,坚持以患者为中心的服务理念,严格遵守医务人员的职业道德规范。培养自身的慎独修养,做到工作自律与严谨规范。

2. **良好的身体素质与心理素养** 传染性疾病的护理工作,常常需要护士无论在任何外界环境下均需在防护着装后开展相关工作,这对护士的体力提出了严峻挑战。由于传染病的突发性、不可预测性、快速的传播性,则需要护士具备良好的心理韧性与自我调节能力,在正确且客观认识疾病的危害性后,能够从容面对,积极投入到救治工作中。由于,传染病患者可能伴随的特殊而隐蔽的心理问题与障碍,要求传染病专科护士有能力运用有效的干预策略维护患者的情绪稳定与心理健康。

3. **专业知识与技能素养** 牢固的专业知识与精湛的技术是维系传染病护理工作高效、优质开展的基础。传染病专科护士在掌握常见护理规范与技术操作的基础上,更需要锻炼与塑造自身敏锐的观察力、快速的反应及判断能力、危机管理能力、批判性思考能力以及法律与伦理的实践能力。并能够在临床工作中,不断积累与总结,保持持续学习与自我成长的良好状态,做到个人专业知识与技能体系的不断更新。

4. **具备标准预防观念及执行力** 由于疾病的传染性,传染病专科护士更要做好标准预防,这是保证一切工作得以顺利开展的根本。近年来随着新突发传染病的不断涌现,传播途径的多样化与隐蔽性给护理工作的开展提出挑战,因此传染病专科护士应在充分学习与练习的基础上,树立"保护自己就是保护他人,他人防护也在保护我"的双向防护观念,在临床实践中严格履行相关防护规范与准则。在进行各项操作时要坚持预防原则,根据国家及医疗机构相关要求,结合传染病类别与传播途径落实对应等级的预防措施。并在此过程中主动承担监督者的角色,对同行医务人员及患者的防护行为给予指导与帮助。

5. 具备团队协作精神与良好的沟通能力 护理工作实践过程中需要护士能够与医师、营养师、康复师等相关学科人员组成团队针对某项医疗问题开展相关工作,在对患者进行照护过程中开展健康宣教、咨询答疑、心理疏导等行为活动。传染病的突发性、传染性,使传染病专科护士常参与到应急环境下的紧急派遣救援工作中,面对陌生的环境、陌生的工作伙伴,更需要传染病专科护士具备超越他人的应变、适应、调节与协作素养。

(谢美莲)

第二章　传染病护理概论

学习目标

1. 掌握传染病的相关概念与临床特征。
2. 熟悉传染病的流行过程、治疗原则及预防措施。
3. 了解传染病的发病机制、诊断要点与影响因素。
4. 学会传染病的护理评估与健康指导。
5. 具备传染病的护理理论知识和操作技能。

第一节　感染与免疫

（一）感染的概念

感染（infection）是人体与病原体（细菌、病毒、真菌、寄生虫等）相互作用、相互斗争的过程。引起感染的病原体可来自宿主体外，也可来自宿主体内。

（二）感染过程的表现

病原体经过各种途径进入人体后就开始了感染的过程。病原体感染人体后的表现主要与其致病力及人体的免疫功能有关，也因而产生了感染过程的不同表现。

1. **病原体被清除**　病原体进入人体后，被机体防御第一线的非特异性免疫屏障，或被体内原已具有的体液免疫与细胞免疫功能所清除。

2. **隐性感染**　又称亚临床感染，病原体侵入人体后，仅引起机体产生特异性免疫应答，不引起或仅有轻微的组织损伤，临床上无症状、体征表现，须通过免疫学或病原学检查才能发现的感染。隐性感染过程结束后，大多数人可获得不同程度的特异性免疫，病原体被清除；少数人可转变为病原携带状态，病原体持续存在于体内。

3. **显性感染**　又称临床感染，病原体侵入人体后，不但引起机体发生免疫应答，而且通过病原体本身的作用或机体的变态反应，导致组织损伤，引起病理改变和临床表现的感染。

4. **病原携带状态**　病原体存在或寄生于体内，不引起病变或临床表现，但在特殊条件下可致病或排出体外而成为传染源的状态。这是在传染过程中病原和人体防御能力处于相持状态的表现。一般来说，若其携带病原体持续时间小于 3 个月，称为急性携带者；若大于 3 个月则称为慢性携带者。对乙型肝炎病毒感染，大于 6 个月才能称为慢性携带者。并不是所有传染病都有慢性病原携带者，如恙虫病、登革热、甲型病毒性肝炎和流行性感冒等就极为罕见。

5. 潜伏性感染　又称潜在性感染,病原体潜伏于体内某些部位,既未被机体清除,又不引起明显症状、体征,但待机体免疫功能低下或有其他诱发因素时则可引起显性感染。潜伏性感染期间,病原体一般不排出体外,这是与病原携带状态不同之处。潜伏性感染并不是在每种传染病中都存在。

上述感染过程的五种表现,隐性感染最多见,病原携带状态次之,显性感染所占比例最低,但最容易识别。这五种表现形式在一定条件下可相互转化。

(三)感染过程中病原体的作用

病原体侵入人体后能否引起疾病,取决于机体的免疫功能和病原体的致病能力两个因素。致病能力包括以下方面:

1. 侵袭力　指病原体侵入机体并在体内扩散的能力。有些病原体可直接侵入人体,如钩端螺旋体、血吸虫尾蚴等。有些病原体则需经呼吸道或消化道进入人体,先黏附于支气管黏膜或肠黏膜表面,再进一步侵入组织细胞,产生毒素,引起病变,如结核分枝杆菌、志贺菌等。有些病原体的侵袭力较弱,需经伤口进入人体,如狂犬病病毒、破伤风杆菌等。

2. 毒力　指病原体感染机体后引起疾病严重程度的能力,包含毒素和其他毒力因子。毒素包括外毒素和内毒素。外毒素通过与靶细胞的受体相结合,进入细胞内而起作用;内毒素通过激活单核吞噬细胞、释放细胞因子而起作用。毒力因子包括侵袭能力(志贺菌)、穿透能力(钩虫丝状蚴)、溶组织能力(溶组织内阿米巴)等。很多细菌还能分泌抑制其他细菌生长的细菌素来利于自身的生长繁殖。

3. 数量　就同一种病原体而言,入侵的数量常与致病能力成正比。但不同病原体引起机体出现显性感染的最少数量差别较大,如伤寒需要 10 万个菌体,而细菌性痢疾只需要 10 个菌体。

4. 变异性　病原体可因药物、环境或遗传等因素而产生变异。通过抗原变异可以逃避机体的特异性免疫,从而不断引起疾病发生或使疾病慢性化,如丙型肝炎病毒、流行性感冒病毒等。

(四)感染过程中免疫应答的作用

机体的免疫应答是指抗原进入机体后,刺激免疫系统所发生的一系列复杂反应的过程,即免疫细胞识别、摄取并处理抗原,继而活化、增殖、分化、产生免疫效应的过程。可分为有利于机体抵抗病原体的保护性免疫应答和促进病理改变的变态反应两大类。保护性免疫应答包括非特异性免疫和特异性免疫两种。

1. 非特异性免疫　又称固有免疫,是机体先天具有的对侵入病原体的一种清除机制。不针对某一特殊病原体,也不牵涉对抗原的识别和二次免疫应答的增强。非特异性免疫可分为皮肤、黏膜、血脑屏障的组织屏障,以及免疫细胞和免疫因子。

2. 特异性免疫　又称获得性免疫,指经后天感染(病愈或无症状的感染)或人工预防接种(菌苗、疫苗、类毒素、免疫球蛋白等)而使机体获得抵抗感染的免疫力。一般是在微生物等抗原物质刺激后才形成,并能与该抗原起特异性反应,包括细胞免疫和体液免疫。

(1)细胞免疫:T 细胞接受某种抗原刺激后,经活化、增殖与分化,最终产生效应 T 细胞破坏、清除相应抗原的过程。

(2)体液免疫:B 细胞接受某种抗原刺激后,经活化、增殖、分化为浆细胞,并由此合成和分泌能与相应抗原结合的特异性抗体,即免疫球蛋白(immunoglobulin, Ig),继而由这种抗体清除和破坏特定抗原的过程。免疫球蛋白可分为 IgM、IgA、IgD、IgE、IgG 5 类。IgM 出现最早，持续时间短暂，是近期感染的标志；IgG 随后出现，持续时间较长。

（张俊霞　张志云）

第二节　传染病的发病机制

（一）传染病的发生与发展

传染病的发生与发展都有一个共同的特征，就是疾病发展的阶段性。临床表现的阶段性与发病机制中的阶段性大多数是互相吻合的，但有时又并不完全一致，如伤寒第一次菌血症时机体还未出现症状，而第 4 周体温下降时肠壁溃疡尚未完全愈合。

1. 入侵部位　与发病机制有密切关系，入侵部位适当，病原体才能定植、生长、繁殖及引起病变。如志贺菌和霍乱弧菌经粪 - 口途径引起病变。

2. 机体内定位　病原体入侵机体并定植后，可在入侵部位直接引起病变，如恙虫病的焦痂；也可在入侵部位繁殖，分泌毒素，在远离入侵部位引起病变，如白喉；还可进入血液循环，再定位于某一脏器（靶器官）引起该器官的病变，如流行性脑脊髓膜炎和病毒性肝炎；还可经过一系列的生活史阶段，最后在某脏器中定居，如蠕虫病。

3. 排出途径　传染病的病原体都有各自的排出途径。有些病原体的排出途径是单一的，如志贺菌只通过粪便排出；有些病原体有多种排出途径，如艾滋病病毒既可通过血液又可通过精液等排出；还有些病原体如疟原虫只存在于血液中，只有在蚊虫叮咬或输血时才离开宿主。病原体排出体外的持续时间有长有短，所以不同传染病有不同的传染期。

（二）组织损伤的发生机制

组织损伤及功能受损是疾病发生的基础。在传染病中，导致组织损伤的发生方式有以下三种：

1. 直接损伤　病原体借助其机械运动及所分泌的酶可直接破坏组织（如溶组织内阿米巴滋养体），或通过细胞病变而使细胞溶解（如脊髓灰质炎病毒），或通过诱发炎症反应而引起组织坏死（如鼠疫杆菌）。

2. 毒素作用　有些病原体能分泌毒力很强的外毒素，如霍乱肠毒素会引起功能紊乱；而革兰氏阴性杆菌产生内毒素会引起发热、休克及弥散性血管内凝血。

3. 免疫机制　许多传染病的发病机制与免疫应答有关。有些传染病能抑制细胞免疫，如麻疹；或直接破坏 T 细胞，如艾滋病；更多的病原体则通过变态反应导致组织损伤，如肾综合征出血热、结核病及血吸虫病。

（三）重要的病理生理变化

1. 发热　发热是传染病的一个重要表现，但并非传染病所特有。当机体发生感染、炎症、损伤或受到抗原刺激时，病原体及代谢产物、免疫复合物、异性蛋白作用于单核吞噬细胞系统，使之释放内源性致热原，导致发热。

2. 急性期改变　感染、炎症、创伤等过程所引起的一系列急性期机体应答称为急性期改变。它出现于感染发生后几小时至几天。主要的改变如下：

（1）蛋白代谢：肝脏合成一系列急性期蛋白，其中 C 反应蛋白是急性感染的重要标志。红细胞沉降率加快也是血浆内急性期蛋白浓度增高的结果。由于糖原异生作用加速，能量消耗，肌肉蛋白分解增多，进食减少等因素，均可导致负氮平衡与消瘦。

（2）糖代谢：葡萄糖生成加速，导致血糖升高，糖耐量短暂下降，这与糖原异生作用加速及内分泌影响有关。在新生儿和营养不良的患者，或肝衰竭患者，糖原异生作用也可下降导致血糖下降。

（3）水电解质代谢：急性感染时，氯化钠因呕吐、腹泻、出汗而丢失，加上抗利尿激素分泌增加、尿量减少、水分潴留而导致低钠血症；钾因摄入减少和排出增多而导致钾的负平衡。

（4）内分泌改变：急性感染早期，随着发热开始，由促肾上腺皮质激素所介导的糖皮质激素和类固醇在血中浓度增高，其中糖皮质激素水平可达到正常的 5 倍。醛固酮分泌增加可导致氯和钠的潴留。中枢神经系统感染引起的抗利尿激素分泌增加可导致水分潴留。血中甲状腺素水平在感染早期因消耗增多而下降，后期随着垂体反应刺激甲状腺素分泌而升高。

（张俊霞　张志云）

第三节　传染病的流行过程及影响因素

传染病的流行过程就是传染病在人群中发生、发展和转归的过程。流行过程的发生需要三个基本条件：传染源、传播途径和人群易感性。这三个环节必须同时存在，若切断任何一个环节，流行即告终止。传染病流行过程还受自然因素、社会因素、个人行为因素的影响。

（一）流行过程的基本条件

1. 传染源　指病原体已在体内生长繁殖并能将其排出体外的人和动物，包括患者、隐性感染者、病原携带者和受感染的动物。

（1）患者：多数传染病的重要传染源。不同病期的患者其传染强度可有不同，通常情况下，以发病早期的传染性最大。慢性感染患者可长期持续排出病原体，可成为长期传染源。

（2）隐性感染者：不易被发现，如流行性脑脊髓膜炎，隐性感染者是重要的传染源。

（3）病原携带者：不显现临床症状而长期持续排出病原体，如伤寒，病原携带者有重要的流行病学意义。

（4）受感染的动物：在人兽共患疾病中，受感染的动物是主要传染源，如狂犬病、鼠疫、流行性乙型脑炎等。

2. 传播途径　病原体离开传染源后，传播到达另一个易感者的途径。同一种传染病可以有多种传播途径。根据传染病病原微生物排出途径和传播媒介不同，传播途径可分为以下几种：

（1）呼吸道传播：病原体由患者的口、鼻排出，以空气作为媒介，再经其他人的呼吸道吸入引起传播的方式,如麻疹、白喉和严重急性呼吸综合征等。

(2)消化道传播:病原体通过污染食物和饮水经消化道传播的方式,如伤寒、细菌性痢疾和霍乱等。

(3)接触传播:有直接接触传播和间接接触传播两种方式。直接接触传播是指在没有任何外界因素参与下,传染源与易感者直接接触而引起疾病传播的方式,如各种性病等。间接接触传播是指易感者因接触被传染源排泄物或分泌物所污染的某些无生命的物体而引起感染造成疾病传播的方式,如布鲁氏菌病等。

(4)虫媒传播:携带病原体的节肢动物通过叮咬吸血或机械携带而传播传染病的方式。包括生物性虫媒传播和机械性虫媒传播,前者如蚊子传播疟疾,后者可见于苍蝇传播细菌性痢疾。

(5)血液、体液传播:经接触带有病原体的血液、体液而感染的方式。血液传播主要是通过输入血液和血液制品或注射针头引起传播,如丙型病毒性肝炎和艾滋病等。

(6)医源性感染:在医疗、预防工作中,由于未能严格执行规章制度和操作规程,人为造成的某些传染病的传播。

以上传播途径均属于水平传播。母体感染某种病原体后,经胎盘传染给胎儿引起的感染称为先天性感染,如弓形虫、梅毒等,母婴传播属于垂直传播。

3. 人群易感性　人群易感性是人群作为一个整体对传染病的易感程度。判断这个程度的高低需依据该人群每个个体的易感状态,取决于整个群体中易感个体所占比例。对某种传染病缺乏特异性免疫力的人称为易感者,当易感者在某一特定人群中的比例达到一定水平,若又有传染源和合适的传播途径时,则很容易发生该传染病流行。推行人工主动免疫能降低人群中易感者比例,从而阻止传染病的流行。

(二)影响流行过程的因素

1. 自然因素　包括地理、气象和生态等,对传染病流行过程的发生和发展都有重要作用,虫媒传染病对自然灾害的依赖性尤为明显。传染病的地区性和季节性与自然因素有密切关系,某些自然生态环境为传染病在野生动物之间的传播创造了良好条件,如鼠疫、恙虫病和钩端螺旋体病等,人类进入这些地区时可受感染。

2. 社会因素　包括社会制度、文化水平、经济状况和生活条件等。对传染源的影响表现在对动物宿主的管制和消灭、严格的国境检疫等方面;对传播途径的影响表现在饮水卫生、粪便处理、工作和居住条件的改善等;对易感人群的影响表现在广泛进行计划免疫,从而使许多传染病得到控制和消灭。

3. 个人行为因素　人类自身不科学、不文明的行为和生活习惯,亦有可能造成传染病的发生与传播,这些行为包括打猎、环境污染、滥用抗生素及杀虫剂等。

(张俊霞)

第四节 传染病的特征

（一）基本特征

1. 有病原体　每种传染病都是由特定病原体引起的。特定病原体的检出在传染病的诊断和流行病学调查中有着重要作用，并有可能发现新的传染病病原体。

2. 有传染性　这是传染病与其他感染性疾病的主要区别。传染性意味着病原体能通过某种途径感染他人，传染病患者有传染性的时期称为传染期，每种传染病的传染期相对固定，并可作为隔离患者的依据。

3. 有流行病学特征　传染病的流行过程在自然和社会因素的影响下，表现出各种流行病学特征。

（1）流行性：在一定条件下，传染病在人群中传播蔓延的特性称为流行性，按其强度可分为四类。

1）散发：指病例之间无相关性，表现为分散状态。

2）流行：指某传染病在某地近年来发病率显著超过该病散发发病水平的现象。

3）大流行：指某传染病的发病率不但超过流行水平，而且蔓延范围超出国界或洲界时的状态。

4）暴发：指在一个局部地区或集体单位中，短时间内集中发生大量同一种传染病，这些病例多由同一传染源或共同的传播途径所引起。如细菌性痢疾、流行性感冒等。

（2）季节性：指某些传染病的发病率在每年的一定季节会出现升高的现象，如呼吸道传染病常发生在冬春季节，消化道传染病多发于夏秋季节。

（3）地方性：指在某些特定的自然因素和社会条件下，某些传染病仅局限在一定的地区发生，称为地方性传染病。以野生动物为主要传染源的疾病称为自然疫源性传染病，如鼠疫。存在这种疾病的地区称为自然疫源地。

（4）外来性：指在国内或地区内原来不存在，而从国外或外地通过外来人口或物品传入的传染病。

4. 感染后产生免疫　传染病痊愈后，能产生程度不等的针对病原体及代谢产物的特异性保护性免疫。感染后免疫属于主动免疫，所产生的抗体为特异性抗体，胎儿从母体获得抗体，属于被动免疫。不同病原体感染后免疫力的持续时间长短和强弱不同，因而可出现下列现象：

（1）再感染：机体已被某种病原体感染后，再次被同一种病原体感染的现象，如流行性感冒、细菌性痢疾等。

（2）重复感染：感染尚在进行中，同一种病原体再度侵袭而又感染，多见于虫媒传染病，如血吸虫病、钩虫病等。

（3）复发：感染已进入恢复期，发热等主要症状已经消失，但由于病原体在体内再度繁殖而使症状再度出现的现象，见于伤寒等。

（4）再燃：感染恢复初期，体温尚未降至正常而再度上升，症状重新出现，见于疟疾等。

（二）临床特征

急性传染病的发生、发展和转归都有一定的规律性和阶段性，一般可分为以下四个阶段：

1. 潜伏期 自病原体侵入机体到最早出现临床症状的时期，是诊断传染病、确定检疫期和隔离期的重要依据。各种传染病的潜伏期长短不一，但都有一个相对恒定的时间范围。

2. 前驱期 从起病至症状明显开始的时期。此期表现通常是非特异性的，如发热、头痛、乏力、食欲减退等，起病急骤者可无此期。

3. 症状明显期 前驱期之后，疾病所特有的症状和体征充分表现的时期。此期传染性较强并易出现并发症。

4. 恢复期 从症状消除到完全复原的时期。此期体内可能还有残余病理改变，如伤寒，或是生化改变，比如病毒性肝炎，病原体尚未能被完全清除，比如霍乱，食欲和体力逐渐恢复，血清中的抗体效价亦逐渐上升至最高水平。有的患者体内病原体未完全清除，还具有传染性；有的传染病在恢复期过后，患者组织或器官功能会长期留有不能消失的症状、体征或功能障碍，如流行性乙型脑炎等。

（张立娟）

第五节　传染病的诊断、治疗与预防

（一）传染病的诊断

早期明确传染病的诊断有利于患者的隔离和治疗。传染病的诊断要综合分析下列三个方面的资料：

1. 临床资料 全面、准确的病史询问和系统、细致的体格检查，对确定临床诊断极为重要，应在实验室检查结果报告之前作出初步诊断，并进行适当的隔离和治疗。体格检查时不要忽略有重要诊断意义的体征，如麻疹的口腔黏膜斑，百日咳的痉挛性咳嗽，白喉的假膜，伤寒的玫瑰疹，脊髓灰质炎的肢体弛缓性瘫痪，霍乱的无痛性腹泻、米泔水样粪便等。

2. 流行病学资料 流行病学资料在传染病的诊断中有重要作用。

（1）传染病的地区分布：有些传染病局限在一定的地区范围，如黑热病、血吸虫病，有些传染病可由特定的动物为传染源和传播媒介，在一定条件下才传给人或家畜。

（2）传染病的时间分布：不少传染病的发生有较强的季节性和周期性，如流行性乙型脑炎好发于夏、秋季。

（3）传染病的人群分布：许多传染病的发生与年龄、性别、职业有密切关系，如百日咳和猩红热多发于儿童，林业工人易被蜱叮咬感染虫媒传播传染病，如莱姆病等。

3. 实验室及其他检查资料 实验室检查对传染病的诊断具有特殊意义，病原体的检出或被分离培养可直接确定诊断，而免疫学检查亦可提供重要依据。一般的实验室检查对早期诊断也有很大帮助。

（1）一般实验室检查

1）血常规：白细胞计数和分类的意义较大，如白细胞显著增多常见于化脓性细菌感染；革兰氏阴性杆菌感染时白细胞总数往往升高不明显甚至减少，如伤寒；病毒性感染时白细胞总数通常减少或正常。

2）尿常规：有助于钩端螺旋体病和肾综合征出血热的诊断，患者尿内常有蛋白、白细胞、红细胞等。

3）粪便常规：粪便中会出现红细胞、白细胞、巨噬细胞或虫卵等，多见于钩端螺旋体病、细菌性痢疾等。

4）生化检查：有助于病毒性肝炎、肾综合征出血热等疾病的诊断。

（2）病原学检查

1）直接检查病原体：许多传染病可通过显微镜检出病原体而明确诊断，如从血液或骨髓涂片中检出疟原虫；从脑脊液涂片中检出脑膜炎球菌；从粪便涂片中检出各种寄生虫卵或阿米巴原虫等；还可直接用肉眼观察到粪便中的绦虫节片。

2）分离培养病原体：细菌、真菌和螺旋体通常可用人工培养基分离培养，立克次体则需经动物接种或细菌培养才能分离出来，病毒分离一般用细胞培养。培养的标本必须新鲜，避免污染，最好在使用抗生素之前采集。标本主要取自血、尿、便、痰液、脑脊液、骨髓等。

3）特异性抗原检测：病原体特异性抗原的检测可较快地提供病原体是否存在的证据，特别是在病原体难以检测或分离培养不成功的情况下。常用于检测血清或体液中特异性抗原的免疫学检查方法有凝集试验、酶联免疫吸附试验（ELISA）、酶免疫测定（EIA）、荧光抗体技术（FAT）等。

4）特异性核酸检测：可用分子生物学检测方法，如聚合酶链反应（PCR）或反转录聚合酶链反应（RT-PCR）检测病原体核酸。

（3）特异性抗体检测：又称血清学检查，在传染病早期，特异性抗体在血清中往往尚未出现或滴度很低，而在恢复期或后期抗体滴度显著升高，故在急性期及恢复期采双份血清检测在其抗体由阴性转阳性，或滴度升高 4 倍以上时有重要意义。特异性 IgM 型抗体的检出有助于现存或近期感染的诊断，特异性 IgG 型抗体的检出可以评价个人及群体的免疫状态。

（4）其他检查：包括支气管镜检查、胃镜检查和结肠镜检查，超声检查、磁共振成像（MRI）、电子计算机断层扫描（CT）和数字减影血管造影（DSA），以及活体组织检查等。

（二）传染病的治疗

1. 治疗原则 治疗传染病的目的不仅是促进患者康复，还要控制传染源防止传播。要坚持综合治疗原则，即治疗与护理、隔离与消毒并重，一般治疗、对症治疗与病原治疗并重。

2. 治疗方法

（1）病原治疗：也称特异性治疗，是针对病原体的治疗措施，通过抑杀病原体，达到根治和控制传染源的目的，是传染病治疗中最重要的治疗措施。针对细菌和真菌的药物主要为抗生素；针对病毒尚无特效药物，一般为广谱抗病毒药物、抗 RNA 或抗 DNA 病毒药物；治疗寄生虫感染常用化学制剂。

（2）对症治疗：可以减轻患者痛苦，并通过调节患者各系统功能，保护重要器官、促进机体康复。如高热时采取降温措施，抽搐时使用镇静剂，休克时给予抗休克治疗等，均有利于患者度过危险期，促进康复。

（3）一般及支持治疗：不针对病原体而是针对机体采取的具有支持与保护性的治疗，包括隔离、消毒、休息、营养等。

（4）其他：包括免疫调节治疗、中医中药治疗、康复治疗等。

（三）传染病的预防

做好传染病的预防工作，对减少传染病的发生及流行、控制和消灭传染病有重要意义。传染病的预防应针对传染病流行过程的三个基本环节采取综合性措施，并根据各种传染病的特点，针对传播的主要环节，采取适当的措施防止传染病继续传播。

1. 严格传染病报告制度 根据《中华人民共和国传染病防治法》，我国法定传染病分为甲类、乙类和丙类，实行分类管理。

甲类包括：鼠疫、霍乱。为强制管理的烈性传染病，要求发现后2小时内通过传染病疫情监测信息系统上报。

乙类包括：严重急性呼吸综合征、艾滋病、病毒性肝炎、脊髓灰质炎、人感染高致病性禽流感、麻疹、流行性出血热、狂犬病、流行性乙型脑炎、登革热、炭疽、细菌性和阿米巴性痢疾、肺结核、伤寒和副伤寒、流行性脑脊髓膜炎、百日咳、白喉、新生儿破伤风、猩红热、布鲁氏菌病、淋病、梅毒、钩端螺旋体病、血吸虫病、疟疾、人感染H7N9禽流感、新型冠状病毒感染。为严格管理传染病，要求诊断后24小时内通过传染病疫情监测信息系统上报。

丙类包括：流行性感冒、流行性腮腺炎、风疹、急性出血性结膜炎、麻风病、流行性和地方性斑疹伤寒、黑热病、棘球蚴病、丝虫病、除霍乱、痢疾、伤寒和副伤寒以外的感染性腹泻病、手足口病。为监测管理传染病，采取乙类传染病的报告、控制措施。

对乙类传染病中严重急性呼吸综合征、炭疽中的肺炭疽和人感染高致病性禽流感，采取甲类传染病的预防、控制措施。其他乙类传染病和突发原因不明的传染病需要采取甲类传染病的预防、控制措施的，由国务院卫生行政部门及时报经国务院批准后予以公布、实施；需要解除依照前款规定采取的甲类传染病预防、控制措施的，也由国务院卫生行政部门报经国务院批准后予以公布。

2. 管理传染源

（1）传染病患者：对传染病患者做到五早：早发现、早诊断、早报告、早隔离、早治疗。患者一经诊断为传染病或可疑传染病，就应按传染病防治法规定实行分级管理。

（2）病原携带者：尽可能在人群中检出病原携带者，进行治疗、宣教，调整工作岗位和随访观察。

（3）接触者：应根据该传染病的潜伏期，分别按具体情况采取检疫措施，密切观察，并适当做好药物预防或预防接种。

（4）动物传染源：从事动物饲养、屠宰、经营，以及动物产品生产、经营、加工、贮藏等活动的单位和个人，应当按照国家有关规定做好病死动物、病害动物产品无害化处理，或者委托动物产品无害化处理场所处理。

3. 切断传播途径 切断传播途径是起主导作用的预防措施，其主要措施包括隔离和消毒。

4. 保护易感人群 包括非特异性和特异性两个方面。

（1）非特异性保护易感人群：包括加强营养、加强体育锻炼、养成良好的卫生习惯等，提高人群的非特异性免疫能力。

（2）特异性保护易感人群：在传染病流行期间，应保护好易感人群，避免与患者接触，并且通过预防接种提高人群的特异性免疫力。

1）人工主动免疫：将疫苗接种到机体，使之产生特异性免疫，从而预防传染病发生的措施。由于我国在儿童中全面推广脊髓灰质炎疫苗接种，目前我国已基本消灭脊髓灰质炎。

2）人工被动免疫：采用人工方法将他人成功产生的免疫效应物，如血清、淋巴因子等输入人体，使机体立即获得免疫力。其产生作用快，输入后立即发生作用，但持续时间短，主要用于与某些传染病患者接触后的应急措施。

（张立娟）

第三章　传染病患者常见症状、体征与急症护理

第一节　传染病患者常见症状及体征的护理

一、发热

发热（fever）是指机体在致热原的作用下，使体温调定点上移而引起调节性体温升高，超过正常体温范围。一般而言，当腋下温度超过 37℃或口腔温度超过 37.3℃，一昼夜体温波动在 1℃以上可称为发热。以口腔温度为例，发热程度可划分为：①低热：37.5～38.0℃；②中等热：38.1～39.0℃；③高热：39.1～41.0℃；④超高热：41.0℃以上。临床上常以口腔、直肠、腋窝等处的温度来代表体温，它们之间的换算为，口温较肛温低 0.5℃，较耳温高 0.4℃，较腋温高 0.5℃。

【病因与发生机制】

发热病因很多，临床上一般分为感染性发热和非感染性发热，以感染性发热多见。感染性发热指由各种病原体，如病毒、细菌、支原体、衣原体、立克次体、螺旋体、真菌、寄生虫等引起的感染病所致发热。非感染性发热主要包括：①变态反应性结缔组织病，亦包括药物热和药物不良反应；②血液系统疾病；③肿瘤；④各系统疾病。

发热通常是由发热激活物作用于机体，激活产生内源性致热原细胞（包括单核细胞、巨噬细胞、内皮细胞、淋巴细胞、星状细胞以及肿瘤细胞等）使之产生和释放内生致热原（如白细胞介素 -1、肿瘤坏死因子、干扰素、白细胞介素 -6、巨噬细胞炎症蛋白 -1 等），内源性致热原再经血液循环到达颅内，在视前区下丘脑前部或终板血管器附近，引起中枢发热介质的释放，后者相继作用于相应的神经元，使调定点上移。此时由于调定点高于中心温度，体温调节中枢对产热和散热进行调整，从而把体温升高到与调定点相适应的水平。在体温上升

的同时，负调节中枢也被激活，产生负调节介质，进而限制调定点的上移和体温的上升。发热持续一定时间后，随着激活物被控制或消失，内源性致热原及增多的介质被清除或降解，调定点迅速或逐渐恢复到正常水平，体温也相应被调控下降至正常。

【临床表现】

（一）发热过程

1. 体温上升期 机体产热增加，散热减少，产热大于散热，体温升高。患者常有疲乏无力、肌肉酸痛、皮肤苍白、畏寒或寒战等现象，皮肤可出现"鸡皮疙瘩"。

2. 高热持续期 产热与散热在高水平保持相对平衡。患者有酷热感，因散热的反应，皮肤血管扩张、血流量增加，皮温高于正常，患者不再感到寒冷，皮肤的"鸡皮疙瘩"也消失。此外，皮肤温度的升高加强了皮肤水分的蒸发，因而皮肤和口唇比较干燥。此期持续时间因病因不同而异，从几小时（如疟疾）、几天（如肺炎球菌性肺炎）到1周以上（如伤寒）。

3. 体温下降期 散热增强，产热减少，体温开始下降，逐渐恢复到正常调定点相适应的水平。此期患者表现为大量出汗，严重者可致脱水。退热期持续几小时或一昼夜（骤退），甚至几天（渐退）。

（二）热型

1. 稽留热 体温升高超过39℃且24小时内相差不超过1℃，可见于伤寒、斑疹伤寒等的极期。

2. 弛张热 24小时内体温高低相差超过1℃，但最低点仍高于正常水平，可见于败血症、伤寒缓解期、肾综合征出血热等。

3. 间歇热 24小时内体温波动于高热与正常体温之下，可见于疟疾、败血症等。

4. 回归热 指高热持续数天后自行消退，但数天后又再出现高热，可见于螺旋体感染、布鲁氏菌病等。若在病程中多次重复出现并持续数月之久时称为波状热。

5. 不规则热 指发热患者的体温曲线无一定规律，可见于流行性感冒、败血症等。

【护理要点】

1. 一般护理

（1）休息：高热患者需卧床休息，减少机体的消耗，必要时可吸氧；为患者提供室温适宜、环境安静、空气流通的休息场所。

（2）病情观察：①观察生命体征，定时测量体温，每天至少4次，注意发热类型、程度及经过。一般情况下，体温每升高1℃，心率加快10～15次/min，若心率未相应增加，需考虑相对缓脉或是伪装热。②观察伴随症状，如有无寒战、淋巴结肿大、出血、结膜充血、关节肿痛及意识障碍等。③观察发热的原因及诱因是否消除。④观察治疗效果，并比较治疗前后全身症状及实验室检查结果。⑤观察饮水量、饮食摄取量、尿量及体重变化。⑥观察四肢末梢循环情况，高热而四肢末梢厥冷、发绀则提示病情加重。⑦观察是否出现抽搐，并给予对症处理。

2. 补充营养及水分 鼓励患者进食高热量、高蛋白、高维生素、营养丰富、易消化的流质或半流质饮食，以补充机体因发热所造成的额外消耗，提高机体免疫力。鼓励患者多饮水，以每日3 000ml为宜，促进毒素和代谢产物的排出；必要时可遵医嘱静脉补液，维持水和电解质平衡。对于严重贫血、并发慢性心力衰竭的患者，则需限制液体摄入量并严格控制补液速度，以免诱发急性心力衰竭。

3. 降温 对于体温未超过 39℃ 的发热又不伴有其他严重疾病者,在维持水电解质平衡情况下,可不急于解热。对于体温在 39～40℃ 的发热,应积极使用物理降温及退热药物使核心体温降至 39℃ 以下;同时维持水电解质的平衡。对于体温超过 40℃ 的发热,或可能有脑组织损伤或感染性休克风险的患者,可在退热药物的基础上,用冷水或冰水擦拭皮肤并使用风扇、冰毯和冰袋增加水分的蒸发。有出血倾向者禁用酒精或温水拭浴,以防局部血管扩张而进一步加重出血。使用药物降温时应注意药物的剂量,尤其对年老体弱及心血管疾病者应防止出现虚脱或休克现象,降温过程中,要密切监测患者生命体征变化及出汗情况。实施降温措施30分钟后复测体温,并做好记录。

4. 治疗护理 协助医生做好各种检验标本的采集及送检工作,如血培养;遵医嘱正确配制和输注抗生素等药物,并注意其疗效,同时观察和预防不良反应。

5. 口腔护理 发热时由于唾液分泌减少,口腔黏膜干燥,且抵抗力下降,易出现口腔感染。应在晨起、餐后、睡前协助患者漱口,保持口腔清洁。

6. 皮肤护理 退热期,往往大量出汗,应及时擦干汗液,更换衣服和床单,保持皮肤的清洁、干燥,防止受凉。对长期持续高热者,应协助其改变体位,防止压力性损伤、肺炎等并发症发生。

7. 健康指导 向患者及家属解释体温监测的重要性,学会正确测量体温的方法,以保证患者动态观察体温,提供体温过高、体温过低的护理指导,提高自我护理能力。鼓励穿着宽松、棉质衣物,以利于排汗。切忌滥用退热药及消炎药。

二、皮疹

皮疹(rash)是感染性疾病常见的伴随症状,是由病原体或其毒素直接或间接造成皮肤、黏膜的损害,使得毛细血管扩张,通透性增加,导致渗出或出血所致。常见皮疹包括斑疹、丘疹、斑丘疹、玫瑰疹、瘀点、瘀斑、荨麻疹、疱疹、红斑疹等。

【病因与发生机制】

皮疹的病因包括一般因素、内因和外因。一般因素包含年龄、性别、种族、气候与季节、职业、个人卫生等方面,如血吸虫尾蚴性皮炎多发生于下水田作业人员,系血吸虫尾蚴侵入皮肤致局部皮肤炎症反应。内因中代谢障碍是皮疹的重要病因,病毒、细菌、真菌等病原体感染个体后,机体特异性免疫反应被激活,如麻疹、带状疱疹、水痘。外因中生物性刺激是皮疹常见病因,如原虫、蠕虫、节肢动物等侵入引起局部皮肤机械性损伤、病原体释放的毒素、排泄物等刺激引起局部炎症反应。

【临床表现】

(一)常见皮疹及特点

1. 斑疹 表现为局限性的皮肤发红,压之退色,不隆起也不凹陷,可视见而不可触之,直径多在 1cm 以内。常可演变为丘疹。

2. 丘疹 表现为局限性高出皮面的坚实隆起,大多由皮肤炎症引起,也可由于代谢异常或皮肤变性所致,可见于水痘与天花早期。顶端有小水疱者称疱丘疹,顶端有小脓疱者称脓丘疹。

3. 斑丘疹 是斑疹向丘疹发展的移行状态,为小片状红色充血疹,中间稍隆起,压之可退色,常相互融合,可见于麻疹等。

4. 疱疹 表现为含有清澈液体的小水疱,隆起于皮肤,可不规则地散布在皮肤上,如水痘。或呈簇状群集分布,如带状疱疹或单纯疱疹。疱疹大于豌豆者称大疱疹或大疱,多呈圆形或不规则形,见于表皮坏死松解症。疱疹如有感染,则液体混浊,其中混有白细胞,周围有红晕称脓疱疹,见于水痘。

5. 玫瑰疹 一种鲜红色的圆形斑疹,直径 2~3mm,由病灶周围的血管扩张形成,拉紧附近皮肤或以手指按压可使皮疹消退,松开时又复现,见于伤寒、副伤寒。

6. 红斑疹 皮肤弥漫性或局限性潮红,压之退色,见于猩红热等。红斑的特点因病种不同而异,如环状、点滴状等。

7. 瘀点、瘀斑 皮肤黏膜下出血,直径小者称为瘀点,直径大于 5mm 者称为瘀斑,均为出血性皮疹,初呈鲜红色,压之不退色,后呈暗紫色,常见于流行性脑脊髓膜炎、肾综合征出血热等。

8. 荨麻疹 由皮内局限性液体渗出所形成的皮肤隆起,呈斑块或片状,白色或粉红色,周围可有红晕。其大小不一,不破裂,有痒感,为过敏性皮疹的特征性表现,尤多见于血清病。

(二)皮疹的发展与演变

1. 皮疹的出现 某些出疹性传染性疾病具有特有的出疹规律。如水痘皮疹常见于病程第 1 天,猩红热出疹一般在病程第 2 天,天花出疹在病程第 3 天,麻疹出疹常见于病程第 4 天,斑疹伤寒出疹常在病程第 5 天,而伤寒在病程第 6 天左右才出现玫瑰疹。按出疹于病程的第 1~6 天,上述六种疾患记忆口诀为"水(水痘)、红(猩红热)、花(天花)、麻(麻疹)、斑(斑疹伤寒)、伤(伤寒)"。

2. 皮疹的演变 不同疾患的皮疹分布情况及出疹顺序常常不同,如水痘出疹时往往以斑疹、丘疹、水疱、结痂的顺序进行,皮肤不同部位的皮疹发生速度并不一致,故皮肤上可同时存在不同形态的皮疹。

3. 退疹 麻疹皮疹消退后可出现糠麸样脱屑和色素沉着斑,猩红热皮疹消退后可出现脱皮,部分可呈膜状或片状脱皮。

【护理要点】

1. 一般护理

(1)环境和休息:保持环境安静整洁,每天通风,避免皮肤强光刺激及对流风直吹,患者可卧床休息。

(2)病情观察:观察患者的生命体征,观察皮疹的消长变化,注意皮疹消退后有无脱屑、脱皮、结痂、色素沉着等变化。

2. 局部皮肤护理 保持局部皮肤清洁干燥,每天用温水清洗皮肤,禁用碱性清洁剂、酒精等擦洗。衣物被服保持清洁、平整、干燥、柔软,勤换洗。翻身时动作轻柔,以免损伤皮肤;脱皮不完全时,可用消毒剪刀修剪,不可用手撕扯。局部皮肤瘙痒不可抓挠,严重者可用炉甘石洗剂、碘苷等涂擦患处。对出现大面积瘀斑、坏死的皮肤,防止大小便浸渍,避免发生溃疡和继发感染;破溃后,用无菌生理盐水清洗局部,辅以红外线灯照射,还可涂抗生素软膏,覆盖无菌敷料。

3. 口腔护理 进食后用清水漱口,每天常规用温水或复方硼砂溶液漱口。出现溃疡者,用 3% 过氧化氢溶液清洗口腔后,涂以冰硼散。

4. 眼部护理 观察有无结膜充血、水肿,可用生理盐水清洗眼睛,按医嘱使用眼药水或抗生素眼膏以防继发感染。

三、水肿

水肿(edema)是指人体组织间隙过量积液而引起的组织肿胀。根据波及的范围分为全身性水肿与局部性水肿。液体在组织间隙内弥漫性分布时,称全身性水肿(常为凹陷性);液体积聚在局部组织间隙时,称局部性水肿。而胸腔积液、腹腔积液、心包积液等液体积聚在体腔内,是水肿的特殊形式。一般情况下,水肿这一术语不包括脑水肿、肺水肿等内脏器官的局部水肿。

【病因与发生机制】

正常人体组织间隙液体量相对恒定,主要通过血管内外和机体内外液体交换的平衡维持稳定。

1. 血管内外液体交换失衡 正常情况下,血管内外液体交换的平衡由促使液体滤出毛细血管内静水压和组织液渗透压,以及促使液体回流的血浆胶体渗透压和组织液静水压决定。当这些因素发生障碍时,可引起组织间液生成过多或回吸收过少,形成水肿:①毛细血管静水压增高,如充血性心力衰竭等;②毛细血管壁通透性增高,如局部炎症或过敏;③血浆胶体渗透压降低,通常继发于低蛋白血症,如肾病综合征等;④淋巴液或静脉回流受阻,如丝虫病或静脉栓塞等。

2. 体内外液体交换失衡 正常人主要通过肾小球滤过和肾小管重吸收来维持体内外液体的平衡。当肾小球滤过率减少和 / 或肾小管重吸收增强,使肾脏排水和排钠减少,可因水钠潴留导致水肿。

【临床表现】

不同疾病引起的水肿,其初发部位、扩展过程和分布特点各有不同。

1. 全身性水肿

(1)心源性水肿:常见于右心衰竭、缩窄性心脏疾病。水肿特点为首先出现于身体下垂部位,活动后明显,休息后减轻或消失。水肿为对称性、凹陷性,常伴有右心衰竭的临床表现,如颈静脉怒张、肝大、肝颈静脉回流征阳性,严重者可出现胸水、腹水、心包积液等。

(2)肾源性水肿:常见于各型肾炎和肾病。水肿特点为晨起时眼睑与颜面水肿,后可发展为全身水肿。常伴有高血压、尿常规异常、肾功能损害等表现。肾病综合征患者,常呈中度或重度水肿,指压凹陷明显,常伴有浆膜腔积液。

(3)肝源性水肿:常见于肝硬化,主要表现为腹腔积液,也可首先出现踝部水肿,逐渐向上蔓延,而头、面部及上肢常无水肿。

(4)其他:另可见内分泌代谢疾病所致水肿、变态反应性水肿、药物所致水肿及妊娠性水肿等。

2. 局部性水肿 常见的有炎症性水肿,淋巴回流障碍性水肿,静脉回流障碍性水肿,血管神经性水肿,神经源性水肿,局部黏液性水肿。其中,淋巴回流障碍性水肿可见于丝虫病。

【护理要点】

1. 一般护理 严重水肿的患者应卧床休息,保持床褥清洁、柔软、平整、干燥;有明显呼吸困难者给予高枕卧位或半卧位；下肢明显水肿无呼吸困难者可抬高下肢；阴囊水肿者可使用托带托起阴囊，注意皮肤护理，衣着柔软、宽松；长期卧床者，应经常变换体位，必要时预防性使用减压敷料、气垫床，防止发生压力性损伤，并应协助患者做好全身皮肤的清洁。

2. 病情观察 记录 24 小时出入量，密切监测尿量变化；定期测量患者体重、腹围；观察身体各部位水肿的消长情况；观察有无胸腔、腹腔或心包积液；监测患者的生命体征，特别是血压；关注实验室检查结果包括尿常规、肾小球滤过率、血尿素氮、血浆蛋白、电解质等。

3. 用药护理 遵医嘱使用利尿药，注意使用时间，避免夜间排尿频繁，影响患者休息，且利尿速度不宜过快。观察药物的疗效及不良反应，关注电解质和酸碱平衡情况，观察有无低钾血症、低钠血症、低氯性碱中毒。注意呋塞米等强效利尿药的耳毒性，观察有无耳鸣、眩晕以及听力丧失，应避免链霉素与具有相同不良反应的氨基糖苷类抗生素同时使用。

4. 腹腔持续引流的护理 ①术前护理：向患者解释持续引流的目的、方法及操作中可能产生的不适，一旦出现立即告知术者。穿刺术前嘱患者排尿，以免穿刺时损伤膀胱；②术后护理：做好导管护理，包括导管标识清晰，妥善固定，引流通畅，指导患者保护导管，防导管滑脱；放腹水时严格无菌技术操作，严密观察患者生命体征的变化，避免引流过多过快使腹内压骤降而导致休克，观察腹水的颜色、性状和量的变化，准确记录；做好腹部皮肤护理，按时更换无菌敷料，若出现伤口渗液或敷料被污染时随时消毒更换，更换时动作轻柔，以免损伤皮肤。

5. 饮食护理 ①钠盐：限制钠的摄入，予以少盐饮食；②液体：液体入量视水肿程度及尿量而定，每天液体入量不应超过前一天 24 小时尿量、不显性失水量（约 500ml）及呼吸道失水量（约 350ml）之和；③蛋白质：根据病情合理调节蛋白质的摄入量，低蛋白血症所致水肿者，若血尿素氮正常，可给予适量优质蛋白质，如牛奶、鸡蛋、鱼肉等；有氮质血症或高血氨的水肿患者，则应控制蛋白质的摄入。慢性肾衰竭患者需根据肾小球滤过率来调节蛋白质摄入量；④热量：补充足够的热量以免引起负氮平衡，尤其低蛋白饮食的患者；⑤其他：注意补充各种维生素等。

6. 健康指导 告知患者出现水肿的原因，水肿与水钠潴留的关系；指导患者根据病情合理安排每天食物的含盐量和饮水量；告知患者避免进食腌制食品、罐头食品、啤酒等含钠丰富的食物；指导患者通过正确测量每天出入水量、体重等评估水肿的变化；向患者详细介绍有关药物的名称、用法、剂量、作用和不良反应等。

四、咯血

咯血（hemoptysis）是指喉及喉部以下呼吸道任何部位出血并经口腔咯出。
【病因与发生机制】
咯血的原因很多，主要见于呼吸系统疾病。

1. 支气管疾病 常见于支气管扩张、支气管肺癌、支气管结核和慢性支气管炎等。其发生机制主要是炎症、肿瘤致支气管黏膜或毛细血管通透性增加，或黏膜下血管破裂所致。

2. 肺部疾病 常见于肺炎、肺脓肿等。其发生机制为炎症致肺泡毛细血管通透性增加或黏膜下小血管壁破裂而出现痰中带血或咯血。

3. 传染性疾病　常见于肺结核、肺出血型钩端螺旋体病。其中肺结核病变使毛细血管通透性增高，血液渗出，导致痰中带血或小血块。

4. 其他　如白血病、血小板减少性紫癜等血液性疾病，结节性多动脉炎、系统性红斑狼疮等风湿性疾病，心血管疾病，支气管子宫内膜异位症等均可引起咯血。

【临床表现】

1. 咯血量多少　标准尚无明确的界定，一般认为每日咯血量小于 100ml 为小量咯血，100~500ml 为中等量咯血，大于 500ml 或一次咯血 100~500ml 为大量咯血。大咯血主要见于空洞型肺结核、支气管扩张和慢性肺脓肿。支气管肺癌主要表现为痰中带血。慢性支气管炎和支原体肺炎可出现痰中带血或血性痰，但常伴有剧烈咳嗽。

2. 颜色和性状　肺结核、支气管扩张、肺脓肿和出血性疾病所致的咯血为鲜红色；二尖瓣狭窄所致咯血多为暗红色；肺栓塞所致咯血为黏稠暗红色血痰；左心衰竭所致咯血为浆液性粉红色泡沫痰。铁锈色血痰见于肺炎链球菌性肺炎，也可见于肺吸虫病和肺泡出血；砖红色胶冻样痰见于肺炎克雷伯杆菌肺炎。

3. 伴随症状　①发热：多见于肺结核、肺炎、肺脓肿、流行性出血热、肺出血型钩端螺旋体病、支气管肺癌等。②胸痛：多见于肺炎链球菌性肺炎、肺结核、肺栓塞（梗死）、支气管肺癌等。③呛咳：多见于支气管肺癌、支原体肺炎等。④脓痰：多见于支气管扩张、肺脓肿、空洞型肺结核继发细菌感染等。⑤皮肤黏膜出血：多见于肺出血型钩端螺旋体病、流行性出血热及血液病、风湿病等。⑥杵状指（趾）：多见于支气管扩张、肺脓肿、支气管肺癌等。⑦黄疸见于钩端螺旋体病、肺炎链球菌性肺炎、肺栓塞等。

【护理要点】

1. 一般护理

（1）休息与卧位：小量咯血者以静卧休息为主，大量咯血患者应绝对卧床休息，尽量避免搬动患者。取患侧卧位，可减少患侧胸部的活动度，既防止病灶向健侧扩散，同时有利于健侧肺的通气功能。

（2）病情观察：密切观察患者咯血的量、颜色、性质及出血的速度，观察生命体征及意识状态的变化，有无胸闷、气促、呼吸困难、发绀、面色苍白、出冷汗、烦躁不安等窒息征象；有无阻塞性肺不张、肺部感染及休克等并发症的表现。

2. 饮食护理　大量咯血者应禁食；小量咯血者宜进少量温凉流质饮食，过冷或过热食物均易诱发或加重咯血。多饮水，多食富含纤维素食物，以保持排便通畅，避免排便时腹压增加而引起再度咯血。

3. 用药护理

（1）垂体后叶素可收缩小动脉，减少肺血流量，从而减轻咯血。但也能引起子宫、肠道平滑肌收缩和冠状动脉收缩，故冠心病、高血压患者及孕妇忌用。静脉滴注时速度勿过快，以免引起恶心、便意、心悸、面色苍白等不良反应。

（2）对精神极度紧张、咳嗽剧烈的患者，可遵医嘱给予小剂量镇静药或镇咳药。年老体弱、肺功能不全者在应用镇静药和镇咳药后，应注意观察呼吸中枢和咳嗽反射受抑制情况，以早期发现因呼吸抑制导致的呼吸衰竭和不能咯出血块而发生窒息。

4. 大咯血的抢救　对大咯血及意识不清的患者，应在床旁备好急救设备，一旦患者出现窒息征象，应立即取头低脚高 45° 俯卧位，面向一侧，轻拍背部，迅速排出在气道和口咽部的血块，或直接刺激咽部以咳出血块。必要时用吸痰管进行负压吸引，给予高浓度吸氧。做好气管插管或气管切开的准备与配合工作，以解除呼吸道阻塞。

五、呕血

呕血（hematemesis）是上消化道疾病或全身性疾病所致的消化道出血，经口腔呕出的症状。常伴有黑便，严重时可有急性周围循环衰竭的表现。

【病因与发生机制】

呕血的原因很多，但以消化性溃疡最为常见，其次为食管或胃底静脉曲张破裂，急性糜烂性出血性胃炎和胃癌。

1. **消化系统疾病**　除病毒性肝炎肝硬化所致的门静脉高压引起的食管胃底静脉曲张破裂或门静脉高压性胃病出血外还可见于食管疾病、胃及十二指肠疾病等。

2. **上消化道邻近器官或组织的疾病**　胆管蛔虫、胆管结石、胆囊癌、胆管癌及壶腹癌出血均可引起大量血液流入十二指肠导致呕血。此外，还有急、慢性胰腺炎，胰腺癌合并脓肿破溃，主动脉瘤破入食管、胃或十二指肠，纵隔肿瘤破入食管等。

3. **全身性疾病**　①感染性疾病，包括流行性出血热、钩端螺旋体病、登革热、暴发型肝炎、败血症等。②血液系统疾病，包括血小板减少性紫癜、过敏性紫癜、白血病、血友病、霍奇金淋巴瘤、遗传性毛细血管扩张症，弥散性血管内凝血等。③结缔组织病，包括系统性红斑狼疮、皮肌炎、结节性多动脉炎累及上消化道。④其他尿毒症、肺源性心脏病、呼吸功能衰竭等。

【临床表现】

1. **呕血与黑便**　呕血前常有上腹部不适和恶心，随后呕吐血性胃内容物。其颜色视出血量的多少、血液在胃内停留时间的长短以及出血部位不同而异。出血量多、在胃内停留时间短、出血位于食管则血色鲜红或为暗红色，常混有凝血块；当出血量较少或在胃内停留时间长，则因血红蛋白与胃酸作用形成酸化正铁血红蛋白，呕吐物可呈棕褐色或咖啡渣样。呕血的同时因部分血液经肠道排出体外，可形成黑便。

2. **失血性周围循环衰竭**　出血量占循环血容量10%以下时，患者一般无明显临床表现；出血量占循环血容量10%～20%时，可有头晕，无力等症状；出血量达循环血容量的20%以上时，则有冷汗、四肢厥冷、心慌、脉搏增快等急性失血症状；若出血量在循环血容量的30%以上，则有神志不清、面色苍白、心率加快、脉搏细弱、血压下降、呼吸急促等急性周围循环衰竭的表现。

3. **伴随症状**

（1）上腹痛：慢性反复发作的上腹痛，有一定周期性与节律性，多为消化性溃疡；中老年人，慢性上腹痛，疼痛无明显规律性并伴有厌食、消瘦或贫血者，应警惕胃癌。

（2）黄疸：黄疸、发热及全身皮肤黏膜有出血者，见于某些感染性疾病，如败血症及钩端螺旋体病等；黄疸、寒战、发热伴右上腹绞痛并呕血者，可能由胆管疾病引起。

（3）皮肤黏膜出血：常与血液疾病及凝血功能障碍性疾病有关。

（4）血容量不足：出血早期可有头晕、黑矇、口渴、冷汗等症状，随体位变动（如由卧位变坐、立位时）而发生。伴有肠鸣、黑便者，提示有活动性出血。

【护理要点】

1. 一般护理

（1）病情观察：密切监测生命体征，必要时使用心电监护；加强巡视，观察精神与意识变化；观察皮肤和甲床色泽，肢体温暖或是湿冷，周围静脉特别是颈静脉充盈情况；准确记录出入量；观察呕吐物和粪便的性质、颜色及量；定期复查血红蛋白浓度、红细胞计数、血细胞比容、网织红细胞计数、大便隐血等，以了解贫血程度、出血是否停止；监测血清电解质和血气分析的变化。

（2）保持呼吸道通畅：大出血时患者取平卧位并将下肢略抬高，以保证脑部供血。呕吐时头偏向一侧，防止窒息或误吸；必要时用负压吸引器清除气道内的分泌物、血液或呕吐物，保持呼吸道通畅。给予吸氧。

（3）饮食护理：急性大出血伴恶心、呕吐者应禁食。少量出血无呕吐者，可进温凉、清淡流食。出血停止后改为营养丰富、易消化、无刺激性半流食、软食，少量多餐。

（4）用药护理：遵医嘱用药，如生长抑素、艾司奥美拉唑，注意输液速度，观察用药效果及不良反应，需持续泵入的药物做好交班。

2. 急救护理 立即建立静脉通道；配合医生迅速、准确地实施输血、输液、各种止血治疗及用药等抢救措施，并观察治疗效果及不良反应；输液开始宜快，后可根据病情调整输液速度，必要时测中心静脉压作为调整输液量和速度的依据，避免因输液、输血过多、过快而引起急性肺水肿，对老年患者和心肺功能不全者尤应注意；肝病患者忌用吗啡、巴比妥类药物；宜输新鲜血，库存血易诱发肝性脑病；准备好急救用品、药物，包括负压吸引装置。

3. 食管 - 胃底静脉曲张内镜下止血术术后护理 ①术后禁食，待胃肠功能恢复后逐渐由流质饮食过渡至正常饮食，禁食及少量饮食期间，静脉补充水、电解质及营养液；②遵医嘱给予抗生素，或氢氧化铝凝胶等药物。③术后严密观察病情，定时测定血压、脉搏，观察有无呕血、便血，注意有无迟发性出血、溃疡、穿孔、狭窄等并发症出现，并给予积极处理。

（袁素娥）

六、便血

便血（hematochezia）指血液从肛门排出，粪便颜色呈鲜红、暗红或柏油样（黑便），均称为便血。便血多见于下消化道出血，特别是结肠与直肠病变的出血，但亦可见于上消化道出血。便血的颜色取决于消化道出血的部位、出血量与血液在胃肠道停留的时间。便血伴有皮肤、黏膜或其他器官出血现象者，多见于血液系统疾病及其他全身性疾病，如流行性出血热、败血症、白血病、弥散性血管内凝血等。

【病因与发生机制】

1. 上消化道疾病 包括食管疾病（如食管静脉曲张破裂出血、食管炎、食管癌等）、胃十二指肠胆管疾病（如胃十二指肠溃疡、急性胃炎、胆管疾病、胃十二指肠肿瘤等），都可能会导致便血。

2. 下消化道疾病

（1）肛管疾病：肛裂在儿童可见蛲虫感染引起肛周瘙痒，抓破感染而形成，排便时剧烈疼痛伴有便血，量少而鲜红。肛瘘最常继发于肛管直肠周围脓肿，少数继发于肠结核。肛门附近、会阴部或骶尾部可见肛瘘外口，挤压周围可见脓液自瘘口流出。

（2）肠道炎症性疾病：均由不同病因所引起的不同部位肠黏膜的充血、水肿、糜烂、溃疡出血甚至坏死。表现为脓血便、血水便甚至鲜血便。

（3）肠道肿瘤：表现为鲜红色血便或伴有黏液与脓液的血便。小肠良性肿瘤，如小肠神经纤维瘤、平滑肌瘤、腺瘤等出血较少，但瘤体较大可引起肠梗阻。小肠血管瘤感染、破裂可引起急性大出血。

3. 下消化道血管病变 肠系膜动脉栓塞或肠系膜动静脉血栓形成，肠扭转、肠套叠等，因肠黏膜缺血、坏死、脱落，肠管发绀、水肿和大量浆液渗出，全层肠壁坏死，大量血性液体渗出，可出现腹泻排出暗红色血便。

【临床表现】

1. 血便

（1）鲜血便：流出的血液外观类似外伤出血，颜色鲜红或紫红、暗红，时间稍久后可以凝固成血块。

（2）脓血/黏液血便：即排出的粪便中既有脓（黏）液，也有血液。脓（黏）液血便往往见于直肠或结肠内的肿瘤及炎症。

（3）黑便：如果出血量较少，且出血速度较慢，血液在肠内停留时间较长，排出的粪便即为黑色。

（4）隐血便：所有引起消化道出血的疾病都可以发生隐血便，常见溃疡、炎症及肿瘤。便隐血试验可检测粪便中的少量（微量）血液成分。

2. 伴随症状

（1）腹痛：便血的常见伴随症状。慢性反复上腹痛呈周期性，出血后节律性疼痛减轻者常见于消化性溃疡；上腹绞痛和有黄疸伴便血者常见于肝胆管出血；腹痛时排血便或脓血便，便后腹痛减轻见于细菌性痢疾、阿米巴痢疾或溃疡性结肠炎；腹痛伴便血还见于急性出血性坏死性肠炎，肠套叠，肠系膜血栓形成和栓塞，膈疝等。

（2）里急后重坠胀感：常感觉排便未尽、排便频繁、但每次排便量甚少且排便后未见轻松，提示为肛门直肠疾病见于痢疾、直肠炎和直肠癌。

（3）腹部肿块：可考虑结肠癌、肠结核等疾病。

（4）发热：常见于感染性疾病。如败血症、流行性出血热、钩端螺旋体病等。

（5）皮肤黏膜出血：常见于急性传染性疾病和血液疾病。如重症肝炎流行性出血热、白血病、过敏性紫癜、血友病等。

【护理要点】

1. 一般护理

（1）病情观察：观察大便血量、质、色以及判断出血的部位，以及全身情况，准确记录出血量，必要时可保留标本送检。如大量排柏油样便，血压下降，面色苍白，呼吸急促，脉细微而数、头昏、心慌、汗出或面色苍白，四肢厥冷，脉数等说明病情严重，应及时报告医生，进行抢救。

（2）维持水、电解质及酸碱平衡：轻、中度脱水者，遵医嘱给予口服补液盐溶液，不能口服，重度脱水、全身症状明显者，必须及时完成静脉补液治疗，准确记录出入量，定时测电解质，了解液体及电解质平衡状态。

（3）减轻肛周刺激：可鼓励患者排便后用柔软布巾清洗肛门后保持干燥，条件允许可坐浴，然后涂上无菌凡士林或抗生素软膏保护，减轻疼痛，促进愈合，保持身体、用物、床单的清洁。

2. 健康指导

（1）建立良好的生活方式：保持每天排便习惯，时间在 5 分钟左右。注意劳逸结合，减少增加腹压的姿态，如下蹲、屏气。忌久坐、久立、久行和劳累过度。适当参加文体活动，以增强体质。

（2）加强肛门锻炼：主动收缩肛门，放松后再收缩，连续 3 次，每日 3～7 次。如出现痔疮肿痛、出血较多等情况时，应及时就诊治疗。

（3）保持良好的精神状态：尽量避免各种刺激及不良情绪，指导患者家属提供精神支持。

（4）饮食指导：便血的患者治疗期间应忌烟酒，宜食清淡易消化食品。少食辛辣、过于精细的食品。多食清淡、少渣、富含营养的食物，不要随便进食菇类、鱼胆、毛蚶及腌、生的水产品。冷藏食品应彻底加热煮透，避免暴饮暴食。在肠道传染病流行季节，更应注意饭前便后勤洗手，养成良好的卫生习惯。

七、腹泻

腹泻（diarrhea）是指排便次数的增多和大便性状的改变，粪质稀薄，水分增加，每日排便次数超过 3 次，排便量超过 200g/d，粪便含水量超过 85%，或伴有异常成分。腹泻分为病毒感染性腹泻和细菌感染性腹泻，病毒感染性腹泻是一组由病毒引起的，以呕吐、腹泻、水样便为主要临床特征的急性肠道传染病，故又称为病毒性胃肠炎。细菌感染性腹泻是指由细菌引起的，以腹泻为主要表现的一组常见肠道传染病（表 3-1）。

【病因与发生机制】

腹泻往往不是单一因素所致，各种因素可互为因果。

1. 分泌性腹泻　主要是肠腔内水及电解质分泌过多引起。如霍乱弧菌外毒素引起的大量水样腹泻即属于分泌性腹泻，是霍乱弧菌外毒素刺激肠黏膜内的腺苷酸化，使环磷酸腺苷含量增加，引起大量水与电解质分泌到肠腔而导致腹泻。

2. 渗出性腹泻　肠黏膜炎症渗出大量黏液、脓血而致腹泻，如炎症性肠病、感染性肠炎、缺血性肠炎、放射性肠炎等。

3. 渗透性腹泻　由肠内容物渗透压增高，阻碍肠内水分与电解质的吸收而起，如乳糖酶缺乏，乳糖不能水解即形成肠内高渗。服用盐类泻剂或甘露醇等引起的腹泻亦属此型。

4. 动力性腹泻　肠道运动功能异常引起。肠蠕动亢进致肠内食糜停留时间缩短，未被充分吸收，导致粪便稀薄、次数增加。

【临床表现】

不同传染病腹泻的次数、性状、大便量及伴随症状均有不同，连续病程在 2 周以内的腹泻为急性腹泻；病程在 2 周至 2 个月为迁延性腹泻；病程超过 2 个月为慢性腹泻。病毒感染性腹泻与细菌感染性腹泻存在一定的区别（表 3-1）。

1. 急性腹泻　起病急，病程较短，变化快，多为感染或食物中毒所致。如霍乱、细菌性或阿米巴痢疾、沙门菌属感染等。

2.慢性腹泻 起病缓慢,病程长,多见于慢性感染、肿瘤等,如肠结核、慢性阿米巴痢疾、慢性细菌性痢疾、血吸虫病、钩虫病、绦虫病等。

3.腹泻伴随症状 ①腹痛:小肠疾病腹痛常在脐周,便后缓解不明显;②发热:多见于急性细菌性痢疾、伤寒或肠结核等;③里急后重:见于乙状结肠和直肠病变为主,多见于侵袭性腹泻,如急性细菌性痢疾等;④脱水:见于各种感染性腹泻。

表 3-1 病毒感染性腹泻与细菌感染性腹泻的比较

指标	病毒感染性腹泻	细菌感染性腹泻
病原体	轮状病毒最常见 诺如病毒、肠腺病毒等	沙门菌属最常见 大肠埃希菌、志贺菌属等
高危易感人群	婴幼儿、免疫力低下者	儿童、老年人、有免疫抑制或慢性疾病者
好发季节	秋冬季	夏季
临床表现	不伴有里急后重感	伴有里急后重感
	潜伏期稍长	潜伏期较短
	多为低热	多为高热
	粪便多为黄色水样便	粪便可为稀水样便,黏液便、脓血便
	粪便无腥臭味	粪便有腥臭味
病程及预后	预后好,多数病情较轻,病程较短且自限	预后良好,儿童、老年人等患者病死率稍高

【护理要点】

1.一般护理

(1)休息与活动:腹泻频繁者应卧床休息,并应避免精神紧张、烦躁,必要时按医嘱应用镇静剂,有利于减轻腹泻伴随症状。轻症患者可适当活动。

(2)病情观察:观察伴随症状有无改善,有无口渴、口唇干燥、皮肤弹性下降等脱水表现,有无四肢无力、腹胀、肠鸣音减弱、心律失常等低钾表现,肛门周围皮肤有无糜烂等。

2.饮食护理 频繁腹泻并伴有呕吐的患者可暂时禁食,病情好转后给予少渣、少纤维素、高蛋白、高热量、易消化的流质或半流质,忌食生冷及刺激性饮食,少量多餐,逐渐增加饮食量。

3.保持水、电解质平衡 根据每日腹泻情况,及时遵医嘱给予液体、电解质、营养物质,以满足患者的生理需要量,补充额外丢失量,恢复和维持血容量。一般可经口服补液,严重腹泻伴呕吐者经静脉补充液体和电解质。

4.皮肤护理 肛门局部涂以无菌凡士林油膏保护。

八、黄疸

黄疸(jaundice)是由于胆红素代谢障碍血浆胆红素水平增高,皮肤、巩膜和其他组织出现黄染的一种病理改变和临床表现。通常人体血清总胆红素的正常值在 3.4～17.1μmol/L,直接胆红素的正常值为 0～6.8μmol/L,间接胆红素为 1.7～10.2μmol/L。

【病因与发生机制】

1. 肝细胞性黄疸 各种使肝细胞广泛损害的疾病均可发生黄疸,如病毒性肝炎、肝硬化、中毒性肝炎、钩端螺旋体病、败血症等。

2. 胆汁淤积性黄疸 肝内胆汁淤积见于毛细胆管型病毒性肝炎、药物性胆汁淤积(如氯丙嗪、甲睾酮等)、原发性胆汁性肝硬化、妊娠期复发性黄疸等。肝外胆汁淤积可由胆总管结石、狭窄、炎性水肿、肿瘤及蛔虫等阻塞所引起。

3. 溶血性黄疸 凡能引起溶血的疾病都可产生溶血性黄疸。可引发先天性溶血性贫血的疾病,如地中海贫血、遗传性球形红细胞增多症。可引发后天获得性溶血性贫血的疾病,如自身免疫性溶血性贫血、新生儿溶血、不同血型输血后的溶血、蚕豆病、阵发性睡眠性血红蛋白尿等。

4. 先天性非溶血性黄疸 由于肝细胞对胆红素的摄取、结合和排泄有缺陷所致的黄疸。本组疾病临床上少见。

【临床表现】

1. 黄疸的典型症状 ①肝细胞性黄疸呈浅黄色或金黄色,可伴有皮肤黄染;②胆汁淤积性黄疸呈暗黄、黄绿和绿褐色,并可有皮肤瘙痒、尿色深、粪便颜色变浅或呈白陶土色;③溶血引起黄疸,巩膜、皮肤、黏膜呈柠檬色。

2. 伴随症状 不同类型疾病出现黄疸时可能存在不同的伴随症状,对疾病的诊断具有一定意义。

(1)黄疸伴发热:见于急性胆管炎、肝脓肿、钩端螺旋体病、败血症、肺炎球菌性肺炎。病毒性肝炎或急性溶血可先有发热,而后出现黄疸。

(2)黄疸伴上腹痛:可见于胆管结石、肝脓肿或胆管蛔虫病;右上腹剧烈疼痛、寒战高热和黄疸为 Charcot 三联征,提示急性化脓性胆管炎。持续性右上腹钝痛或胀痛可见于病毒性肝炎、肝脓肿或原发性肝癌。

(3)黄疸伴肝脏肿大:可见于急性胆管感染或胆管阻塞;明显肿大质地坚硬表面凸凹不平有结节见于原发性或继发性肝癌。肝大不明显而质地较硬边缘不整表面有小结节者见于肝硬化。

【护理要点】

1. 一般护理 保证患者有充足的休息时间,早睡早起,注意皮肤护理,尽量穿着棉质衣服,减少衣服对皮肤的刺激,增加舒适感。如患者有皮肤瘙痒的症状,应避免使用热水、肥皂擦洗瘙痒处皮肤;勤剪指甲,避免搔抓皮肤;必要时可以采用相应药物治疗患处的皮肤瘙痒。

2. 病情观察 注意黄染的分布、深浅和尿、便的颜色。观察患者大便是否通畅,如有便秘,应及时治疗,帮助减轻黄疸症状。最好是养成定时排便的好习惯,同时还需密切观察患者是否伴有腹泻、腹胀等症状。

3. 饮食指导 保证营养的摄取,适当进食粗纤维食品。一般饮食原则为摄取高蛋白、高热量、高维生素、低脂饮食,伴有腹水的黄疸患者应限制水及钠盐的摄入。

九、抽搐与惊厥

抽搐（tic）与惊厥（convulsion）均属于不随意运动。抽搐是指全身或局部成群骨骼肌非自主地抽动或强烈收缩。当肌群收缩表现为强直性和阵挛性时，称为惊厥。

【病因与发生机制】

抽搐与惊厥发生机制尚未完全明了，认为可能是由于运动神经元的异常放电所致。这种病理性放电主要是神经元膜电位的不稳定引起，并与多种因素相关，可由代谢、营养、脑皮质肿物或瘢痕等激发，与遗传、免疫、内分泌、微量元素、精神因素等有关。抽搐与惊厥的病因可分为特发性与症状性。特发性常由于先天性脑部不稳定状态所致。症状病因有：

1. **脑部疾病** ①感染如脑炎、脑膜炎、脑脓肿、脑结核瘤、脑灰质炎等；②外伤如产伤、颅脑外伤等；③肿瘤包括原发性肿瘤、脑转移瘤；④血管疾病如脑出血、蛛网膜下腔出血、高血压脑病、脑栓塞、脑血栓形成、脑缺氧等；⑤寄生虫病如脑型疟疾、脑血吸虫病、脑棘球蚴病、脑囊虫病等；⑥其他先天性脑发育障碍、原因未明的大脑变性如结节性硬化、胆红素脑病等。

2. **全身性疾病** ①感染如急性胃肠炎、中毒性菌痢、链球菌败血症、中耳炎、百日咳、狂犬病、破伤风等，小儿高热惊厥主要由急性感染所致；②内源性中毒如尿毒症、肝性脑病等；③外源性中毒如酒精、苯、铅、砷、汞、氯喹、阿托品、樟脑、白果、有机磷等中毒；④心血管疾病高血压脑病或 Adams-Stokes 综合征等；⑤代谢障碍如低血糖、低钙及低镁血症、子痫、维生素 B_6 缺乏等，其中低血钙可表现为典型的手足抽搐症；⑥风湿病如系统性红斑狼疮、脑血管炎等；⑦其他如突然撤停安眠药、抗癫痫药，还可见于热射病、溺水、窒息、触电等。

3. **神经官能症** 部分为特发性，部分由于脑损害引起，如癔症性抽搐和惊厥。高热惊厥多见于小儿。

【临床表现】

由于病因不同，抽搐和惊厥的临床表现形式也不一样，通常可分为全身性和局限性两种。

1. **全身性抽搐** 以全身骨骼肌痉挛为主要表现，多伴有意识丧失。

（1）癫痫大发作：表现为患者突然意识模糊或丧失，全身强直、呼吸暂停，继而四肢发生阵挛性抽搐，呼吸不规则、大小便失禁、发绀，发作约半分钟自行停止，也可反复发作或呈持续状态。发作时可有瞳孔散大，对光反射消失或迟钝、病理反射阳性等。发作停止后不久意识恢复。如为肌阵挛性，一般只是意识障碍。由破伤风引起者为持续性强直性痉挛，伴肌肉剧烈的疼痛。

（2）癔症性发作：常有一定的诱因，如生气、情绪激动或各种不良刺激，发作样式不固定，时间较长，没有舌咬伤和大小便失控。

2. **局限性抽搐** 以身体某一局部连续性肌肉收缩为主要表现，大多见于口角、眼睑、手足等。而手足搐搦症则表现间歇性双侧强直性肌痉挛，以上肢手部最典型，呈"助产士手"表现。

【护理要点】

1. 一般护理

（1）体位：发作时将患者放在床上或就地平面上，平卧或头低侧卧位，头偏向一侧，头部放置软物,防止因抽搐伤及头部。

(2)保持呼吸道通畅:松开衣领腰带等束缚的因素,取下义齿,及时吸出口鼻咽部分泌物,预防舌咬伤。

2. 病情观察

(1)密切观察患者惊厥发作时有无眩晕、头痛、心悸、恶心、憋气、发绀、大量出汗、体温上升、大小便失禁等前驱症状。

(2)高热患者应严密观察体温变化,迅速、及时做好降温准备,警惕高热惊厥发生。

(3)注意观察抗惊厥药物的疗效、药物不良反应,并记录药名、时间、用法等。

(4)如实记录抽搐惊厥发作的次数、持续时间、有无呼吸停止、面色改变、大小便失禁等情况。

3. 吸氧　惊厥引起严重通气不良和呼吸暂停,导致低氧血症,立即给予氧气吸入,以提高血氧分压,防止组织缺氧与脑损伤,减少惊厥后的脑损伤。

4. 防止外伤　发作时切忌用力按压患者抽搐肢体,避免关节损伤和坠床等意外,不可强行喂水喂药等。为患者提供安全安静的休息环境,避开危险环境如水源、火源和电源等,移开可能造成伤害的物品如刀具、热水壶等。

5. 建立静脉通路　遵医嘱立即给予快速、足量、有效的镇静、抗惊厥药物,及时补充血容量及营养,注意观察患者呼吸及心率,避免出现呼吸抑制及心搏骤停。

6. 健康指导　告知患者与家属疾病相关知识,了解发作的前驱症状,提前做好准备,保证患者的安全;做好用药指导,避免诱发抽搐惊厥的因素;专人守护,加保护性床栏。指导患者与家属正确认识对待疾病及症状,减轻其心理压力。

十、意识障碍

意识障碍(disturbance of consciousness)是指人对周围环境及自身状态的识别和察觉能力出现障碍,多由于高级神经中枢的意识、感觉和运动功能活动受损所引起的一种病理状态。

【病因与发生机制】

1. 感染性疾病　常见于肺炎、败血症、中毒性菌痢和各种颅内感染性疾病如脑炎、结核性脑膜炎、化脓性脑膜炎、蛛网膜炎、室管膜炎、颅内静脉窦感染等。

2. 颅脑内疾病

(1)局限性病变脑血管病:脑出血、脑梗死、暂时性脑缺血发作等;颅内占位性病变:原发性或转移性颅内肿瘤、脑脓肿、脑肉芽肿、脑寄生虫囊肿等;颅脑外伤:脑挫裂伤、颅内血肿等。

(2)脑弥漫性病变颅内感染性疾病:各种脑炎、脑膜炎、蛛网膜炎、室管膜炎、颅内静脉窦感染等;弥漫性颅脑损伤;蛛网膜下腔出血;脑水肿;脑变性及脱髓鞘性病变。

(3)癫痫发作。

3. 内分泌与代谢性疾病　如肝性脑病、肾性脑病、肺性脑病、糖尿病性昏迷、黏液水肿性昏迷、垂体危象、甲状腺危象、肾上腺皮质功能减退性昏迷、乳酸酸中毒等。

4. 心血管疾病　重度休克、心律失常引起的各种综合征等。

5. 外源性中毒　包括工业毒物、农药、药物、植物或动物类毒素中毒。

6. 缺乏正常代谢物质 缺氧引起的急性脑水肿、低血糖、水电解质平衡紊乱和物理性损害如中暑后热射病、电击伤、溺水等。

【临床表现】

1. 觉醒度改变

(1) 嗜睡：意识障碍的早期表现，患者处于持续睡眠状态，能被唤醒，醒来后意识基本正常，停止刺激后继续入睡。

(2) 昏睡：患者处于较深睡眠，一般外界刺激不能被唤醒，不能对答，较强烈刺激可有短时意识清醒，醒后可简短回答提问，当刺激减弱后很快进入睡眠状态。

(3) 昏迷：意识活动完全丧失，对外界各种刺激或自身内部的需要不能感知。可有无意识的活动，任何刺激均不能被唤醒。按刺激反应及反射活动等可分三度。

1) 浅昏迷：随意活动消失，对疼痛刺激有反应，各种生理反射(吞咽、咳嗽、角膜反射、瞳孔对光反应等)存在，体温、脉搏、呼吸多无明显改变。

2) 中度昏迷：对外界一般刺激无反应，强烈疼痛刺激可见防御反射活动，角膜反射减弱或消失，呼吸节律紊乱，可见周期性呼吸或中枢神经性过度换气。

3) 深昏迷：随意活动完全消失，对各种刺激皆无反应，各种生理反射消失，可有呼吸不规则、血压下降、大小便失禁、全身肌肉松弛、去大脑强直等。

2. 意识改变

(1) 意识模糊：患者的时间、空间及人物定向明显障碍，思维不连贯，常答非所问，错觉可为突出表现，幻觉少见，情感淡漠。

(2) 谵妄：对客观环境的意识能力和反应能力均有所下降，注意力涣散，定向障碍，言语增多，思维不连贯，多伴有觉醒睡眠周期紊乱。

(3) 类昏迷状态：许多不同的行为状态可以表现出类似于昏迷或与昏迷相混淆，初始是昏迷的患者，在长短不一的时间后可逐渐发展为这些状态中的某一种。这些行为状态主要包括：闭锁综合征又称持久性植物状态、意志缺乏症、紧张症、假昏迷。

3. 其他表现 体温升高、呼吸缓慢、脉搏缓慢、皮肤黏膜出现瘀点、紫癜和瘀斑；颅内严重感染时咽部及外耳道可有脓性分泌物；脑膜刺激征，可伴有脑干反射、浅反射、深反射异常等。

【护理要点】

1. 一般护理

(1) 休息：患者应卧床休息，病室内安静、光线柔和，夜间尽量避免声音、强光刺激，注意昼夜区分，防止患者出现昼夜颠倒，影响睡眠。

(2) 病情观察：注意患者的意识状态、瞳孔大小、对光反射、血压、呼吸的改变，及早发现脑疝的临床表现。观察有无惊厥发作先兆，如烦躁不安、口角抽动、指(趾)抽动、两眼凝视、肌张力增高等表现。记录发作次数、持续时间、抽搐的部位。准确记录出入量。

2. 对症护理 根据意识障碍发生的不同原因，给予相应的护理。

(1) 颅内高压患者，给予适当的卧位，颅压高者采取头高位 15°～30°，以降低颅内压，平卧位，头偏向一侧，防止呕吐后误吸。

(2) 呼吸道分泌物堵塞患者，取仰卧位，头偏向一侧，松解衣服和领口，如有义齿应取下，清除口咽分泌物，以保持呼吸道通畅。吸氧，氧流量 4～5L/min，以改善脑缺氧。如有舌后坠者用舌钳将舌拉出并使用口咽通气管,必要时行气管切开,并做好气管切开术后护理,可应用呼吸机辅助呼吸。

（3）高热患者,以物理降温为主。应查明高热原因,采取降温措施,头枕冰袋,温水擦浴或适当药物治疗。高热伴抽搐者可使用亚冬眠治疗,期间应避免搬动患者。对于烦躁躁动、癫痫患者,应注意预防坠床,必要时适当约束。

（4）脑实质炎症患者,可遵医嘱使用镇静药,常用的有地西泮肌内注射或缓慢静脉滴注,还可使用水合氯醛鼻饲或灌肠。

3. 预防感染与压力性损伤

（1）皮肤护理:注意观察受压部位皮肤,有无发红、苍白。保持床单清洁、干燥、平整;搬动患者时应将患者抬离床面,不要拖、拉、拽,以免擦伤皮肤;根据患者压力性损伤的发生风险情况,2 小时翻身 1 次,预防性使用减压敷料和气垫床防止压力性损伤发生。

（2）口腔护理:观察口腔黏膜有无破溃、白斑,每天需清洗口腔 2 次;张口呼吸者,可用双层湿纱布盖于口唇部,避免口腔及呼吸道黏膜干燥;口唇涂以甘油以防干裂。

（3）眼部护理:注意角膜保护,如眼睑闭合不全者,每天清洗 1～2 次,并用生理盐水湿纱布或眼罩进行保护。

（4）会阴护理:保持会阴部清洁,对留置导尿管的患者应做好管道的护理,预防泌尿系统感染。

（5）肛周护理:保持肛周清洁,做好便秘与大便失禁的护理。

（6）预防肺部感染:适当抬高床头,定时翻身拍背,促进痰液排出,保持呼吸道通畅。

4. 营养护理
动态评估患者营养状况,给予合理饮食,保证营养供给。维持水、电解质的平衡,记录 24 小时出入液量。

5. 关节功能保护
对于长期卧床昏迷的患者,应保持关节功能位及适当被动活动,防止足下垂和踝关节外旋,应给予适当的体位摆放,应按照摆放原则:上肢伸展位,下肢屈膝位,穿戴肢具的要定时观察肢体,以防止压力性损伤的发生。

（姜　红）

第二节　传染病常见综合征与急症护理

一、全身炎症反应综合征

全身炎症反应综合征(systemic inflammatory response syndrome,SIRS)是机体对各种致病因素的失控反应,机体释放过多的炎症介质,大量细胞因子、炎性介质和炎性细胞相互作用,共同介导细胞、组织和器官的损伤而出现炎症反应和抗炎症反应的严重失衡。

【病因与发生机制】

（一）病因

1. 感染因素　细菌、病毒、真菌、寄生虫等病原微生物感染。

2. 非感染因素 创伤、烧伤、休克、急性胰腺炎、肾上腺皮质功能不全、肺栓塞、免疫介导的器官损伤和外源性炎性介质反应等。

（二）发生机制

1. 生理效应 促炎介质和抗炎介质的表达失衡，可引起血管内皮细胞损害、毛细血管通透性增加、血小板黏附、纤维蛋白沉积、多形核中性粒细胞外逸及脱颗粒、蛋白酶和氧自由基释放等，造成局部组织及远隔器官的相继损害，表现出高代谢和高循环动力状态等病理生理特征。

2. 炎症细胞激活 各种致病因素通过激活单核巨噬细胞等炎症细胞，释放 TNF-α、白介素 -1β（IL-1β）等促炎症介质，参与机体的防御反应。

3. 炎症介质释放 TNF-α、IL-1β 诱导细胞产生白介素 -6（IL-6）、白介素 -8（IL-8）、血小板激活因子（PAF）、一氧化氮（NO）等炎症介质，此类炎症介质既诱导产生下一级炎症介质，同时又反过来刺激单核巨噬细胞等炎症细胞进一步产生 TNF-α、IL-1β。炎症介质间的相互作用导致其数量不断增加，形成炎症介质网络体系。

4. 免疫功能失调 炎症反应不断扩大，诱导代偿性地产生抗炎介质。无论炎症介质还是抗炎介质过度释放，其结局都造成免疫功能紊乱。

【临床表现】

1. 两快 心率增快，呼吸频率加快。

2. 两异常 体温异常，白细胞总数或分类异常。

3. 两高 高代谢状态（表现为高氧耗、高血糖、蛋白质分解增加和负氮平衡等），高动力循环状态（表现为心排血量增加和低外周阻力）。

4. 一低 脏器低灌注表现如低氧血症、意识障碍、少尿、高乳酸血症等。

5. 一过度 过度炎症反应使血液中炎症介质和细胞因子如肿瘤坏死因子、白介素 -1、白介素 -6、白介素 -8、内源性一氧化氮和 C 反应蛋白明显增高等。

【护理要点】

1. 病情观察

（1）生命体征的监测：监测体温、脉搏、呼吸、血压、微循环充盈时间（毛细血管充盈试验）、血氧饱和度或血气分析，上述指标在正常时可每隔 2～6 小时监测 1 次，在临界值时应不低于 1～2 小时监测 1 次，在不正常时应不低于 30 分钟测定 1 次。有条件时监测中心静脉压，尤其是在血压下降且扩容治疗不佳时。

（2）重要脏器功能的监测：监测凝血功能和 DIC 指标、血尿素氮和肌酐；记录每次尿量；必要时监测脑电图，检查眼底以早期发现脑水肿。

（3）实验室检查结果的变化：白细胞总数，中性粒细胞比例，血沉、C 反应蛋白，心肌酶，血浆球蛋白等变化。

2. 改善微循环障碍

（1）限制性液体复苏：注意出入量平衡，量出为入，使用输液泵维持 24 小时持续泵入液体。

（2）血管活性药物使用：使用微量泵维持血管活性药物的持续使用。如患者在更换血管活性药时容易出现血压波动，建议采用双泵交替更换药液的方法。

3. 肠内营养 在 SIRS 时，机体处于高分解、高代谢状态，能量消耗增加，蛋白、脂肪分解增加，机体易出现营养不良及免疫力低下。在 SIRS 早期给予肠内营养，营养配方中添加精氨酸、核苷等物质，可调整并维持正常的肠道菌群，加强内脏的屏障作用，预防感染。通过患者主诉、症状、胃残余量、腹腔压力等进行耐受性评估，确保肠内营养安全有效地实施。

二、急性呼吸窘迫综合征

急性呼吸窘迫综合征（acute respiratory distress syndrome，ARDS）是指由各种肺内和肺外因素所导致的肺毛细血管内皮细胞和肺泡上皮细胞炎症损伤引起弥漫性肺间质及肺泡水肿，从而导致急性低氧性呼吸功能不全或衰竭。以肺容积减少、肺顺应性下降和严重的通气 / 血流比例失调为病理生理特征。

【病因与发生机制】

1. **肺内因素** 指对肺的直接损伤，包括：①化学性因素，如吸入胃内容物、毒气、烟尘及长时间吸入纯氧等；②物理性因素：如肺挫伤、淹溺；③生物性因素，如重症肺炎。

2. **肺外因素** 包括各种类型的休克、败血症、严重的非胸部创伤、大量输血、急性重症胰腺炎、药物或麻醉品中毒等。

【临床表现】

1. **典型症状** 发病迅速，ARDS 大多于原发病后 72 小时内发生，一般不超过 1 周。

2. **呼吸窘迫** 最早出现的症状是呼吸增快，进行性加重的呼吸困难，呼吸深快、费力、发绀，胸廓紧束感、严重憋气。咳嗽、咳痰、烦躁、焦虑、出汗等是另一些常见症状。

3. **难治性低氧血症** ARDS 呼吸功能特征性改变为严重的肺氧合功能障碍。ARDS 时，肺毛细血管内皮和 / 或肺泡上皮出现损害，间质肺水肿，从而影响弥散功能，引起动脉血氧分压降低。后期随着肺泡上皮和毛细血管内皮损伤加重，肺间质特别是肺泡渗出引起的动 - 静脉分流效应，将出现难以纠正的低氧血症。

【护理要点】

1. **机械通气护理** ARDS 的通气重点是预防难治性低氧血症。小潮气量和足够水平呼气末正压（PEEP）的应用，可在降低进一步气压伤的同时，将氧合维持在一个合适的水平。做好人工气道的护理，如人工气道固定、湿化、分泌物吸引等。

2. **俯卧位通气的护理**

（1）充分评估俯卧位通气的适应证和禁忌证：①对于氧合指数＜150mmHg、吸氧浓度≥60% 且呼气末正压≥5cmH₂O 的重度 ARDS 患者或 ARDS 引起难治性低氧血症患者，应积极开展俯卧位通气。②对于严重血流动力学不稳定、颅内压增高、急性出血性疾病、颈椎或脊柱不稳定骨折、全身多处骨折或外伤、胸腹部大面积烧伤或有开放性伤口、近期气管手术、休克及妊娠的患者，不推荐开展俯卧位通气。③在仰卧位通气无效、无禁忌证的情况下，建议在 ARDS 病程早期开展俯卧位通气。

（2）操作的实施：①操作前尽可能向患者和 / 或家属解释操作目的及方法，取得患者和 / 或家属的同意和配合；②机械通气患者进行俯卧位通气时需增加镇静深度，建议患者处于深度镇静状态；③在翻身前评估患者皮肤受压区域，并考虑俯卧后受压区域的支撑方法；④俯卧位通气前 2 小时停止肠内营养，并检查有无胃潴留，若有胃潴留则应回抽胃内容物，对于重度 ARDS 患者建议早期置入鼻空肠管；⑤翻身前确定气管插管的位置，做好固定，并检查气道、口鼻腔内分泌物情况，必要时清理口鼻腔及气道内的分泌物；⑥翻身前应保证输液管路通畅，建议将所有输液管路放置在床的同一侧；⑦翻身前需考虑俯卧位对胸腔引流管的影响，翻身时将胸腔引流管放置在患者的两腿间，并在医生的指导下确认是否可以暂时夹闭，对于其他管路，如尿管等，建议检查位置，合理固定，夹闭非紧急管路，并放置在床的同一侧，翻身前整理各管路、线路的方向，应与身体纵轴方向一致，所有管路均需预留足够的长度以便翻身，可断开非必要的线路；⑧翻身前或翻身过程中将电极片移至肩/臀部，翻身后将电极片贴在患者的背部，尽量缩短断开心电监护的时长；⑨翻身前检查所有伤口、切口敷料情况，必要时先更换敷料；⑩可通过手动法或自动翻身床进行俯卧位通气，根据仪器设备的连接情况及操作的方便性，决定患者是由左向右还是由右向左翻身。

（3）翻身后处理：①翻身后听诊患者肺部，建议重新评估潮气量和每分钟通气量，调节呼吸机参数；②翻身后注意保持人工气道及静脉管路的通畅，调整所有管路、线路的位置，并妥善固定，开放夹闭的管路；③俯卧位时应谨慎进行肠内喂养，喂养时取头高脚低位，加强肠内营养耐受性的评估，酌情使用促进胃动力的药物；④俯卧位时将患者头偏向一侧，建议头部垫减压枕，预留一定高度以保证人工气道通畅、方便实施吸痰等操作；⑤俯卧位时注意眼部护理，可使用眼药膏清洁、润滑眼部；⑥俯卧位时妥善安置患者体位，避免胸腹部持续受压，女性乳房应处于舒适位置，男性应避免生殖器受压，妥善安置患者四肢，确保舒适，避免压迫臂丛神经，并最大限度地保护患者关节功能；⑦建议每2小时更换1次体位，可进行间歇性侧卧，即3/4右或左侧俯卧位；⑧建议每日俯卧位通气持续时长>12小时；⑨俯卧位通气期间，应加强俯卧位通气治疗效果的评估，包括影像学检查、氧合指数和二氧化碳分压的评估。

（4）俯卧位通气结束时机：①上一次俯卧位通气结束后氧合改善，即氧合指数≥150mmHg、吸氧浓度≤60%或呼气末正压≤10cmH$_2$O，且持续至少4小时，说明通气有效，应结束俯卧位通气；②俯卧位通气后患者的病情未改善或恶化，出现心律失常、严重血流动力学不稳定、心搏骤停或可疑气管插管移位等严重并发症时，应立即终止俯卧位通气。

（5）俯卧位通气并发症的预防：①俯卧位持续时间过长，可有皮肤破裂、面部和眼部坠积性水肿或臂丛神经病变等并发症，可通过频繁变换体位、用软物铺垫等方法进行预防；②非计划性拔管、气管导管移位或阻塞等严重并发症可通过规范、谨慎的操作及娴熟的团队合作可以避免。

（6）俯卧位通气的组织管理：①建议制订ARDS患者俯卧位通气规范化操作流程，以指导俯卧位通气的实施；②建议选择经过培训、具有丰富临床操作经验的专业团队实施俯卧位通气；③鼓励开展多学科合作，实施前建议由责任护士牵头开展小组会议；④建议采用面对面或网络培训课程，结合操作视频、操作指引等对医护人员进行培训，并适时开展模拟练习，以提高操作水平。

3. 静脉补液的管理　保持循环系统较低的前负荷可减少肺水的含量，可以缩短上机时间和降低病死率。在早期可给予高渗晶体液，一般不推荐胶体溶液，可通过输血保持血细胞比容在40%～50%，同时限制入量，辅以利尿药，使出入量保持平衡。在不明显影响心排血量和血压的情况下尽量降低肺毛细血管楔压。若限液后血压偏低，可使用多巴胺和多巴酚丁胺等血管活性药物。

4. 用药护理　感染是导致急性呼吸窘迫综合征的常见原因，也是首位高危因素。合并感染者宜选择广谱抗生素,抗菌药物遵医嘱在规定的时间内滴入;使用呼吸兴奋剂时要保证呼吸道通畅,滴速不宜过快,用药后注意患者神志及呼吸的变化,若出现头痛、恶心、呕吐、上腹不适等不良反应时要减慢滴速,并报告医生;使用糖皮质激素时要定期检查口腔等部位有无真菌感染,并做相应处理;纠正低血钾,并了解补钾后血钾的变化。

5. 体外膜氧合(extracorporeal membrane oxygenation,ECMO)　ECMO 是体外肺辅助技术中的一种,主要用于部分或完全替代患者心肺功能,使心肺得以充分休息,从而为原发病的治疗争取时间。目前 ECMO 应用于重症呼吸衰竭救治得到推广。

三、中毒性休克综合征

中毒性休克综合征(toxic shock syndrome,TSS)是一种严重威胁生命安全的细菌性感染,由细菌所释放的毒素引起的急性疾病,典型表现包括发热,低血压,弥散性充血性皮疹和多器官受累,甚至迅速进展至严重的难以逆转的休克。

【病因与发生机制】
中毒性休克综合征由金黄色葡萄球菌或链球菌引起,金黄色葡萄球菌菌株能产生中毒性休克综合征毒素 -1 或有关外毒素,某些化脓性链球菌产生至少 2 种毒素。

【临床表现】
起病突然,伴有:①发热,体温可升至 39~40.5℃,并持续升高;②可表现为顽固性低血压;③弥漫性黄斑红皮病;④涉及至少 2 个其他的器官系统。

葡萄球菌性 TSS 容易引起呕吐和腹泻、肌痛和肌酸激酶升高、黏膜炎、肝脏损害、血小板减少症和神志改变。链球菌性 TSS 常引起急性呼吸窘迫综合征(约 55% 的患者)、凝血性疾病和肝脏损害,更容易引起发热、肌痛和软组织感染部位严重疼痛。肾脏损害在两者中都是常见的,TSS 可在 48 小时内进展为晕厥、休克和死亡。

【护理要点】
1. 保持生命体征平稳　给予呼吸、循环支持,吸氧,进行心电监护,建立静脉通路。肺功能衰竭者行气管插管给予呼吸支持。

2. 清除感染源　检查体内有无异物,如卫生棉条、引流条等,并清除异物。找到感染灶,如手术切口或皮肤感染等,手术清除被感染的皮肤和坏死的组织。对疑似原发感染部位进行消毒,消毒包括手术伤口的复查和冲洗、坏死组织的反复清创、潜在自然定植部位(鼻窦、阴道)的冲洗。

3. 抗感染治疗　在培养结果未出之前给予经验性抗菌治疗,如克林霉素联合万古霉素或达托霉素,在血液培养和药敏结果出来后再做调整,给予针对性抗菌治疗。

4. 抗休克和支持治疗　补充液体和电解质以防止和治疗低血容量、低血压或休克,必要时提供循环、呼吸和血液透析支持治疗。

四、弥散性血管内凝血

弥散性血管内凝血(disseminated intravascular coagulation,DIC)是在多种致病因素的作用下,以微血管体系损伤为病理基础,凝血和纤溶系统被激活,导致全身微血管血栓形成、凝血因子大量消耗并继发纤溶亢进,从而引起全身性出血、微循环障碍的临床综合征。DIC一般多有较严重的基础性疾病,一旦发生DIC,预后较差。

【病因与发生机制】

1. **严重感染或败血症** 细菌成分脂多糖、内毒素或外毒素是诱发DIC的因素,可引起以细胞因子异常激活为特征的全身性炎症反应综合征(SIRS)和以外源性凝血系统激活为特征的DIC。

2. **严重创伤** 严重创伤造成内皮损伤后,组织因子、脂肪和磷脂释放入血循环,诱发凝血系统激活,同时也引起细胞因子异常激活和SIRS。

3. **实体肿瘤或血液肿瘤** 转移癌患者DIC发生率为10%~15%,急性白血病患者DIC发生率也大约为15%,尤以急性早幼粒细胞白血病的发生率最高。

4. **胎盘早剥和羊水栓塞** 羊水、胎盘剥离时,TF或凝血活酶样物质的释放可引起凝血酶过多生成,先兆子痫和胎死宫内也会伴发DIC。

5. **巨大血管瘤或主动脉瘤等血管异常** 过多生成的凝血酶进入血循环,造成凝血因子和血小板大量消耗,最终引起DIC。

【临床表现】

1. **出血** 自发性、多部位(皮肤、黏膜、伤口及穿刺部位)出血,严重者可危及生命。

2. **休克或微循环衰竭** 顽固不易纠正,早期即出现肾、肺、脑等器官功能不全。

3. **微血管栓塞** 累及浅层皮肤、消化道黏膜微血管,根据受累器官差异可表现为顽固性休克、呼吸衰竭、意识障碍、颅内高压、多器官功能衰竭等。

4. **微血管病性溶血** 较少发生,表现为进行性贫血,偶见皮肤、巩膜黄染。

5. **其他** DIC早期高凝状态时,可能无临床症状或轻微症状,也可表现血栓栓塞、休克;消耗性低凝期以广泛多部位出血为主要临床表现;继发性纤溶亢进期,出血更加广泛且严重,难以控制的内脏出血;脏器衰竭期可表现肝肾功能衰竭,呼吸、循环衰竭是导致患者死亡常见原因。

【护理要点】

1. **病情观察** ①严密观察血压、脉搏、呼吸、尿量,皮肤色泽、温度等;②观察有无出血症状:皮肤黏膜瘀斑,伤口、注射部位渗血,内脏出血如呕血、便血、泌尿道出血、颅内出血等;③观察有无MODS,并给予器官支持,如开展CRRT处理急性肾衰竭;④观察有无高凝或栓塞症状:如静脉采血血液迅速凝固,肾栓塞引起的腰痛、血尿、少尿,肺栓塞引起的呼吸困难、发绀,脑栓塞引起的头痛、昏迷等;⑤观察有无黄疸溶血症状;⑥观察实验室检查结果,如血小板计数、凝血酶原时间、血浆纤维蛋白含量等。

2. **急救护理** ①置患者于休克卧位,以利于回心血量及呼吸的改善;②给予6~8L/min的湿化氧气吸入;③快速建立静脉通道,保持输液途径通畅;④遵医嘱使用止血药物;⑤备好抢救仪器;⑥按医嘱给予抗凝剂、补充凝血因子、成分输血等治疗,严密观察治疗效果,预防不良反应。

3. **替代支持治疗的护理** DIC患者血小板显著下降、凝血酶原时间明显延长,尤其存在活动性出血时,输注血小板和新鲜冰冻血浆十分必要。此外,纠正缺氧、休克、酸中毒和电解质紊乱等措施也是最必要的支持治疗手段。

4. **抗凝治疗的护理** 肝素抗凝指征如下:①DIC早期(高凝期);②有血栓栓塞表现,

如动脉或静脉血栓形成、暴发性紫癜引起的肢端缺血或皮肤血管梗死；③慢性 DIC 伴血栓反复发作，如实体肿瘤、大血管畸形等。抗凝治疗前应进行充分的替代治疗。

5. 预防出血　①尽量减少创伤性检查和治疗，尽量避免肌内注射；②静脉注射时，止血带不宜扎得过紧，尽量避免多次穿刺，操作后用干棉球压迫穿刺部位 5 分钟以上；③在渗血部位加压包扎；④测血压时，不要将袖带充气太足；⑤吸痰时，动作要轻柔，避免损伤呼吸道黏膜；⑥保持鼻腔湿润；⑦进食营养、易消化、富含维生素 C 的食物，避免粗硬食物刺激胃黏膜。

6. 健康指导　①向患者及家属解释疾病发生的原因、表现、治疗、预后等；②指导家属支持和关怀患者，缓解患者情绪，提高战胜疾病信心，主动配合治疗；③保证患者充足休息和睡眠；④循序渐进地增加运动量，促进身体康复。

五、多器官功能障碍综合征

多器官功能障碍综合征（multiple organ dysfunction syndrome，MODS）是指机体遭受严重感染、创伤、烧伤、休克或大手术等严重损伤或危重疾病后，短时间内同时或相继出现两个或两个以上的器官功能损害的临床综合征。

【病因与发生机制】
引起多器官功能障碍综合征的病因很多，主要包括感染性和非感染性因素。

1. 感染性因素　70% 左右的多器官功能障碍综合征由感染引起。其中，严重的全身性感染引起的脓毒症是引起多器官功能障碍综合征及患者致死的主要原因。

2. 非感染性因素　①严重创伤、大面积烧伤、多发性骨折和大手术后、急性坏死性胰腺炎造成的组织坏死；②休克和休克后复苏；③大量输血、输液及药物使用不当；④免疫功能低下，如自身免疫性疾病、免疫缺陷性疾病、肿瘤患者接受放化疗等。

【临床表现】
多器官功能障碍综合征的临床表现因基础疾病、感染部位、器官代偿能力、治疗措施等不同而各异。病程一般为 14～21 天，经历休克、复苏、高分解代谢状态和器官功能衰竭四期（表3-2）。

表 3-2　多器官功能障碍综合征临床分期与表现

临床分期	1 期	2 期	3 期	4 期
一般情况	正常或轻度烦躁	急性病态，烦躁	一般情况差	濒死感
循环系统	需补充容量	容量依赖性高动力学	休克，心排血量下降，水肿	依赖血管活性药物维持血压，水肿
呼吸系统	轻度呼吸性碱中毒	呼吸急促，呼吸性碱中毒，低氧血症	ARDS，严重低氧血症	呼吸性碱中毒，气压伤，高碳酸血症
肾脏	少尿，利尿药有效	肌酐清除率降低，轻度氮质血症	氮质血症，有血液透析指征	少尿，透析时循环不稳定
胃肠道	胃肠道胀气	不能耐受食物	应激性溃疡，肠梗阻	腹泻，缺血性肠炎

续表

临床分期	1期	2期	3期	4期
肝脏	正常或轻度胆汁淤积	高胆红素血症,PT延长	临床黄疸	转氨酶升高,重度黄疸
代谢	高血糖,胰岛素需求增加	高分解代谢	代酸,血糖升高	骨骼肌萎缩,乳酸酸中毒
中枢神经系统	意识模糊	嗜睡	昏睡	昏迷
血液系统	正常或轻度异常	血小板减少	凝血功能异常	不能纠正的凝血功能障碍

【护理要点】

1. 呼吸系统的护理 ①保持呼吸道通畅,保证有效供氧,注意观察患者有无呼吸困难、发绀、呼吸节律频率改变、血氧饱和度改变及听诊双肺呼吸音等;②使用呼吸机的患者,注意温湿化呼吸道,湿化温度保持在32～35℃为宜;及时清除呼吸道分泌物。

2. 循环系统的护理 ①密切观察患者心率、血压和心电图的变化,熟练掌握各种心律失常的抢救原则以及强心、抗心律失常和血管活性药物的有关知识;②做好患者安抚、解释工作,消除恐惧心理;③观察患者心脏节律的变化,注意尿量、血压、CVP及周围血管充盈程度的变化,确定输液量和输注速度。

3. 肾功能的护理 ①严密观察尿量、血钾及肾功能的各项指标;②减少使用肾脏损害的药物;③肾功能衰竭少尿期应严格控制输液量,必要时予血液透析,多尿期应密切观察血压、尿量、电解质、血肌酐、尿素氮等指标,注意水、电解质平衡。

4. 中枢神经系统的护理 ①主要观察瞳孔、角膜反射及意识状态等;②加强颅内压监护,防止颅内压增高,避免脑疝形成;③纠正严重低血压,改善脑血流量,保证供氧,降低颅内压和脑代谢率。

5. 胃肠道的护理 原有胃肠道疾病患者避免服用刺激性药物或生冷、过热、粗硬食物,如出现应激性溃疡,要密切观察出血情况、血流动力学指标,必要时给予胃黏膜保护药物,如出血不能控制或发生穿孔时,需进一步治疗。

6. 营养和代谢支持 根据病情选择营养途径和方案,胃肠道功能正常的患者选择经口摄食或鼻饲摄食,静脉营养可作为胃肠营养不良的补充,当胃肠道需要完全禁食时,可考虑全胃肠外营养。

六、休克

休克(shock)是指机体在严重失血、失液、感染、创伤等作用下,有效循环血量急剧减少,组织血液灌流量严重不足,引起细胞缺血、缺氧,以致各重要生命器官的功能、代谢障碍或结构损害的全身性病理过程。

【病因与发生机制】

有效循环血量锐减、组织灌注不足以及由此导致的微循环障碍、细胞代谢障碍及功能受损、重要内脏器官继发性损害是休克病理生理基础。根据病因将休克分为低血容量性休克、感染性休克、过敏性休克、心源性休克、神经源性休克五类。

1. 低血容量休克 包括失血和失液两方面。失血包括外伤出血、肿瘤出血、食管 - 胃底静脉曲张破裂出血、产后大出血等；严重的腹泻、呕吐、大面积烧伤等，会导致机体大量体液丢失，两者都可引起血容量锐减而导致休克。

2. 感染性休克 以细菌、病毒、真菌及释放的毒素引起的脓毒血症、败血症、肺炎最为多见，这些有毒物质可引起血管收缩和舒张功能异常，导致血流分布异常从而出现休克。

3. 过敏性休克 部分患者在接触异种蛋白、某些药物后可能会出现 I 型超敏反应，出现过敏性休克。

4. 心源性休克 各种心脏疾病，如心肌梗死、暴发性心肌炎、扩张型心肌病、心室颤动、心室扑动、室上性心动过速等，均会导致心排血量减少，血流灌注减少，从而出现休克。

5. 神经源性休克 多是由于剧烈的疼痛、麻醉意外、脑脊髓损伤等损伤，或者药物阻滞交感神经导致周围血管扩张，引起血容量不足出现休克。

【临床表现】

各型休克的临床表现各有其特点，但总体表现大致相似。一般来说，代偿期的脉搏、血压、尿量均可表现正常，临床上可能只有少许皮肤色泽改变或神情紧张，不易察觉，因此，仔细采集病史尤为重要。

失代偿期可有以下改变：①患者早期可有精神紧张、焦虑、烦躁不安和精神异常，随着休克的进展，可出现神志淡漠、意识模糊、嗜睡和昏迷；②皮肤苍白，可表现为四肢冰冷、潮湿或呈花斑状；③脉搏增快，心排血量增加，外周血管收缩，使血压正常或稍低，随休克进展，脉搏细速，血压下降，脉压减小，最终脉搏、血压可测不出；④四肢末端充盈减慢，温度下降，进而四肢冰冷、皮肤黏膜发绀或瘀斑；⑤呼吸早期无明显变化，随着休克进展，可出现呼吸急促，晚期因严重酸中毒可出现呼吸慢而深，呼吸节律改变甚至停止，感染性休克在病程早期即可出现急性呼吸窘迫综合征；⑥尿量减少，晚期无尿，但严重的感染性休克早期即可出现少尿；⑦体温可下降或不升，伴感染者可有高热。

休克可分为早、中、晚三期。

1. 早期 表现为交感神经功能亢进及儿茶酚胺分泌增多的临床征象，如苍白微绀，手足湿冷，脉速有力，烦躁激动，恶心呕吐，尿量减少，血压正常或稍低。

2. 中期 患者意识虽清楚，但表情淡漠，反应迟钝，口渴，脉细速，浅静脉萎陷，呼吸浅速，尿量 <20ml/h，收缩压 60～80mmHg。

3. 晚期 患者面色青灰，手足发绀，皮肤出现花斑且湿冷，脉细弱不清，收缩压 <60mmHg，脉压很小，表现为嗜睡、昏迷、尿闭、呼吸急促、潮式呼吸、DIC 倾向、酸中毒表现。

【护理要点】

1. 低血容量性休克护理

（1）及时给予补液：迅速建立 2 条以上静脉通路，根据血压和脉率变化估计失血量，合理安排补液种类、量及速度。

（2）止血：若存在活动性出血，应迅速控制出血。临时止血途径包括止血带止血、包扎止血、纤维内镜止血、三腔二囊管止血等。实质性脏器破裂或大血管破裂等导致的大出血，应在快速补充血容量的同时做好术前准备，及早进行手术止血。

（3）病情观察：严密观察患者生命体征变化。

2. 创伤性休克护理

（1）急救处理：对危及生命的情况，如胸部损伤所致的连枷胸、开放性或张力性气胸，优先紧急处理。

（2）及时给予补液：积极快速补液是创伤性休克的首要措施。

（3）疼痛护理：创伤后剧烈的疼痛可加重应激反应，应酌情使用镇静镇痛药。存在呼吸障碍者禁用吗啡，以免呼吸抑制。

（4）手术治疗：一般在血压回升或稳定后进行。

（5）预防感染：应尽早使用抗生素。

3. 感染性休克护理

（1）补充血容量：快速输入平衡盐溶液，再补充适量的胶体液。补液期间密切监测 CVP，以调节输液的种类、量及速度。

（2）控制感染：早期、足量、联合应用有效抗生素进行治疗，未获得细菌培养和药敏试验结果前，可先根据临床经验选用抗生素，以后再依据药敏试验结果进行调整。

（3）纠正酸碱平衡失调：感染性休克常伴有严重酸中毒，应予以纠正，并复查动脉血气。

（4）应用心血管活性药物：经补充血容量、纠正酸中毒后，如休克仍未见好转，应考虑使用血管扩张药物。

（5）正确采集标本：在抗生素使用前进行标本采集，并及时送检。已知局部感染病灶者，可采集局部分泌物或穿刺抽取脓液进行细菌培养。全身脓毒血症者，在寒战、高热发作时采集血标本检出率更高。

（6）给氧：氧疗可减轻酸中毒，改善组织缺氧。注意监测血氧饱和度、末梢血液循环情况等。

（陈妙霞）

七、肝性脑病

肝性脑病（hepatic encephalopathy，HE）又称肝性昏迷，是由急、慢性肝功能严重障碍或门静脉 - 体循环分流（以下简称门 - 体分流）异常所致的、以代谢紊乱为基础、轻重程度不同的神经精神异常综合征。

【病因及发生机制】

1. 导致肝功能严重障碍的肝脏疾病 各种原因引起急性肝功能衰竭及肝硬化是肝性脑病的主要原因。

2. 门 - 体分流异常 存在明显门 - 体分流异常的患者，使大量肠道吸收入血的氨等有毒性物质经门静脉，绕过肝脏直接流入体循环并进入脑组织，从而引起肝性脑病。

3. 常见诱因 腹腔、肠道、尿路和呼吸道等感染，消化道出血、电解质和酸碱平衡紊乱、大量腹腔积液、高蛋白饮食、腹泻、呕吐、便秘以及使用苯二氮䓬类药物等均为诱因。

【临床表现】

肝性脑病是从认知功能正常、意识完整到昏迷的连续性表现。一般表现为性格改变、行为异常、睡眠习惯改变、扑翼样震颤、肝臭、智能改变和意识障碍等。根据认知功能表现和神经系统体征，可将肝性脑病分为五级。

0级：又称轻微肝性脑病或潜在肝性脑病，没有能觉察的人格或行为变化。

1级：存在轻微临床征象，如轻微认知障碍，注意力减弱，睡眠障碍，如失眠、睡眠倒错，欣快或抑郁。扑翼样震颤可引出，神经心理测试异常。

2级：明显的行为和性格变化；嗜睡或冷漠，轻微的定向力异常，计算能力下降，运动障碍，言语不清。扑翼样震颤易引出，不需要做神经心理测试。

3级：明显定向力障碍，行为异常，半昏迷到昏迷，有应答。扑翼样震颤通常无法引出，踝阵挛、肌张力增高、腱反射亢进，不需要做神经心理测试。

4级：昏迷，对言语和外界刺激无反应，肌张力增高或中枢神经系统阳性体征，不需要做神经心理测试。

【护理要点】

1. **病情观察** 严密观察并记录患者生命体征，仔细观察患者意识、思维、瞳孔等变化，以便准确判断其有无行为、性格、情绪等方面变化。

2. **休息** 发病时绝对卧床休息，保持肝脏足够供血，以利于肝细胞的再生和修复。

3. **饮食指导** 指导患者少食多餐，每日4～6餐，进食高热量、低脂、易消化、富含维生素的食物，忌坚硬、油炸、辛辣刺激等食物。蛋白质补充遵循以下原则：3～4级肝性脑病患者应禁止从肠道补充蛋白质；潜在肝性脑病、1～2级肝性脑病患者开始数日应限制蛋白质，每日控制在20g以内，随着症状改善，每2～3天可增加10～20g蛋白；植物蛋白优于动物蛋白；静脉补充白蛋白安全。

4. **安全护理** 去除病房内一切不安全因素，如热水瓶、玻璃杯、刀具等，以免伤人或自伤。意识障碍的患者，应撤去假牙，必要时加床挡，防止坠床，避免其单独外出和如厕。

5. **保持大便通畅** 防止便秘，口服轻泻剂如乳果糖、山梨醇等，以每日排便2～3次为宜，也可采用灌肠和导泻方法清除肠内毒素，灌肠应使用生理盐水或弱酸性溶液如食醋、乳果糖等，忌用肥皂水灌肠。

6. **健康指导**

（1）尽早去除诱因，对于肝硬化肝性脑病患者，感染和消化道出血是最常见诱发因素，过度利尿引起的容量不足性碱中毒和电解质紊乱也会诱发肝性脑病。日常生活中应加强患者疾病管理，避免诱发因素，戒烟戒酒、不盲目使用保健品等。

（2）患者保持愉悦心情，家属和护理人员应给予生活照顾和情感支持。

（3）保证充分睡眠，减少体能消耗，适量活动，避免过度劳累，保持大便通畅，防止便秘。

八、肝肾综合征

肝肾综合征（hepatorenal syndrome，HRS）是严重肝病、肝硬化和门静脉高压患者晚期出现的一种功能性、肾前性急性肾功能不全，临床上表现为少尿或无尿、血尿素氮及肌酐升高等，但肾脏无器质性病变，是终末期肝病患者常见的严重并发症之一，预后差，死亡率高。

【病因及发生机制】

肝肾综合征的发生机制尚未完全阐明，其主要病理生理特征是内源性血管活性物质异常引起肾外全身动脉扩张和循环血量不足，反射性激活肾素-血管紧张素和交感系统使肾动脉极度收缩，导致肾血管显著收缩和肾小球滤过率骤然下降。水钠排泄受损，引发急性肾功能衰竭，最终导致肝肾综合征。在严重的肝脏疾病中，最常见的诱因为感染、出血和大量放腹水后未使用白蛋白等。

【临床表现】

肝肾综合征主要的临床表现为进行性少尿或无尿，对利尿剂不敏感。出现氮质血症、稀释性低钠血症等电解质紊乱，动脉血压降低、感觉眩晕，严重者会出现深昏迷。根据病情进展、严重程度及预后等，将其分为两型。

1. 1 型肝肾综合征　多因感染、上消化道出血、过多过快放腹水等引起，表现为短期内迅速进展的急性肾损伤，预后极差，发病后平均存活期少于 2 周，80% 者在 2 周内死亡。

2. 2 型肝肾综合征　慢性进行性肾损伤，往往表现为难治性腹水，可在数月内保持稳定状态，常在各种诱因下转变为 1 型肝肾综合征而死亡。

【护理要点】

1. 病情观察　观察生命体征、意识、性格、情绪和行为有无改变。记录尿液颜色、性质及量，每日定时测量体重、腹围。

2. 休息　保持病室环境整洁，定时开窗通风，患者绝对卧床休息，昏迷者头偏向一侧，防止呕吐物吸入气管引起窒息。

3. 饮食护理　给予低蛋白、低脂肪、营养丰富的易消化饮食。严格控制饮水量及液体入量，准确记录出入量，输液速度不宜过快，防止加重肝肾负担。

4. 药物治疗的护理　包括白蛋白和血管活性药物。

5. 肾脏替代治疗（RRT）的护理　该方法既是治疗手段也是预防 HRS 的有效措施。

九、急性肝衰竭

急性肝衰竭（acute liver failure，ALF）为急性起病，无基础肝病史，2 周内出现以Ⅱ度以上肝性脑病为特征的肝衰竭。

【病因及发生机制】

（一）病因

1. 感染性疾病　引起肝衰竭的主要是乙型肝炎病毒，如在患有乙型肝炎的基础上出现戊型肝炎病毒感染，极大增加发生急性肝衰竭的风险。

2. 非感染性疾病

（1）外科疾病：肝脏巨大肿瘤，或者弥漫性肝恶性肿瘤时，易引发急性肝衰竭；严重肝脏外伤或肝脏大部分切除后，也容易引发急性肝衰竭。

（2）代谢异常：肝豆状核变性、胆汁淤积、糖原累积症等，可引起急性肝功能衰竭。

（3）药物性损伤：对乙酰氨基酚、抗结核药物、抗肿瘤药物、部分中草药、抗风湿病药物、抗代谢药物等。

（二）发生机制

1. 个人因素　个体差异在肝衰竭发病中的区别越来越受到关注，目前以细胞毒性 T 淋巴细胞为核心的细胞免疫在清除细胞内病毒方面起关键作用。

2. 病原体因素　HBV 前 C 区和 C 区基本核心启动子突变。

3. 毒素因素　严重肝病患者，由于吞噬细胞功能严重受损及肠内微生态屏障的失衡，体内大量内毒素未经肝脏解毒而进入人体。

4. 代谢因素 肝血液循环障碍、肝细胞的营养供应减少，导致肝细胞损伤，导致急性肝衰竭的发生。

【临床表现】

急性起病，2 周内出现Ⅱ度及以上肝性脑病（按Ⅳ级分类法划分）并有以下表现者：①乏力明显，伴有食欲减退、腹胀、恶心、呕吐等严重消化道症状；②短期内黄疸进行性加深；③有出血倾向且排除其他原因；④肝脏进行性缩小。

【护理要点】

1. 一般护理

（1）休息：病房环境安静、整洁，患者绝对卧床休息，减少体力消耗。保持床单平整、干燥。加强翻身，减轻受压部位压力，黄疸所致皮肤瘙痒者指导其穿棉质内衣裤，避免使用碱性皂液，剪短指甲，嘱其勿抓挠，必要时使用炉甘石洗剂涂抹瘙痒处。

（2）饮食护理：进食高热量、少渣、清淡、易消化的软食或半流食，少量多餐。

（3）口腔护理：不能自理者予口腔护理，每班观察口腔黏膜情况。

（4）病情观察：密切观察患者生命体征、精神变化，记录 24 小时出入量，定期监测血常规、凝血功能、肝功能、电解质及血氨等。

2. 人工肝置管的护理

（1）留置导管时需要进行导管滑脱评分，悬挂导管滑脱警示标识，告知患者及家属注意事项，必要时予以约束带协助固定。

（2）人工肝治疗术中、术后，注意观察置管局部有无出血、血肿、感染、脱管、堵塞等情况，置管侧肢体有无疼痛、肿胀、颜色变化，置管侧肢体动脉搏动情况，留置导管固定情况，是否有松动、脱落等，导管有无破裂或开关失灵。

（3）留置导管期间，头部或大腿应避免大幅度活动，以免引起局部出血，睡眠时避免卧于置管侧，以免压迫导管或因摩擦使导管外移和松动脱落。

（4）适当按摩及指导患者进行肢体主动和被动功能锻炼，保证充分的血液循环，减少血栓形成风险。

（5）积极预防感染，穿刺处皮肤须保持清洁和干燥，隔日更换敷料。

（6）护理导管时先抽出封管液，观察有无血凝块，确定通畅、无血凝块后再进行冲管及封管，严禁在有血凝块时直接推注，以免发生栓塞。

十、上消化道出血

上消化道出血（upper gastrointestinal hemorrhage）是指发生在屈氏韧带（Treitz 韧带）以上的消化道出血，发生部位主要包括食管、胃、十二指肠和胆胰部位，也包括胃空肠吻合术后吻合口附近病变引起的出血。

【病因及发生机制】

最常见的病因是消化性溃疡、食管 - 胃底静脉曲张破裂、急性胃黏膜病变、恶性肿瘤，食管贲门黏膜撕裂综合征引起的出血也较为常见。此外，服用非甾体抗炎药、阿司匹林或其他抗血小板凝集药物也逐渐成为上消化道出血的重要病因。

【临床表现】

1. **呕血** 出血部位在幽门以上者常伴有呕血,出血量较少、速度慢也可以没有呕血。反之,幽门以下出血如果出血量大、速度快,血液反流入胃内引起恶心也可出现呕血。当呕出的血液为鲜红色或有血块时,大多是出血速度快且出血量大的上消化道出血。

2. **黑便** 上消化道大量出血后,均会出现黑便。黑便指大便为黑色,且黏稠发亮,呈柏油样。若出血量大,血液在肠道内停留时间短,粪便可呈现暗红色。

3. **上消化道出血伴随症状**

(1)失血性周围循环衰竭:随着血液的大量流失,患者会出现头晕、心悸、乏力、皮肤苍白、四肢湿冷等周围循环衰竭的征象,严重者可伴休克。

(2)发热:部分患者在消化道大量出血后可出现低热,持续3~5天后降至正常。

(3)氮质血症:可分为肠源性、肾前性和肾性氮质血症。血尿素氮多在出血后数小时上升,24~48小时达到高峰,3~4天恢复正常。

(4)贫血及血象变化:上消化道出血早期血象变化不明显,经3~4小时后,就会出现失血性贫血的血象改变。出血24小时内网织红细胞增高,出血停止后逐渐降至正常。出血后白细胞也会升高,出血停止后2~3天恢复正常。肝硬化脾功能亢进者白细胞计数可不升高。

【护理要点】

1. **病情观察** 密切观察患者神志及生命体征变化,如出现口渴、喉部痒感、异物感、胃部烧灼感、恶心等症状时要及时报告,同时做好抢救准备。注意观察呕吐物及粪便的性状、量及颜色,呕血及便血的颜色。

2. **休息** 绝对卧床休息,保持呼吸道通畅,取平卧位,呕吐或呕血时将患者头偏向一侧,防止窒息或误吸。

3. **饮食护理** 急性大出血伴恶心、呕吐者应禁食。少量出血无呕吐者,可进温凉、清淡流质。出血停止后改为营养丰富、易消化、无刺激性半流质、软食、少量多餐,逐步过渡到正常饮食。肝硬化合并消化道大出血的患者在出血停止的2天内,严格限制蛋白质、坚硬食物的摄入,以免发生肝性脑病、再次出血等情况。

4. **液体治疗的护理** 上消化道出血患者静脉输液较多,有时要维持24小时输液,因此在治疗过程中要注意维护好输液管路,注意观察输液部位是否出现静脉炎或者液体外渗。加强对老年合并心脏疾病患者的关注,防止因输液或输血过多、过快而引起急性肺水肿。

5. **基础护理** 患者每次呕血后,及时做好口腔护理,减少口腔中的血腥味,以免再次引起恶心、呕吐。保持皮肤清洁及床铺清洁、干燥,呕血、便后及时清洁用物,做好患者的清洁卫生。

十一、脑水肿、脑疝

脑水肿(cerebral edema)是指脑组织液体增多或脑实质液体异常积聚,导致脑容积增大的病理现象。临床症状主要包括两大类,即颅内压增高的症状(如头疼)和局部神经功能障碍(如失语)。

脑疝(brain hernia)是由于急剧的颅内压增高造成的,正常颅腔内某一分腔有占位性病变时,该分腔的压力比邻近分腔的压力高,脑组织从高压区向低压区移位,被挤到附近的生理孔道或非生理孔道,导致脑组织、血管及神经等重要结构受压和移位,从而引起一系列严重临床症状和体征。

【病因及发生机制】

脑水肿最常见的原因是颅脑本身的疾病如脑出血、脑梗死、脑肿瘤、脑炎等;其他感染性疾病如流行性乙型脑炎、细菌性脑膜炎、急性肝衰竭并发肝性脑病等,也是引起脑水肿的常见原因。根据发病机制的不同,脑水肿可分为血管源性脑水肿、细胞毒性脑水肿、渗透压性脑水肿和脑积水性脑水肿。

颅内压增高是引起脑疝的先决条件,脑内任何部位占位性病变发展到一定程度均可导致颅内各分腔因压力不均,到一定程度时就会导致脑疝的发生。脑疝是极危险的并发症,引起脑疝的常见病因有:①损伤引起的各种颅内血肿,如急性硬膜外血肿、硬膜下血肿、脑内血肿、脑挫裂伤等;②急性脑血管病,如高血压脑出血、脑动静脉畸形、大面积脑梗死引起的脑组织水肿等;③颅内肿瘤,如位于大脑半球的巨大肿瘤或位于颅后窝的肿瘤;④感染相关性脑病,包括细菌性、病毒性及其他病原体;⑤除颅内压增高外,脑疝的发生还与先天因素、颅内的解剖结构、颅内病变的性质、颅内代偿能力等因素相关。

【临床表现】

1. 脑水肿

(1)颅内压增高:表现为头痛、头晕、喷射性呕吐、躁动不安、嗜睡甚至昏迷,眼底检查可见视乳头水肿。早期可出现脉搏、呼吸频率减慢及血压升高等代偿症状,如脑水肿及颅内压持续增高继续恶化则可导致发生脑疝。

(2)脑神经功能缺失症状:多发生于局部脑挫裂伤灶或脑瘤等占位病变及血肿周围,常表现为癫痫及瘫痪,如症状逐渐恶化并波及语言中枢时可引起失语症,累及运动中枢时则可引起肢体活动障碍。

(3)其他:颅内感染患者可能合并发热;颅内肿瘤等占位性病变,可能引起视野缺损、视力障碍等;脑出血患者还可伴有长期血压波动引起的头晕等。

2. 小脑幕裂孔疝

(1)颅内压增高:表现为剧烈头痛,频繁呕吐,并可伴有躁动。

(2)意识障碍:嗜睡、昏迷等,对外界的刺激反应迟钝或消失。

(3)瞳孔改变:两侧瞳孔不等大,刚开始患侧动眼神经受刺激后会导致瞳孔变小,对光反射迟钝,随着疾病进展,患侧动眼神经麻痹,瞳孔逐渐散大,对光反射消失。如果病情继续恶化,可出现双侧瞳孔散大,对光反射消失,这是脑干内动眼神经核受压致功能失常所引起。意味着患者处于濒死状态。

(4)运动障碍:大多发生于瞳孔散大侧的对侧,肢体自主活动减少或消失。脑疝继续发展就会出现脑干严重受损的特征,表现为头颈后仰,四肢强直,躯背过伸,呈角弓反张状。

(5)生命体征紊乱:血压升高,脉缓慢有力,呼吸缓慢而深,体温升高。最后呼吸停止,血压下降、心脏停搏而死亡。

3. 枕骨大孔疝　主要压迫脑干,早期可出现剧烈头痛,反复呕吐。瞳孔可忽大忽小或没有瞳孔的改变突发呼吸骤停而死亡。

4. 大脑镰下疝　可出现对侧下肢瘫痪、感觉异常、排尿障碍等症状。

【护理要点】

1. **病情观察** 密切观察患者生命体征、神志、意识及瞳孔变化,防止脑疝发生。

2. **休息** 病室温湿度适宜,定期开窗通风。患者绝对卧床休息,床头抬高 15°～30°,有助于促进头部、颈部静脉回流,降低颅内压。避免激动、用力、咳嗽、便秘等诱因引起颅内压增高。使用床挡保护,防止坠床。

3. **基础护理** 保持呼吸道通畅,定时更换体位,及时清除口、鼻腔分泌物。加强皮肤护理,定时翻身,注意翻身用力不宜过猛或过急,预防坠积性肺炎,定时拍背。

4. **引流管护理** 留置脑室引流管的患者严格掌握引流管的高度和引流量,引流管低于穿刺点 15cm 为宜,密切观察引流物颜色、性质,并做好记录。

5. **功能锻炼** 保持肢体功能位,防止足下垂,根据患者身体状况,给予患者可接受的功能锻炼,病情稳定可加强瘫痪肢体的被动活动,预防深部静脉血栓形成。

十二、水、电解质和酸碱平衡紊乱

水、电解质紊乱指任何原因引起机体内水分与电解质的量组成或分布异常,进而导致生理功能紊乱。如不能及时纠正,可导致全身各器官、系统发生相应障碍,严重者可导致死亡。

酸碱平衡紊乱指机体内产生或者是丢失的酸碱过多,超过了机体的调节能力,机体对酸碱调节机制出现障碍时,会导致酸碱平衡的失调。

【病因及发生机制】

1. **水、电解质紊乱病因** 主要是摄入或排出异常、不正常耗失或神经 - 内分泌系统和有关脏器的调节功能失常,如酗酒、神经性厌食症、吸收不良、药物使用不当、内分泌功能失调、肾脏排泄功能障碍等都会导致电解质紊乱。

2. **酸碱平衡紊乱病因**

(1)呼吸性酸中毒:呼吸系统疾病,患者呼吸肌功能不全,通气和换气功能障碍。神经传导系统疾病、麻醉程度过深、中枢神经系统损伤,呼吸机进行机械换气等均会减少换气量,从而导致呼吸性酸中毒。

(2)呼吸性碱中毒:中枢神经系统疾病、脑血管障碍等,可直接刺激呼吸中枢引起通气过度。通气 / 血流比例失调、呼吸中枢兴奋性提高导致的过度换气等。

(3)代谢性酸中毒:机体碱性物质丢失过多,如严重腹泻、肠瘘等,可通过 $NaHCO_3$ 的大量丢失引起代谢性酸中毒。酸性物质产生过多,如糖尿病、组织缺血缺氧等也可致代谢性酸中毒。

(4)代谢性碱中毒:经胃肠道丢失氯离子和氢离子,如呕吐、持续鼻胃管吸引、慢性腹泻、利尿剂应用不当等导致机体有效循环血流量不足,体内 HCO_3^- 水平升高引起代谢性碱中毒。口服或静脉输入过量碱性药物,如碳酸氢钠、枸橼酸钠(大量输库存血)、血透时大量碱性物质的使用等也可致代谢性碱中毒。

【临床表现】

1. **水钠代谢障碍**

(1)水肿:因血管或体内、外液体交换平衡发生障碍所致,可引起头面、眼睑、四肢、腹背甚至全身水肿,严重者还可伴有胸腔积液、腹水等。

(2)水中毒:由于脑神经细胞水肿和颅内压增高,可发生凝视、失语、精神错乱、定向失常、嗜睡、烦躁、视盘水肿、搐搦、昏迷等,甚至危及生命。

(3)高渗性脱水:失水多于失钠,血钠升高,可在 150mmol/L 以上,表现为口渴、口干、尿少、黏膜和皮肤干燥、乏力、头痛、兴奋状态、幻觉或意识障碍,甚至昏迷。

(4)低渗性脱水:失钠多于失水,血清钠低于 130mmol/L,表现为倦怠、头晕、恶心、尿少、眼窝凹陷、出汗、脉搏细弱、肌肉疼痛、痉挛、静脉萎陷、皮肤弹性下降,重者可出现精神错乱、木僵、昏迷、周围循环衰竭等。

(5)等渗性脱水:钠和水成比例缺失,兼有高渗性脱水和低渗性脱水的症状,如口渴、尿少、口腔黏膜干燥;眼窝凹陷、皮肤弹性下降、厌食、乏力、恶心;严重者还可发生昏迷、血压降低、脉搏细弱等循环衰竭症状。

2. 电解质紊乱

(1)高钾血症:血清钾浓度大于 5.3mmol/L,表现为肌肉无力,甚至发生瘫痪,常突发致命性心律失常,严重时出现意识障碍、嗜睡、昏迷等。

(2)低钾血症:血清钾浓度低于 3.5mmol/L,表现为四肢肌力减退、软弱无力、腹胀、食欲缺乏、腹胀、口渴、恶心、呕吐,严重时可出现麻痹性肠梗阻、心律失常等。

(3)高钠血症:血钠超过 150mmol/L,表现为烦渴及明显的中枢神经系统症状,如躁动、意识改变、肌痉挛、惊厥等,可继发脑出血,蛛网膜下腔出血,甚至死亡。

(4)低钠血症:血钠低于 130mmol/L,表现为疲乏、淡漠、视力模糊、肌肉痛性痉挛、恶心呕吐、食欲减退、心动过速、脉细速等、严重者惊厥甚至昏迷。

(5)高钙血症:血清钙浓度高于 2.75mmol/L,可出现反应迟钝、对外界不关心、情感淡漠和记忆障碍;也可有恶心、呕吐、便秘、食欲减退、幻觉、妄想、抑郁等症状;严重者精神异常、昏迷等意识障碍。

(6)低钙血症:血清钙浓度低于 2.2mmol/L,常见神经精神症状,如手足搐搦、癫痫样发作、感觉异常、肌张力增高、腱反射亢进、肌肉压痛、意识障碍等,还可出现支气管痉挛、喉痉挛和呼吸衰竭等表现。

(7)高镁血症:血清镁浓度高于 1.25mmol/L,主要表现为中枢或末梢神经受抑制,出现瘫痪及呼吸肌麻痹,四肢腱反射迟钝或消失常为早期高镁血症的重要指征。

(8)低镁血症:血清镁浓度低于 0.75mmol/L,表现为眩晕、肌肉无力、震颤、痉挛、听觉过敏、眼球震颤、运动失调、手足徐动、昏迷等各种症状,也可见易激惹、抑郁或兴奋、幻觉、定向力障碍、谵妄综合征等。

3. 酸碱平衡紊乱

(1)呼吸性酸中毒:胸闷、呼吸困难、气促、发绀、头痛,酸中毒进一步加重可出现血压下降、神志不清、谵妄、昏迷等。

(2)呼吸性碱中毒:手、足、面部特别是口周麻木并有针刺样感觉。胸闷、胸痛、头昏、恐惧,甚至四肢抽搐,呼吸浅而慢。慢性肝病最常见的酸碱平衡紊乱为呼吸性碱中毒。

(3)代谢性酸中毒:呼吸加快加深,出现轻微腹痛、腹泻、恶心、呕吐、胃纳下降等,严重酸中毒可以伴随心律失常。

(4)代谢性碱中毒:呼吸浅而慢,躁动、兴奋、谵语、嗜睡,严重时昏迷。

【护理要点】

1. **病情观察**　密切观察病情变化，正确记录出入量，准确监测电解质、酸碱平衡和血气分析指标的变化，及时发现和处理相应并发症。

2. **休息**　保持室内的空气清新，定时开窗通风，患者注意卧床休息，限制活动量，不能过多地活动以减少机体的消耗。

3. **饮食护理**　根据电解质紊乱的种类来调整饮食，适当补充或者减少某些电解质的摄入，鼓励患者进食，食用一些营养比较丰富，以及微量元素含量比较多易消化的饮食，避免食用辛辣、刺激食物。不能进食者予鼻饲，以补充营养。出现水钠潴留的患者，注意限制水的摄入以及盐的摄入，避免水钠潴留加重的现象发生。

4. **补液治疗**　脱水时补液原则为先快后慢，补液同时需密切观察周围循环情况，如血压、脉搏、尿量等。循环情况稳定的患者，避免血钠浓度升高过快或降低过快。

5. **呼吸道护理**　保持呼吸道通畅，气道分泌物多时，给予雾化吸入，必要时行呼吸机辅助呼吸，并做好气道护理。

十三、细菌性腹膜炎

细菌性腹膜炎是指肝病或肾病腹水，非腹内脏器感染引发的急性细菌性腹膜炎，是致病菌经肠道、血流或淋巴系统，在腹腔内邻近器官无直接细菌感染来源（如腹腔脓肿，胆囊炎、肠穿孔等）的情况下发生的腹腔感染。致病菌多为大肠埃希菌，其次为肺炎球菌、链球菌等。

【病因及发生机制】

1. 细菌性腹膜炎的感染主要来源于肠道细菌，进入腹腔可经以下途径：

（1）血行性：肝硬化患者肠道细菌分布异常，肠内细菌可通过黏膜上皮进入门静脉系统，经门-体分流绕过肝脏直接进入体循环，形成菌血症。

（2）淋巴源性：肝硬化患者细菌可发生定位转移，带菌的淋巴液及门静脉内细菌可通过淤血的肝窦壁溢出，经肝门、肝包膜下淋巴丛漏入腹腔。

（3）细菌跨膜迁移性：肠道细菌经肠壁直接向腹腔渗透。

（4）直接蔓延性：生殖系统感染，细菌可直接蔓延到腹腔。

2. 宿主防御功能低下　包括体液免疫异常、细胞免疫功能降低等。

3. 腹水抗菌活性减弱　肝硬化腹水防御成分均低于非肝硬化性腹水，肝硬化腹水杀菌能力亦随之下降，细菌在腹水中可以迅速繁殖。

4. 自发性腹膜炎　破坏宿主和肠道细菌间平衡，并改变肠道菌群构成而引起感染。

【临床表现】

1. 主要临床表现为腹痛、发热、腹部压痛和/或反跳痛阳性，腹胀、腹肌紧张等腹膜刺激征。

2. 晚期肝硬化或重症肝病患者并发自发性细菌性腹膜炎时临床表现大多不典型，体温可正常或仅有发热、部分病例无腹部症状和体征，仅有腹泻，血白细胞正常或偏低。

3. 出现以下征象时，要考虑细菌性腹膜炎：①出现不明显原因发热、腹胀、腹痛、恶心呕吐等胃肠道反应；②腹水在短期内骤增或进行性增加或表现为难治性腹水，以及利尿效果不好；③突然发生感染性休克；④无明显原因出现一般情况或肝肾功能迅速恶化，短期内黄疸加深，出现肝性脑病。

【护理要点】

1. **病情观察**　严密观察病情变化，尤其是腹部体征的变化，注意腹痛、腹胀及全身中毒症状。准确记录 24 小时出入量，肝硬化腹水患者需要严格控制液体摄入量，每日摄入量应在前一日尿量基础上增加 500ml，每日测腹围、体重 1 次。

2. **休息**　保持病室空气新鲜，定时开窗通风，每天室内采用循环风空气消毒机或紫外线进行空气消毒。保证患者充足睡眠，腹水量相对较少时可取平卧体位，腹水量大时则取半卧体位。

3. **饮食护理**　宜少食多餐，进食后严密观察患者的腹痛情况，有无恶心呕吐，如出现呕吐，腹胀加重，应减少或停止进食，待症状好转后再给予流质饮食，禁止食用生冷或不干净的食物。严重腹水者，可采用低盐或无盐饮食。低盐饮食每日的摄盐量不超过 2g，无盐饮食每日的摄盐量不超过 0.5g。

4. **基础护理**　保持皮肤及床单位清洁干燥，注意个人卫生，勤换衣物，细菌性腹膜炎的患者机体抵抗力低而极易发生各种感染。加强口腔护理，早晚、饭后要刷牙漱口，预防呼吸道感染等并发症发生。

5. **对症护理**　配合医生进行腹腔穿刺治疗时，需注意患者的反应，当出现头晕、心慌、出汗、血压下降、恶心等表现时，须及时停止穿刺；如存在大量腹水，穿刺放液速度不可过快、过多；穿刺放液后需局部覆盖无菌纱布，且使用腹带，注意保持适宜松紧度、穿刺点有无渗液；应及时更换敷料，防止伤口感染。

（杜姗菱）

第四章　中西医结合防治传染病的应用与护理实践

学习目标

1. 掌握中医外邪内容；治未病概念。
2. 熟悉中医药在防治传染病中的应用。
3. 了解中医药养生文化，非药物治疗对症采用中医适宜护理技术应用。
4. 学会中西医结合治疗传染病的护理技能。

第一节　中医药在防治传染病中的应用

中医药自古以来就是中华民族用于应对传染病威胁的"重要武器"。它凝聚了中华民族应对传染病疫情的深邃智慧和实践经验，新世纪以来，在全球历次抗击新突发传染病疫情中，中医药早期、深入地介入对疾病的预防、急救和康复都有很好的疗效。

（一）中医理论对传染病的认识

1. 中医药防疫理论　在中国历史上有记载的大型疫病流行有 300 多次，在与传染病的抗争过程中，形成了系统的中医药防疫理论。许多中医典籍，如《伤寒杂病论》《温病条辨》等都是在疫情后形成的。

2. 外邪　传染病在中医学中属于疫、疫疠、瘟疫、热病、伤寒、温病和外感病等范畴。病因学说方面，风、寒、暑、湿、燥、火之"六淫"为外感病的病因，统称外邪。

3. 病机理论　张仲景创建了著名伤寒学说与温病学说，以及脏腑辨证、叶天士卫气营血辨证和八纲辨证等多种辨证体系，这与西医学理论对新突发传染病的认识是一致的。

（二）中医药在预防传染病的应用

1. 治未病　中医药在应对传染病的过程中，强调以预防疾病为上策。《黄帝内经》有云："上工治未病"。其中"治未病"即采取相应的措施，防止疾病的发生及发展，其理论思想是未病先防和既病防变。中医预防疾病强调固护机体正气，《素问遗篇·刺法论》："正气存内、邪不可干"。当人体脏腑功能正常，正气旺盛，气血充盈流畅，内邪难以产生，机体就不会发病。

2. 中医药的联合应用

（1）在瘟疫横行时，中医主张采用内服中药、外用香囊、口鼻喷剂三种手段实现预防和救治,如《本草纲目》等书中记载:"谓凡疫气流传,可于房内用苍术、艾叶、白芷和硫黄等焚烧以进行空气消毒辟秽。"研究证实,中药的整体调节能够抑制和杀灭病毒、增强人体免疫力。

(2)中医技术等其他非药物治疗手段联合使用,如导引、针灸、刮痧、拔罐等,通过疏通人体气血经脉来调畅气机,使营卫之气顾护机体,起到预防疾病的目的。

(三)中医药在传染病早期治疗特点

在面对一个新的疾病时,中医可根据患者的临床症状、体征、发病时间、地域等特点进行病机分析,然后辨证论治,给出救治方案用于临床。中医理论认为在传染病早期阶段,发热为邪气侵犯人体后,出现邪正交争、卫阳被遏、热邪亢盛、肺热壅盛等病机。治疗上,以辛凉解表、宣肺化湿为治则,从早期就控制疾病的发生发展。

大多数传染病的早期通常都有发热的表现,如传统的伤寒、温病、瘟疫和疫疠等,近年来暴发的甲型流感、严重急性呼吸综合征和新型冠状病毒感染,在早期均有发热的表现。西医学认为发热的原因与病原体作用于机体后释放大量毒素、改变体温调定点有关,在病因不明时常使用解热镇痛剂及抗生素对症治疗,病因明确后给予特异性抗体或生物制剂等。然而特异性抗体或疫苗的研究用于新突发传染病的治疗相对滞后,通常需要一定的研究周期及试验,不能及时用于临床。从上述角度来讲,中医药的早期干预是具有优势的。

(四)中医药在传染病症状明显期治疗特点

传染病发展至症状明显期,可表现为高热伴全身炎症反应综合征或多脏器功能的受损,死亡率极高。从中医的角度,此期邪毒耗伤正气,常出现毒热壅肺,甚至证情危重而为逆转心包,邪入下焦,出现内闭外脱,气阴耗竭,正气亡脱。

中医药在传染病症状明显期时刻注意扶助正气。有研究显示,中药的个性化药物可对病毒和细菌感染性疾病起到治愈作用,在改善严重和耐药性感染期间的临床表现,病原体抑制和器官恢复方面具有独特优势。

(五)中医药在防治新突发传染病中的优势

1.在突发公共卫生事件中,中药材资源广泛,制作方便,常可与食物搭配。

2.中医药防治突发传染病是基于辨证论治理论,由于中药有效成分的多元化,因此不容易受病毒变异的影响。且中医药治疗与预防疾病方法多元化,可充分发挥非药物治疗的作用,为养生防病、病后恢复提供行之有效的方法。

3.中医药养生文化特别强调作息有律、起居有常,倡导健康的生活方式,增强国民体质,增强自身抵抗力。

4.中医药在传染病防治中既有成功的历史经验,又有现实的临床疗效证明。近年来,中医药积极参与到重大新突发传染病疫情的防治中,中医药防治传染病的理论和方案在其中不断得以传承与创新,我们应重视对中医药在预防和救治重大突发传染病中的重要作用,发挥其优势。

(赵海芹)

第二节　中西医结合治疗传染病的护理实践

中医以"瘟疫""疫疬"之名统称西医传染病,认为其发生是感受温邪所引起的、以发热为主症的一类外感热病。立足中西医结合方针的时代背景,应用中西医结合护理,在传染病的防治理念、方法和手段上取得了良好的实践效果。

中西医结合治疗疾病发生发展的特色与精髓在于"治未病",所谓"未病"就是疾病的未生、未发、未传和未复之时。"治未病"思想贯穿中西医结合传染病治疗的始终。中西医结合治疗融合了中医药与西医各自的优点,进行辨证施治,三因制宜,一人一方。其治疗与护理密不可分,技术类目繁多,以防中有治、治中有防、防治结合和个体化的整体观干预传染病病情走势,为疾病预防、缩短病程、降低重症率、预后防复发贡献不可替代的力量。

（一）卫生防护

1. 居室条件　中医认为居室"必须周密,勿令有细隙,致有风气得入,小觉有风,勿强忍之,久坐必须急急避之。"

2. 清洁防护　在卫生防护上,注重环境和个人卫生的清洁消毒,注重个人防护,佩戴口罩,严格执行"七步洗手法",减少外来人员探视等。

3. 三因制宜理论　居室内,及时加减衣物,适时开窗通风。根据当下流传的疫气,以中药配制香囊,进行居室环境消毒和顾护机体正气。提倡劳逸结合,顺应四时,卧起有度,不妄作劳,以培元固本,避免机体过劳而消耗正气,降低机体防护能力。

（二）饮食调护

1. 侧重饮食养生　以饮食有节、嗜味均衡为要,注重营养搭配,食物性味归经选择,重视饮食对脾胃养护的重要性。

2. 倡导饮食有节　具体饮食护理,根据患者症状体征,因人制宜,以人为本。此外,兼顾服药期间的"忌口",如寒性疾病忌食生冷;热性疾病忌食辛辣、辛热油腻;水肿病者宜少食盐。以达到增进机体抵抗力,顾护正气,提高治疗效果的目的。

（三）情志调护

1. 情志概念　人的心理活动和情绪,中医学统称为"情志",它是人在接触和认识客观事物时人体本能的综合反应。所谓七情指人的七种情绪,即喜、怒、忧、思、悲、恐、惊。中西医结合认为,当内心处于一种平静状态时,外不受物欲的诱惑,内不存情绪的激扰,气血就会正常地运行,反之,当情绪出现了异常的变化,体内的气血产生逆乱,进而导致疾病。

2. 中医五行音乐疗法　中西医结合在治疗传染病的护理中,常以五行生克制化理论,选择中医五行音乐疗法。中医依据五行配属关系,根据辨证结果选择与其对应的音乐调适,以"实则泻其子,虚则补其母"为选调原则,多种调式联合施乐辅助调畅脏腑气血,以达到释放压力,缓解焦虑、抑郁、失眠等症状,帮助患者平缓情绪,重拾信心。

（四）药物治疗护理

1. 中药作用　随着现代药理学的发展,中药的研究也从临床疗效细化到作用机制的研究,其作用是系统治疗多个靶点,以抗病毒及调节免疫的作用较为突出。

2. 中西医结合护理,实施辨证施护

(1)根据患者的临床症状、体征、发病时间、地域、季节等特点进行病机分析,及时制订中医护理方案,用于临床护理。

(2)在进行药物治疗时,护理人员对传染病患者口服中药的服药时间、方法合理干预,静脉注射中药制剂准确把控。如口服中药的服药时间,要充分考虑到患者病情、药物特征、胃肠耐受情况,选择不同时间服药,如安神药在睡前 0.5~1 小时服用;急性病则不拘时服;服药方法上,一般汤剂宜温服,以降低对胃肠的刺激。但临床用药时,服药的冷热应进行个性化指导,如治疗寒证用温热药宜热服,治疗热病用寒凉药宜凉服。以口服中药清肺排毒汤为例,此方是以"急用、实用、效用"为特点,一病一方。

(3)不同的中药制剂给药方式有助于缓解患者高热、腹胀、腹泻、乏力等症状,如中药保留灌肠、中药穴位贴敷的应用等。

(五)非药物治疗护理

1. 中西医结合治疗疾病时强调固护机体正气,《素问遗篇·刺法论》:"正气存内、邪不可干"。除药物制剂外,其他治疗手段丰富多样,应采用中医适宜技术,从多层面多角度对疾病进行干预,以达到及时止损,防止疾病发生、发展和复旧的目的。

2. 中医适宜技术具有简便廉验的优势,包括穴位按摩、耳穴压豆、穴位贴敷、适宜功法等。

(1)穴位按摩即经穴刺激,常用手法包括点法、揉法、按法、叩击等,方法简单易学,可由专业人员指导、宣传教育片引导下患者自主学习操作。

(2)耳穴压豆以全息理论为指导思想,广泛用于辅助治疗改善失眠、焦虑、抑郁、疼痛等症状,材料价廉,操作简便,易于广泛开展。

(3)穴位贴敷是将中药研磨成粉末,在特定经络、腧穴上进行贴敷,具有定位准确、操作简单、安全性高等特点,是适用于传染病患者在不同环境下的护理方法。

(4)适宜功法是指中医运动疗法,如八段锦、太极拳、易筋经、五禽戏等,结合呼吸吐纳,集调形、调息、调心为一体,可改善慢性呼吸道疾病的心肺功能,改善焦虑、抑郁、失眠等情志类症状,如应用于临床,可有效缓解肺炎患者的临床症状,尤其是咳嗽、胸闷、乏力等症状,从而促进患者早日康复。

(赵海芹)

第五章　传染病围手术期护理管理

第一节　传染病患者围手术期护理要点

围手术期(perioperative period)是指从确定手术治疗起至与这次手术后有关治疗基本结束的一段时间。围手术期护理是护士通过对手术患者照护,发现并解决患者在围手术期存在或潜在的健康问题,最终达到帮助患者获得最佳手术治疗效果的目的。按照进程,围手术期护理分为手术前、手术中、手术后3个阶段。

（一）手术前护理

1. 术前评估

（1）一般情况:重点了解与手术疾病相关或可能影响手术的病史,评估患者传染病病史、健康史、既往史、现病史、用药史、家族史、婚育、月经(女)情况等,了解患者疾病病因、病程、诊疗、用药情况等。

（2）身体状况:评估患者的生命体征、营养状况、凝血功能、主要脏器功能情况;了解其实验室的各项检查指标;评估患者的手术耐受力。

（3）心理 - 社会状况:评估患者对疾病的认知程度,是否有紧张、焦虑的情绪及影响因素;评估患者家庭及社会保障体系对所需手术费用的承担能力。

2. 术前护理措施

（1）健康教育:传染病手术患者因疾病本身及手术双重影响可能导致心理压力较大,根据加速康复外科理念,术前向患者做好心理干预,减轻患者生理应激反应,有利于促进患者围手术期快速康复。

（2）饮食护理:根据患者的手术安排及预计麻醉开始时间针对性进行术前饮食管理,对于接台手术患者应尽量避免空腹等待时间过长,进行合理的术前补液、禁食禁饮,必要时给予肠内外营养支持,输血浆或白蛋白等,以改善贫血、纠正低蛋白血症,提高机体抵抗力。

（3）保肝治疗:部分传染病患者常伴有肝功能异常,术前应保证患者充足的睡眠和休息,禁饮酒。遵医嘱给予支链氨基酸治疗,避免或减少使用肝毒性药物;使用药物期间,应动态监测肝功能或其他指标;纠正凝血功能障碍,予以肌内注射维生素 K_1,或者输注血小板,预防术后出血。

(4)维持体液平衡:对肝功能异常伴腹水者,严格控制水、钠的摄入量;遵医嘱合理补液或利尿,注意纠正低钾血症等水电解质紊乱;准确记录 24 小时出入量;每日观察、记录体重及腹围变化。

(5)肠道准备:术前根据病情选择性留置胃管和尿管,术中根据需要放置即可,手术前1 天应用少渣饮食,不进行常规机械性肠道准备,术前排空大小便。

(二)手术中护理

1. 体温管理 体温偏低可引发肝功能异常、肝糖原分解及糖原异生,刺激机体为了产热而消耗更多的能量,加剧氧消耗和机体缺氧,影响手术质量和患者术后康复。建议术中手术室温度维持在 24～26℃,并对进入患者体内的液体进行合理加温,维持体温在 36～37℃。

2. 麻醉护理 在使用麻醉剂前,对患者脏器功能进行评估,如有肝脏代谢异常,推荐使用注射用盐酸瑞芬太尼、注射用顺苯磺酸阿曲库铵等不经过肝脏代谢的中短效药物。

3. 输液护理 根据患者术中情况个性化调整输液速度,维持生命体征正常。

(三)手术后护理

1. 术后评估

(1)术中情况:了解并记录手术名称、术中出血量、麻醉方式、留置引流管等情况。

(2)身体情况:评估患者神志状态,生命体征,切口疼痛,呼吸状况,引流液颜色、性状、量等情况。

(3)心理 - 社会状况:了解患者的心理状况,早期康复训练和早期活动要求掌握情况以及配合能力等。

2. 术后护理

(1)病情观察:严密监测患者意识、生命体征、手术部位及引流情况,如评估有无出血及胆汁渗漏等。注意术后患者保温,将室温调节至25℃,可使用保温毯帮助患者体温恢复。

(2)疼痛护理:在术前或术中给予非甾体抗炎药帕瑞昔布钠,术后持续硬膜外镇痛,通过有效控制疼痛,患者可早期下床活动,有利于肠道功能恢复,减少肺部感染、下肢深静脉血栓等并发症的发生。

(3)体位与功能锻炼:生命体征平稳后鼓励患者可进行早期床上活动,视病情进行如抬臀、抬腿、伸手运动;术后 6 小时后可取半卧位,每隔 2 小时为患者翻身 1 次;指导患者做深呼吸、有效咳嗽训练、吹气球、嚼口香糖等动作,以锻炼肺部功能。

(4)营养支持:术后肠鸣音恢复,无腹胀、恶心呕吐等症状者,次日可给予流食,如腹腔镜患者术后 6 小时,便可摄入流食,并口服肠内营养液。若术后有胃、肠、胆吻合口者,禁食,需留置胃管进行胃肠减压至吻合口愈合、肛门排气后方可进食。

(5)引流管护理:根据患者术中情况,尽量减少留置引流管,麻醉清醒后尽快拔除胃管和尿管。例如,术后腹腔引流液每天小于 50ml,且引流液中无胆汁时可尽早拔除。

(曹 倩)

第二节 传染病患者手术隔离和医务人员防护

　　传染病医院手术室或传染病患者手术间是一个特殊的工作环境，承担了各种传染病患者的手术治疗。其中以携带血源性病原体的患者手术量最多，传染源主要来源于患者的血液、体液、分泌物、组织器官等；其次是携带经飞沫、空气传播病原体的患者，如肺结核等。在这种特殊工作环境中，患者发生院内感染、医务人员发生职业暴露的风险明显增高。因此，做好传染病手术患者的隔离和医务人员防护，是杜绝院内感染、保证患者的生命安全和身体健康，及降低医务人员职业暴露、促进职业安全的根本保障。

　　（一）消毒隔离

　　手术室应设立感控护士1名，负责检查手术室消毒隔离落实情况，如发现问题，立即采取措施，必要时上报医院感染控制科。

　　1. 手术前

　　（1）术前应对患者进行感染性疾病筛查，并在手术单上注明感染情况，相关科室人员提前告知手术室，感染手术应安排在隔离手术间。如果是经空气传播的传染病，需安排负压手术间进行手术，手术外间悬挂警示标识，手术室内人员应实施三级防护，室外缓冲区域人员应实施二级防护。

　　（2）患者转运床宜采用一次性防渗透床单，一人一用，手术完毕后用含氯消毒剂擦拭消毒。转运患者走专用通道入室，将与本手术无关的物品移至手术间外。

　　（3）手术中尽量使用一次性用物。

　　（4）登记进入手术间工作人员信息。参与手术的人员术前进行严格自查，严禁皮肤破损人员参与传染病患者手术，按照疾病传播途径严格落实个人防护后方能进入手术间。

　　（5）接触患者体液、血液、排泄物、分泌物、不完整的皮肤与黏膜或被其污染的物品时，应戴手套。接触污染物品后应及时摘除手套，洗手或卫生手消毒。

　　2. 手术中

　　（1）手术间门外设置醒目"隔离"标识，禁止参观。

　　（2）严格医疗废物分类，手术中接触过患者血液、体液的所有医疗物品弃入黄色医疗废物袋中；针头、刀片、玻璃、安瓿等利器弃入锐器盒中。

　　（3）术中防止患者血液、体液污染其他清洁物体表面。

　　（4）术中使用非接触式传递器械、物品。

　　（5）术中需要室外其他用物时，由室外巡回护士供给。

　　3. 手术后　术后复用的物品应采用高压灭菌，对不能高压灭菌的采用戊二醛熏蒸灭菌或环氧乙烷等进行消毒灭菌处理。

　　（二）防护措施

　　手术中有效的防护措施能使医务人员最大限度地降低职业安全风险，预防职业暴露。一旦发生职业暴露，按规定进行紧急处理、上报和追踪。

1. 遵循基本防护原则

（1）标准预防：确保操作环境安全，应配有符合国家职业安全规范标准的操作工具和个人防护装备，按规范执行标准预防措施，接触患者体液、血液、排泄物、分泌物、不完整的皮肤与黏膜或被其污染的物品时，均视为有传染性，必须严格执行正确操作。

（2）锐器伤预防：不应对缝针进行校正，应使用适宜器械（如持针器或镊子及弯盘）拿或接取，在可能的情况下，尽量使用无针系统，条件许可尽量使用电灼或钉合器。预先指定放置锐器的区域（中间区域），采用无触式传递方法传递锐器，术毕将锐器及时放入符合标准的锐器回收器收集存放。使用后的针头禁止双手操作，应单手操作复帽，或者使用器械辅助。

（3）化学危害因素预防：①保证手术室内通风设备良好，定时监测空气质量；②提醒麻醉医生检测麻醉机的密闭性，减少药物挥发；消毒剂做到浓度准确，容器加盖，减少挥发；③使用电外科器械、动力系统等设备时，调节所需的工作模式、功率，以最小输出功率达到最大的功效，并及时清理电刀笔、动力系统刀头上的焦痂，建议用吸引器抽吸散发的烟雾，也可使用吸烟装置密闭排烟；④手术间内的空气及物品用臭氧消毒后应在次日晨通风后使用。

（4）手术器械处理：①腔镜器械用低温等离子过氧化氢锅灭菌，减少了医务人员对化学药剂的吸入；②带血的手术器械应湿式浸泡清洗，有效地进行初步消毒处理，降低器械护士刷洗器械时被扎伤感染的概率。

2. 加强基本防护培训

手术室医务人员应提高对传染性手术医疗废弃物危害性的认识，针对传染性手术特点，特别要加强对医生、麻醉师、护士、护工、保洁员等对传染性医疗废弃物的认识，严格遵循消毒隔离原则，切断可能的传播途径。

3. 职业暴露后防护原则

根据国家卫健委《医院感染管理办法》，2009年国家职业卫生标准《血源性病原体职业接触防护导则》制订职业暴露防护预案和报告流程，并对发生职业暴露的医务人员进行详细登记，及时正确处理，给予免费检测和预防用药。

（曹 倩）

第六章　传染病常用诊疗技术操作护理

学习目标

1. 掌握传染病常用诊疗技术操作适应证及禁忌证。
2. 熟悉传染病常用诊疗技术操作步骤及注意事项。
3. 了解传染病常用诊疗技术操作概念及定义。
4. 学会传染病常用诊疗技术操作护理。

第一节　标本采集

一、鼻、咽拭子采集

【适用范围】

鼻拭子主要用于采集人体鼻咽部位的生物样本,咽拭子采集主要用于采集患者咽部及扁桃体的生物样本,适用于新冠病毒或流感病毒等核酸检测。

【操作流程与步骤】

鼻、咽拭子采集操作步骤

步骤	原理/注意事项
1. **解释**　操作前向患者及家属解释采集的目的、方法及注意事项。	尊重患者知情权
2. **操作准备** （1）自身准备:护士着装整齐,洗手、戴口罩,采取正确的感染防控方法和防护级别。操作者位于上风口,在患者侧面进行操作。 （2）环境准备:采集环境通风。 （3）物品准备:一次性采样拭子、采样管、标本运输袋、标本转运安全箱、手电筒、检验条码、标本采集登记表、速干手消毒剂、医疗垃圾桶。 （4）患者准备:取标本前,面巾纸拭去鼻涕,或评估患者的意识状态、合作程度及口咽部情况。	遵守医院感染防控要求,注意自我防护。
3. **操作步骤** （1）鼻拭子采集 1）核对医嘱及患者信息,协助患者取舒适坐位,手卫生后取出采样拭子,再次进行核对。	严格执行三查七对制度及医院感染防控要求。

续表

步骤	原理/注意事项

2）采样人员一手扶住患者头部,另一手执采样拭子,贴鼻孔进入,沿下鼻道的底部向后缓缓深入。鼻道呈弧形,切忌用力过猛,以免发生损伤。

3）采集深度为患者耳根到鼻孔的距离,待拭子顶端到达鼻咽腔后壁时,拭子在鼻咽黏膜上捻转 3～4 次,保留 10～15 秒(如遇反射性咳嗽,应停留片刻),然后缓缓取出。将拭子前端浸入采样管内,尾部弃去,旋紧管盖。

(2)咽拭子采集

1）核对医嘱及患者信息,协助患者取舒适坐位,进行手卫生,取出拭子,再次进行核对。

2）嘱患者张口发"啊"音,充分暴露咽喉部,使用压舌板压住舌根,将拭子轻轻插入口腔内。

3）采集两侧腭弓、咽后壁及扁桃体处分泌物,采集时缓慢来回转动拭子 5～6 次,充分吸收口咽部分泌物后缓慢取出拭子。

4）将拭子快速插入采样管中,使拭子头部完全浸入培养液中并拧紧病毒采样管瓶盖。

4. 终末处理

(1)核对信息后将采样管放入专用标本运输袋内密封,再装入标本生物安全箱,运输过程中保持直立,避免样本渗漏。

(2)按医疗废物分类处理垃圾。

(3)标本生物安全箱使用消毒剂擦拭消毒,后用清水擦拭晾干。

(4)标本采集后应在 2～4 小时内送检,室温放置不超过 4 小时。

【关注要点】

1. 采集前说明操作方法,做好解释,对于不能配合的患者,应 2 人合作完成。

2. 患者鼻孔直径大于 1cm 可顺利进入鼻腔深处,并手觉"触墙感"。鼻孔直径小于 1cm 进入深部时,患者不适感较强,手法应轻柔,不强求"触墙感",感觉进入困难即可停止。切勿用力戳捅,以免造成鼻黏膜损伤。

3. 采集完毕,部分患者采集鼻拭子后会有鼻腔酸胀、眼睛发红表现,协助患者取舒适体位,观察片刻,评估不适症状有无缓解。

4. 为避免影响检验结果或采样过程中发生呕吐等情况,采集咽拭子标本前确认患者半小时内未进食过水或食物等。

5. 咽拭子插入和取出过程中注意拭子不能触碰唇、齿、舌、硬腭和软腭,避免标本被污染,影响试验结果。

二、肛拭子采集

【适用范围】

肛拭子是检查经肠道寄生、排泄的病原菌的一种方法,常用于肠道疾病、肛门寄生虫病等的辅助检查。因部分新冠病毒感染患者表现为呕吐、腹痛、腹泻等消化道症状,新冠病毒核酸检测结果呈阳性,而被用于新冠病毒感染者的检测筛查工作。

【操作流程与步骤】

肛拭子采集操作步骤

步骤	注意事项
1. **解释** 实施前向患者或家属解释肛拭子采集的目的、方法及注意事项。	尊重患者的知情权。
2. **操作准备**	遵守医院感染防控要求。
（1）自身准备：护士着装整齐，洗手、戴口罩，采取正确的感染防控方法和防护级别。操作者站在患者侧面。	
（2）环境准备：采集环境通风、采集场所确保私密性，关门，拉窗帘，清理现场无关人员等。	
（3）物品准备：一次性使用采样器、病毒采样管、标本运输袋、标本转运安全箱、运送培养基、肛拭子、生理盐水、检验条码、标本采集登记表、快速手消毒剂、医疗垃圾桶。	
（4）患者准备：评估患者的意识状态、合作程度及肛门情况。	
3. **采集操作**	严格执行三查七对制度及医院感染防控要求。
（1）核对医嘱及患者信息，松开患者衣裤，暴露肛门。协助采取屈膝左侧卧位或双手支撑桌椅站立前驱位。	
（2）手卫生，再次进行核对。取出拭子，站到患者侧面，不要直对肛门，防止粪便喷出。	
（3）用拭子蘸适量生理盐水或润滑剂，起到润滑作用，顺着肛管方向缓慢旋转或侧压向前插入，插入深度3～4cm，凹槽部分全部进入停止，旋转采集管360°，然后缓慢退出。	
（4）将完成标本采集的拭子快速插入到采样管中，使棉拭子头完全浸泡在培养液中。	
（5）观察患者肛门是否有粪便、出血情况，及时擦拭处理后，嘱患者穿好衣裤。	
（6）进行第三次核对后将采样管放入专用标本运输袋内密封好，装入标本生物安全箱，运输过程中保持直立，避免样本渗漏。	
4. **终末处理**	
（1）按医疗废物处理规范分类处理垃圾。	
（2）标本生物安全箱使用消毒剂擦拭消毒，后用清水擦拭晾干。	

【关注要点】

1. 评估患者的意识状态、合作程度及肛门部情况，询问患者是否有严重的肛裂或痔疮情况，如有则放弃取样，避免采样过程中大出血。

2. 采集完毕，观察患者肛门是否有持续出血等异常情况，及时报告医生。患者如为儿童，协助家长帮助患儿穿好衣裤，做好健康宣教。

（李　沛）

第二节　肝脏穿刺术

【适用范围】

适应证：原因不明的肝功能异常、肝硬化、肝脏肿大，或需要明确有无肝纤维化；考虑自身免疫性肝病、遗传代谢性肝病的可能；酒精性及脂肪性肝病的诊断；肝脏肿物性质不明；肝移植术后。

禁忌证：肝血管瘤、肝棘球蚴病；大量腹腔积液者；肝外梗阻性黄疸者；昏迷、严重贫血或其他疾病不配合者；右胸膜腔或右膈下感染、脓肿、局部皮肤感染、腹膜炎者；有明显出血倾向者。

【关注要点】

1. 术前护理　重视心理护理，讲解手术的目的、方法及成功案例，让患者以良好的心态接受手术。示范正确的呼吸方法，指导床上练习排大小便，建立静脉通路。

2. 术中护理　穿刺过程中若患者出现意识、呼吸、脉搏等方面异常，应立即停止操作，并马上对症处理。

3. 术后护理　记录穿刺结束时间。术后患者卧床休息24小时。严格监测患者生命体征，如有脉搏细速、血压下降、烦躁不安、面色苍白、出冷汗等内出血征象，应立即通知医生紧急处理。注意观察穿刺部位有无伤口渗血、红肿、疼痛，观察有无气胸、胸膜性休克、胆汁性腹膜炎等并发症。

（白　霞）

第三节　腰椎穿刺术

【适用范围】

适应证：中枢神经系统疾病的诊断与鉴别诊断，包括乙型脑炎、病毒性脑膜炎、化脓性脑膜炎、结核性脑膜炎等；脑血管意外的诊断与鉴别诊断，包括脑出血、脑梗死、蛛网膜下腔出血等；诊断脑膜白血病，并通过腰椎穿刺鞘内注射化疗药物治疗脑膜白血病。

禁忌证：颅内压升高伴有视乳头水肿或脑疝先兆者；颅后窝肿块、先天性脊柱畸形等；穿刺部位皮肤感染者；患者处于休克濒危状态；严重凝血功能障碍等。

【关注要点】

1. 术前护理　告知腰椎穿刺术的并发症，如头痛，神经损伤致双下肢疼痛、麻木，鞘注化疗药物引起的神经损伤及白质脑病，硬脑膜下血肿及脑静脉血栓形成等，其中头痛的发生率较高。

2. 术中护理　监测生命体征，遵医嘱给药，严密观察有无不良反应，鞘内给药时，应注意药物与脑脊液须等量置换。加强心理护理，缓解患者恐惧。

3. 术后护理 术后去枕平卧 6 小时，适当补充水分，避免或者减轻低颅压的反应。穿刺处保持干燥、卫生，避免局部感染，术后 1～2 天注意观察伤口愈合情况，避免形成血肿。

（白　霞）

第四节　腹腔穿刺术

【适用范围】

适应证：诊断性腹腔穿刺用于协助明确病因、检测癌细胞等；治疗性穿刺用于缓解大量腹水引发的腹胀、呼吸困难，适用于腹腔积液引发的腹痛和腹压增高，无感染的肝硬化大量或顽固性腹水者。

禁忌证：昏迷、休克及严重电解质紊乱者；有明显出血倾向者；有肝性脑病先兆者；妊娠者；尿潴留且未行导尿者；严重肠管扩张者，如肠麻痹；腹壁蜂窝织炎患者；腹腔内广泛粘连者。

【关注要点】

1. 术前护理 向患者解释穿刺的目的、方法及操作中可能会产生的不适，检查前嘱患者排尿，以免穿刺时损伤膀胱。如有放腹水，应在此之前测量腹围、脉搏、血压，注意腹部体征，做好病情观察。

2. 术中护理 密切观察患者不适症状，如发现头晕、恶心、心悸、气促、脉搏增快、面色苍白应立即停止操作，并作适当处理。

3. 术后护理

（1）记录腹腔穿刺术毕时间，腹腔穿刺后嘱患者平卧 4 小时，大量放腹水者，应卧床休息 8～12 小时，观察患者面色、血压、脉搏等情况，如有异常及时处理。

（2）如穿刺主要目的为放腹水，术毕测量血压和脉搏；测量腹围，观察腹水消长情况；使用腹带加压包扎，观察腹带是否过紧或过松，使其保持合适的松紧度，以能插入一指为准。

（3）观察穿刺部位有无渗出液，观察渗出液的颜色、性质、量，如渗出液湿透敷料，告知医生给予更换。观察有无腹部压痛、反跳痛和腹肌紧张等腹膜炎征象。

（薛娜娜）

第五节　胸腔穿刺术

【适用范围】

适应证：常用于检查胸腔积液的性质；抽液或抽气减压；通过穿刺胸膜腔内给药；进行胸腔闭式引流术置管。

禁忌证：穿刺部位有感染；局部皮肤有坏死；患者躁动不安，无法配合穿刺。

【关注要点】

1. 术前护理 向患者及家属解释穿刺目的、操作步骤以及术中注意事项，过分紧张者可术前半小时肌注或静注地西泮。指导患者练习穿刺体位，并告知患者在操作过程中尽量保持穿刺体位，避免咳嗽或深呼吸，以免损伤胸膜或肺组织。

2. 术中护理 穿刺过程中应密切观察患者的生命体征及面色等情况，若患者突然感觉头晕、心悸、冷汗、面色苍白、胸部有压迫感或剧痛、晕厥，应立即停止抽吸，取平卧位，遵医嘱皮下注射肾上腺素，防止休克。

3. 术后护理

（1）记录穿刺的时间，抽液、抽气的量，胸腔积液的颜色，首次抽液不超过600ml，以后每次不超过1 000ml。

（2）嘱患者绝对卧床休息，鼓励患者深呼吸，促进肺膨胀。

（3）监测患者的生命体征，注意有无血胸、气胸、肺水肿等并发症的发生。观察穿刺部位情况，如出现红、肿、热、痛，伴有液体溢出等及时通知医生。

（薛娜娜）

第六节　上消化道内镜急诊检查与治疗

【适用范围】

适应证：内镜下诊疗如上消化道出血的止血；食管静脉曲张硬化剂注射与结扎；食管狭窄扩张治疗；上消化道息肉摘除及异物取出等。

禁忌证：严重心肺疾病者；神志不清、精神失常检查不能合作者；上消化道穿孔急性期；严重咽喉部疾病者。

【操作流程与步骤】

上消化道出血及食管 - 胃底静脉曲张治疗操作流程与步骤

步骤	注意事项
1. 解释 详细询问病史及用药史，向患者或家属解释内镜检查的目的、方法、风险并发症及处理等，取得理解及配合。	尊重患者知情权，签署知情同意书。
2. 操作准备 （1）自身准备：术者及助手着装整齐，洗手、戴口罩，采取正确的感染防控方法和防护级别，宜使用护目镜或面屏，必要时穿防水围裙。 （2）环境准备：检查室安静、安全，温度适宜，亮度合适。 （3）物品准备：附送水胃镜，主机、贮水瓶、两路负压吸引装置（一路接胃镜，一路吸引患者口咽部呕吐物），毛巾、口圈、弯盘、灭菌水、纱布、50ml注射器（或水泵）、心电监护仪、高频电刀、急救设备及药品、止血夹装置、网篮、注射针、组织胶等。	遵守医院感染防控要求，注意自我防护。

续表

步骤	注意事项
（4）仪器准备 1）检查内镜性能，并将内镜与主机连接做好白平衡，查看角度卡锁是否在自由位，连接注水瓶、吸引管，检查注气、注水、吸引，保持功能完好。 2）打开并测试高频电发生器的性能，可根据病变的部位或术者的要求调节参数模式。 （5）手术附件、药品准备 1）止血附件，如金属夹、热活检钳、氩气管等。 2）止血药物，如去甲肾上腺素、肾上腺素、凝血酶、巴曲酶、冰生理盐水、无水乙醇等。 （6）急救药械准备，如抢救车、除颤仪等。 （7）患者准备 1）核对患者的基本信息，了解病史，一般检查是否齐全。 2）患者需禁食6～8小时，禁饮2小时。 3）取下眼镜及可摘义齿，交给患者家属保管。 4）连接心电监护仪，给予吸氧，查看患者意识状态。 5）选择粗直血管，用大号的留置针开放两组静脉通路，必要时行全麻下手术。 6）对于急性消化道大出血患者，应先纠正休克，再进行止血；或者边抗休克边止血治疗。	
3.内镜操作 （1）正确安装内镜，检查内镜光源、注水、注气、附送水及吸引装置是否正常。 （2）核对解释，取得合作，协助患者取左侧卧位，双腿微屈，松解领口腰带，使用带皮筋的口圈，防止口圈脱出，损坏胃镜；牙关紧闭患者使用张口器放置口圈，心电监护、吸氧3～4L/min。 （3）医生进镜检查过程中，协助医生进行冲洗与吸引，根据实际情况选择止血方法，如局部喷洒去甲肾上腺素溶液、冰盐水止血、热凝固止血、止血夹止血及注射组织胶止血等。 （4）检查过程中护士要及时清除口咽分泌物和呕吐物，尤其是患者大量呕吐时，要及时吸出，防止窒息。 （5）严密观察患者生命体征，出现紧急情况应立即退出胃镜，就地配合抢救。躁动患者需派专人约束或用约束带固定患者，保持左侧卧位，尤其是头部要固定好。 （6）手术结束，对内镜进行预处理，并转运至洗消室。 （7）手术结束时，帮助患者取下口圈，擦净口腔周围的黏液，向患者及家属交代注意事项，撤除心电监护。 4.终末处理 按医疗废物处理规范分类处理垃圾。	严格执行三查七对制度及医院感染防控要求。 严格无菌操作，以防止感染。 急救意识强，积极配合医生施救，关爱患者。 过程中注意保护呼吸道，防止异物掉入气管内。

【关注要点】

1. 观察止血效果，内镜下止血效果不明显的，需进一步治疗，如介入治疗或外科手术。

2. 根据止血的效果、病情严重程度等，合理选择饮食方式。

（薛娜娜）

第七节　食管-胃底静脉曲张出血——气囊压迫术

【适用范围】

适应证：门静脉高压所致的食管下端、胃底静脉曲张破裂出血等。

禁忌证：其他原因引起的上消化道出血等。

【操作流程与步骤】

（一）双囊三腔管压迫止血术

双囊三腔管有两个气囊和三个腔。两个气囊分别是胃气囊和食管气囊，胃气囊压迫胃底曲张静脉，食管气囊压迫食管曲张静脉。三个腔分别为胃气囊腔、食管气囊腔和胃吸引腔。

双囊三腔管压迫止血术操作流程与步骤

步骤	注意事项
1. 患者准备 （1）评估患者的意识状态、合作程度。 （2）向患者或家属解释双囊三腔管压迫止血术目的、方法及注意事项。 （3）评估患者鼻腔部情况，清除鼻腔内结痂及分泌物，对配合度差的患者可适当给予镇静。 （4）协助患者采取仰卧位，头偏向一侧。	尊重患者的知情权，签署知情同意书。
2. 操作准备 （1）自身准备：洗手、戴口罩、手套及护目镜，穿一次性隔离衣。 （2）环境准备：环境安静，有足够空间便于牵引架摆放。 （3）物品准备：双囊三腔管、治疗盘、治疗巾、润滑油、纱布、棉签、胶布、50ml 注射器、治疗碗 2 只、剪刀、0.5kg 沙袋连牵引绳、牵引固定架、生理盐水、手套、负压引流管、污染杯、医疗垃圾桶，止血钳。 （4）双囊三腔管外观检查，确认双囊三腔管的有效期及各囊腔标识，外观有无肉眼可见破损。 （5）双囊三腔管漏气检查，检查胃管是否通畅。用 50ml 注射器分别在胃气囊注气 200～300ml，食管气囊注气 100～150ml 气体；先检查气囊有无破损、漏气或变形；再将气囊放在耳旁听有无漏气声，或将其放入水中查看有无气泡，或观察抽出气体量是否与注入气体量相等。 （6）抽尽气囊内气体，擦干，做好各囊腔标记，润滑油润滑后置于治疗碗中备用。	遵守医院感染防控要求。 注意自我防护，操作者位于患者右侧。
3. 操作阶段 （1）再次核对医嘱及患者信息，协助合适体位，再次清洁鼻腔。 （2）将检查后备用的双囊三腔管涂抹润滑液，轻轻将双囊三腔管缓慢插入鼻腔，插管至咽喉部时，嘱患者做吞咽动作，通过咽喉部后迅速将管送到胃内。 （3）确认双囊三腔管是否在胃内，通过胃管抽吸，可抽出胃液或血液，或经胃管注入空气听诊。	严格执行三查七对制度及医院感染防控要求。 插管时动作轻柔。 向气囊内注气前需先抽瘪气囊，充气时先充胃气囊再充食管气囊。

步骤	注意事项
（4）向胃气囊充气 150～200ml，确保囊内压力持续达到 50～70mmHg，部分患者可再向食管气囊充气 100～150ml，保持囊内压力达 40mmHg，胃管可接胃肠减压器。 （5）充气完毕后向外牵引双囊三腔管至有轻度阻力感觉，在管尾扎牵引绳并与 0.5kg 重物相连，确保牵引绳与水平位呈 45° 悬挂于牵引架上，牵引物距离地面 10～15cm。 （6）标记牵引状态时双囊三腔管出鼻腔部位置，可用溃疡贴保护鼻唇部。 （7）记录插管时间、插管深度、各囊腔充气量及鼻唇部皮肤情况。 （8）整理用物，按医疗废物处理规范分类处理垃圾。 （9）告知患者双囊三腔管的重要性，协助患者取合适体位，指导活动时幅度不宜过大。 （10）双囊三腔管压迫止血期间应定时气囊放气，以避免胃底、食管黏膜破裂、糜烂等并发症。每次放气前必须先协助患者吞服液状润滑油 20～30ml，以充分润滑食管和胃底黏膜。放气前先解除牵引，然后先放食管囊气体，再放胃气囊气体，并轻轻将导管向胃内送入少许。 （11）拔管，在放气状态下观察 24 小时，如无出血方可拔管。拔管前遵医嘱给予润滑油 30ml 口服，然后抽尽气囊余气缓慢拔出导管，拔管后注意观察有无再出血情况。	留置深度：55～65cm，为患者剑突至发际的距离。

4. 操作并发症预防及处理

（1）心律失常、心搏骤停：置管时动作轻柔，如遇较强阻力，不可硬插；患者牵引时如出现胸骨后不适、恶心或频繁期前收缩等症状时立即调整双囊三腔管的位置，必要时放气拔管后重新置管；床旁备剪刀，如出现心搏骤停，立即剪断三腔两囊管放出气体，开放气道。

（2）误吸、吸入性肺炎、窒息：加强口腔护理，2 次 /d，及时吸除咽喉部分泌物，以防误吸；发生窒息时，立即气囊放气，剪断导管，解除堵塞，保持气道通畅。

（3）气囊漏气、破裂：仔细检查双囊三腔管的完整性及各气囊密闭性；掌握各囊腔充气量、压力范围；定期测压，及时发现气囊漏气、破裂情况；发生气囊漏气、破裂应立即更换。

（4）黏膜糜烂、出血、坏死：插管前用润滑油充分润滑双囊三腔管，操作时动作轻柔、敏捷，避免过度刺激及多次插管；牵引时间不宜过长，牵引期间应定时放松；定时往鼻腔滴润滑油以润滑黏膜，减少气囊对黏膜的损伤。

（5）拔管困难：拔管前口服润滑油，待黏膜与气囊粘连松解后再拔管；如无法回抽囊内气体，经摄片确认后可剪去双囊三腔管三叉端、内镜下刺破气囊等方法进行放气后再行拔管。

（二）三囊五腔管压迫止血术

三囊五腔管有三个囊和五个腔，三个囊分别为胃气囊、食管气囊及固定囊（固定于胃贲门处），五个腔分别为胃气囊腔、食管气囊腔、固定囊腔、食管吸引腔和胃吸引腔。三囊五腔管压迫止血术的适用范围及护理与双囊三腔管压迫止血术基本相同，增加的固定囊填注灭菌注射用水，能减少囊管的意外脱出。

与双囊三腔管压迫止血术相比，三囊五腔管压迫止血术的优势有以下几点：①有引导丝，方便操作，一次置管成功率高于双囊三腔管。②三囊五腔管最前端的固定囊内注入灭菌注射用水 60ml 后能将囊管有效固定在胃贲门处，达到有效止血和减少囊管的意外脱出，以避免窒息的风险。③食管吸引腔可将食管内残留血液及时吸出，减少误吸。④有专用测压腔，方便定时评估囊内压力。

【关注要点】

1. 操作者应熟悉鼻腔、食管及胃的解剖生理特点，置管前充分评估患者病情及配合程度，做好患者心理护理，缓解其紧张情绪。

2. 为昏迷患者插管时，须避免双囊三腔（三囊五腔）管误入气管。

3. 为保证气囊压迫的有效性，需定时检测各气囊压力。留置期间定时在鼻腔滴入润滑油，以防止管腔与鼻黏膜粘连引起不适和拔管时鼻出血。置管期间关注有无发生并发症。

4. 胃管接胃肠减压者，应观察引流液的颜色、性状和量，并做好记录。

5. 留置时间一般为 3～4 天，若有继续出血可适当延长。

（章华芬）

第八节　食管 - 胃底静脉曲张出血——介入治疗

介入治疗常见术式有三种：①经颈静脉肝内门体分流术（transjugular intra-hepatic portosystemic shunt，TIPS）是利用外科分流的原理，通过一系列介入器械经颈静脉途径，在肝实质内肝静脉与门静脉间建立一条有效的人工分流通道，使一部分门脉血直接进入体循环，达到降低门脉压力的介入治疗方法；②经球囊闭塞下逆行静脉栓塞术（balloon-occluded retrograde transvenous obliteration，BRTO）是经股静脉或颈静脉穿刺，在患者流出分流道中置入球囊导管，然后扩张球囊，堵塞曲张源头的门静脉分支血流，再注入栓塞剂，从而切断曲张的胃底静脉；③经皮经肝胃冠状静脉栓塞术（percutaneous transhepatic variceal embolization，PTVE）经皮肝冠状静脉栓塞术是通过栓塞流向曲张静脉丛的血管使之与门静脉高压系统隔离，从而达到治疗食管胃底静脉破裂出血的目的。

【适用范围】

适应证：食管、胃底静脉曲张破裂大出血，经保守治疗效果不佳者；内镜联合药物治疗无效的食管、胃底静脉曲张破裂出血，全身情况较差难以接受外科手术者或者不愿接受外科手术者。

禁忌证：Child-Pugh 评分 >13 分或者终末期肝病评分 >18 分者；门静脉狭窄或阻塞者；肝脏弥漫性恶性肿瘤者；心肺功能差者；严重的肝性脑病者；难以控制的全身感染或炎症者。

【关注要点】

1. 术前护理

（1）向患者及家属讲解介入治疗目的、方法和可能出现的并发症及其预防措施，以取得患者和家属的理解与配合。

（2）术前出血期患者禁食水。出血严重的患者，严密监测患者生命体征变化及呕血和便血的量、颜色、性状，保持患者呼吸道通畅，记录 24 小时出入量。

（3）术前检查患者颈部、右季肋区和腹股沟皮肤是否完整，并在手术区域内备皮。

2. 术中护理　协助患者保持正确的体位，建立静脉通路，持续心电监护，密切监测生命体征，如有异常，及时配合医生进行处理。

3. 术后护理

（1）穿刺部位的护理：颈部穿刺处予弹力绷带加压包扎，指导患者颈部避免剧烈扭动；腹股沟穿刺侧肢体制动 6～8 小时。保持穿刺部位皮肤清洁，预防继发感染。

（2）饮食护理：术后前三天禁食，后遵医嘱给予高热量、清淡易消化少渣流质饮食，从流质、半流质逐步过渡到普食，忌过冷、过热、过硬、油炸及刺激性食物。限制蛋白摄入，每日小于 50g，以植物蛋白为宜，1 周内限制高蛋白饮食。

（3）基础护理：病房环境安静舒适，加强口腔及皮肤护理，避免发生压力性损伤。保持大便通畅，必要时遵医嘱予缓泻药物口服。

（4）病情观察：严密观察有无血氨升高及肝性脑病、出血、肝功能恶化、血栓形成、发热等。

（5）出院指导：告知患者生活规律，劳逸结合，保证充足睡眠和休息。规律饮食，少食多餐，细嚼慢咽，勿暴饮暴食，忌烟酒、浓茶、咖啡等刺激性食物。规律服药预防出血及血栓。定期复查血常规、肝肾功能、血氨、肝脏彩超、胃镜等，如有腹部不适、黑便等情况及时就医。

（白　霞）

第九节　肝癌微创治疗

一、氩氦刀微创治疗

氩氦刀微创治疗（cryotherapy with argon helium knife）是一种局部非血管介入微创治疗肿瘤技术。该技术属纯物理治疗，具有彻底摧毁肿瘤、治疗效果确切、治疗过程无痛苦、治疗后恢复快、不易损伤正常组织等优点。

【适用范围】

适应证：原发性巨块型肝癌直径≤10cm 者；原发性肝癌癌灶 3 个以下，转移病灶 5 个以下，每个病灶不超过 4cm 者；肝功能评价为 Child A 级或 B 级者；合并肝外局限性转移灶且可通过手术或联合冷冻切除者。

禁忌证：肝门区癌肿，与血管关系密切者；肝内外广泛转移或弥漫型肝癌肿瘤累及范围大于肝体积 70% 以上者；伴有重度肝硬化、脾功能亢进、门脉性出血史或有出血倾向者；大量腹水、黄疸，肝功能及心、肺、肾功能不能承受手术或凝血功能异常者。

【关注要点】

1. 术前护理　通过图片、影像及成功患者的病例回放等方法，做好解释工作，消除负面情绪。协助患者完成术前检查,训练床上大小便。术前1日在手术区域内备皮,术前禁食12小时、禁水6小时,手术当日建立静脉通道。

2. 术中护理　术中监测生命体征,配合医师完成手术。加强患者保护,室内温度适宜,用盐水纱布覆盖皮肤防止冻伤。

3. 术后护理

(1)常规护理:患者平卧位或健侧卧位,卧床24小时后恢复活动;给予心电监护、吸氧,询问患者有无不适,观察穿刺部位有无冻伤、红肿、渗血、渗液、皮肤坏死;术后6小时可进少量流质饮食。

(2)并发症护理

1)发热:由肿瘤坏死物质引起,多发生于治疗后第2天,温度多在37~38℃。可给予患者饮水和物理降温,高热不退者,遵医嘱给予药物治疗。

2)气胸:观察患者是否有胸闷、气短、呼吸困难等表现,及时予以处置。

3)冷休克:冷休克多为冷冻范围较大或靠近大动脉,手术结束后冰球在体内没有完全融化造成。观察患者是否出现全身发热、寒战、四肢湿冷、心律不规则、血压偏低等不适,如出现立即给予保暖、对症处置。

4)疼痛:进行疼痛评估,无法忍受者,遵医嘱给予药物止痛。

5)出血:肝癌患者凝血机制较差,冷冻可能会导致肝包膜破裂出血。术后要密切观察生命体征、尿量及颜色。

6)肝功能损害:氩氦刀破坏的肿瘤组织坏死,经肝脏吸收,加重肝脏负担,导致肝功能的损害。注意观察患者皮肤颜色变化,双下肢有无水肿等。

二、射频消融术治疗

射频消融术(radiofrequency ablation,RFA)是借助影像技术的引导对肿瘤靶向定位,用物理或化学方法杀死肿瘤组织,影像引导技术包括超声、CT和MRI;治疗途径有经皮、经腹腔镜和经开腹手术三种。

【适用范围】

适应证:单发肿瘤,最大直径≤5cm;肿瘤数目≤3个,最大直径≤3cm;没有脉管癌栓、邻近器官侵犯;肝功能分级Child-pugh A级或Child-pugh B级,或经内科治疗达到该标准;不能手术切除的直径>5cm的单发肿瘤或最大直径>3cm的多发肿瘤,射频消融可作为姑息性治疗或联合治疗的一部分。

禁忌证:黄疸、腹水和肝功能明显失代偿不能纠正者;严重出凝血障碍、弥漫性肝癌患者等。

【关注要点】

1. 术前护理　评估患者基本情况、疾病认知、检查结果等。讲解射频消融术治疗原理、过程、注意事项,减少患者焦虑的情绪。指导患者练习床上大小便,进行呼吸训练;手术当日给予低脂、易消化、清淡饮食,术前6小时禁食,选择合适的部位置入浅静脉留置针,以便术者操作方便。

2. 术中护理　协助患者摆好体位,吸氧,心电监护。治疗初始,随治疗功率增加,肿瘤组织内温度逐渐升高,少数患者术中出现胸闷、疼痛、口干、心率加快、血压升高等反应,及时给予对症处置。与清醒患者加强交流,转移注意力,疼痛剧烈者及时报告医师,进行止痛或暂停治疗。

3. 术后护理

(1)常规护理:术后去枕平卧位。鞘管拔除后,嘱患者6~12小时后左右翻身,12~16小时后下床活动;监测生命体征,观察手术穿刺点有无渗液、渗血、血肿等情况,严格执行无菌操作,防止污染伤口;腹带加压包扎,预防出血,肿瘤较大或一次性消融数目较多者,应至少6小时后进少量流质饮食。

(2)并发症护理:密切观察患者有无发热、疼痛等问题。嘱患者术后多饮水,发热时可物理降温,警惕感染等并发症;出现肝区疼痛时,进行疼痛评分,严重时根据医嘱使用止痛药物。

三、肝动脉化疗栓塞术

肝动脉化疗栓塞术(transcatheter arterial chemoembolization,TACE)是在患者大腿根部的股动脉进行穿刺,将细微导管穿入,通过数字减影血管造影机透视引导,将导管送至肝内肿瘤部位,将抗癌药物、栓塞剂通过导管注入肝内肿瘤动脉的治疗方式。

【适用范围】

适应证:不能手术切除的中晚期原发性肝癌患者;可手术切除,但由于其他原因(如高龄、严重肝硬化等)不能或不愿接受手术者;小肝癌,但不愿意进行手术、局部射频或微波消融治疗者;肝癌切除治疗后防止局部复发;切除术前应用肝动脉化疗栓塞术,避免主瘤外漏复发者。

禁忌证:有严重的心脑肺等重要脏器疾病;肝功能分级C级或PS评分≥3分。

【关注要点】

1. 术前护理 术前了解患者心理状况,耐心解释手术方法及优点,消除其恐惧焦虑心理。评估患者基本情况,辅助患者进行相关术前检查,重点关注凝血功能、肝功能等情况。术前4~6小时禁食,训练床上大小便。术前备皮,建立静脉留置管路。

2. 术中护理 指导患者舒适体位,给予患者沟通鼓励,吸氧、心电监护,密切监测生命体征变化。

3. 术后护理

(1)常规护理:手术结束后穿刺部位按压10~15分钟。检查患者足背动脉搏动、观察有无远端缺血征象。密切观察意识、生命体征、尿量变化及周围组织灌注情况;嘱患者清淡饮食、多饮水,绝对卧床休息。

(2)并发症护理

1)腹痛:TACE术后应密切观察疼痛部位、性质和持续时间。轻度疼痛者可采取转移注意力、音乐疗法等措施,对疼痛不能耐受者,遵循三阶梯止痛疗法处理。

2)发热:患者体温一般在38~38.5℃,无须特殊处理,若体温持续>39℃应警惕并发感染,遵医嘱给予物理降温或药物降温。

3)胃肠道反应:如患者出现恶心、呕吐时遵医嘱给予药物治疗,严重呕吐者可以给予止吐药物及补充电解质。

4）便秘：与术后使用止痛药引起胃肠平滑肌麻痹、沙袋加压及下肢制动、进食减少、发热机体水分消耗增加等有关。便秘易诱发肝性脑病，应观察患者是否有性格、行为异常等。

5）腹胀：准确记录 24 小时出入量，定时测腹围、体重，观察腹水消长情况。顽固性腹水采取腹腔闭式引流或腹水浓缩回输，遵医嘱补充人血白蛋白及利尿治疗。

6）出血：术后绝对卧床休息 24 小时以上，术侧肢体制动 8～12 小时，穿刺点加压包扎 4～6 小时，或 1kg 盐袋压迫穿刺点 8～18 小时。观察穿刺部位有无血肿、渗血，严禁穿刺侧肢体输液。

7）肾脏损害：化疗药物导致癌细胞大量坏死，需经肾脏排出造成肾脏损伤。建议术后每日饮水量在 3 000ml 以上，碱化尿液或使用利尿剂加速化疗药物排出。

8）股动脉栓塞：栓塞化疗术后严重的并发症。术后观察术侧肢体皮肤颜色、温度、感觉、足趾运动及足背动脉搏动。若发现肢体苍白、小腿疼痛剧烈、皮温下降、感觉迟钝，提示有股动脉栓塞的可能。立即抬高患肢、热敷，超声检查确诊，给予解痉、扩血管药物，禁止按摩，防止异位。

9）肺栓塞：主要发生在肝癌伴有肝动 - 静脉瘘时，碘化油栓塞肝动脉。大量碘化油通过动 - 静脉瘘进入肺动脉而形成肺栓塞，是 TACE 术后凶险并发症，主要表现为咳嗽、痰中带血、呼吸困难、动脉血氧分压低。如患者出现肺栓塞症状，立即通知医师，做好抢救处置。

四、大功率聚束微波治疗术

大功率聚束微波治疗术是继手术、放疗、化疗、生物治疗后的一种新的治疗肿瘤的方法，是通过人为提高局部或全身的温度，运用热疗效应选择性杀死癌细胞，控制癌细胞广泛转移的治疗方法。

【适用范围】

适应证：头颈部肿瘤，如较大的复发或难治各种软组织肉瘤；胸部肿瘤，如食管癌、肺癌等；腹部肿瘤，如肝癌、胰腺癌等；盆腔肿瘤，如膀胱癌、前列腺癌等；恶性淋巴瘤、骨与软组织肿瘤和恶性黑色素瘤等；骨转移瘤。

禁忌证：加温区有明显的热积聚效应的金属物；严重全身感染；治疗区域热感知、感觉障碍者；携带心脏起搏器者；精神疾病患者；孕妇和无自主表达能力的患者。

【关注要点】

1. 术前护理　帮助患者了解热疗的重要性，通过示范操作、讲解，让患者理解热疗是安全有效的。评估患者基本情况，辅助患者进行常规检查。患者治疗前进食易消化食物，避免过饱。摘除周身金属物品及贵重物品；备用毛巾、衣物、矿泉水或白开水；遵医嘱给予留置针静脉穿刺，术前注射镇静剂。

2. 术中护理

（1）术中准备：专人负责热疗仪，治疗前 30 分钟开机预热，调节室温为 18～24℃。嘱患者放松身体，一般取平卧位，腰椎不适者可取头高脚低位，头部高度不超过 30°。将四根测温探头轻轻（防止痔疮）置于患者肛门内 10cm 固定。使用静脉留置针，输注液体，设定滴速为 125 滴/min。心电监护，吸氧 3L/min，告知患者治疗持续大约 2 小时，连接话筒固定至患者枕旁。设置治疗范围，关闭治疗室。

（2）病情观察：监测生命体征，特别是观察心率及血压的变化，每 10 分钟询问 1 次患者感受，了解患者对治疗的耐受程度，逐步上升治疗功率。出现局部过热或刺痛时应及时调整温度，如仍不能耐受，中止治疗。治疗中温度升高，患者大量出汗，脱水后易发生血容量不足，治疗中及时补充输液，鼓励饮水。治疗时注意患者低血糖反应，并及时处理。

3. 术后护理

（1）常规护理：询问患者感受，协助其轻微活动四肢，休息 10 分钟后缓慢坐起，防止体位性低血压。查看患者治疗部位皮肤颜色，有无红肿、疼痛和水疱等。根据需要平车或轮椅推回病房，继续观察 6～8 小时。

（2）并发症的护理

1）发热：微波热疗将微波能量集中照射到病变部位，被人体组织吸收后，产生微波生物效应，使局部组织温度升高，属吸收热，无须特殊处理，治疗后 6 小时可恢复正常。6 小时后仍持续发热，使用物理降温。若发热超过 24 小时仍高热不退，给予抽血化验血常规及血培养，对症处理。

2）皮肤发红烫伤：皮肤发红者可自行消失；发生Ⅰ度烫伤，保持皮肤干燥清洁，涂抹烫伤膏；发生Ⅱ度烫伤，使用 2ml 注射器抽吸水疱，并用烫伤膏涂抹后无菌纱布覆盖。

（李 沛）

第十节 血液净化疗法

血液净化就是通过净化设备将急危重症患者血液中的有毒物质清除到体外，并能够恢复机体内环境稳定的技术，常见的血液净化技术包括血液透析、持续肾脏替代治疗、血液灌流、血浆置换、腹腔透析等。

【适用范围】

适应证：急性肾功能损害、尿毒症者；严重脓毒症、脓毒症休克者；急性高血容量状态、充血性心衰者；急性肝功能衰竭者；严重的酸碱和电解质紊乱者；急性重症胰腺炎者；急性中毒者；其他包括神经系统疾病，如吉兰-巴雷综合征，重症肌无力，血液系统疾病，自身免疫性疾病等。

禁忌证：对血液净化相关材料过敏者。

【关注要点】

1. 血管通路自体动静脉内瘘的护理

（1）内瘘成形术前护理：在保守治疗期间，应有意识地保护一侧上肢静脉，避免在该侧静脉穿刺、静脉置管、锁骨下静脉置管或置入中心静脉留置导管，以备日后用作动静脉内瘘。

（2）内瘘成形术后护理：抬高术侧上肢至 30° 以上，以促进静脉回流，减轻肢体肿胀。密切监测血管杂音以判断内瘘血管是否通畅，观察手术部位有无渗血或血肿，吻合口远端的肢体有无苍白、发凉以及全身情况等。

（3）内瘘成形术后护理

1）常规护理：内瘘术后第3天开始，每天做握拳运动或手握橡皮握力圈，每天3～4次，每次10～15分钟。或在吻合口上方近心端，轻轻加压至内瘘血管适度扩张充盈，同时进行握拳运动或握橡皮握力圈，1分钟后解除压力，然后再次加压，如此循环练习，每次10～15分钟，每天2～3次。

2）内瘘保护：禁止在内瘘侧肢体测血压、抽血、静脉注射、输血或输液。透析结束后按压内瘘穿刺部位10分钟以上，以彻底止血，也可用弹力绷带加压包扎止血。

2. 透析过程中常见并发症的护理

（1）低血压：监测血压变化，透析过程中收缩压下降20mmHg，或平均动脉压下降≥10mmHg。立即减慢血流速度，停止超滤，协助患者平躺，抬高床尾，并给予吸氧，输注生理盐水或高渗葡萄糖溶液等，必要时使用升压药，若血压仍不能回升，需停止透析。

（2）失衡综合征：指透析中或透析结束后不久出现的以神经精神症状为主的临床综合征，多发生于严重高尿素氮血症的患者接受透析治疗之初。轻者表现为头痛、恶心、呕吐、躁动，重者表现为抽搐、昏迷等。轻者可减慢血流速度并给予吸氧，静脉输注高渗葡萄糖溶液、高渗盐水等；严重者需立即终止透析，静滴甘露醇并进行抢救处理。

（3）肌肉痉挛：多出现在透析中后期，主要表现为足部肌肉、腓肠肌痉挛性疼痛。需降低超滤速度，快速输入生理盐水100～200ml，或输入高渗葡萄糖溶液。

（4）透析器反应：又称为首次使用综合征，是使用新透析器产生的一组症状，表现为透析开始1小时内出现皮肤瘙痒、荨麻疹、流涕、腹痛、胸痛、背痛，重者可发生呼吸困难，甚至休克、死亡。一般给予吸氧、抗组胺药物、止痛药物等对症处理后可缓解；如明确为Ⅰ型变态反应，需立即停止透析，舍弃透析器和管路中的血液，并使用异丙嗪、糖皮质激素、肾上腺素等控制症状。

3. 透析期间的护理　询问患者有无头晕、出冷汗等不适，如患者透析后血压下降，应卧床休息或补充血容量。测量并记录体重、血压。自体动静脉内瘘者穿刺部位压迫止血，中心静脉留置导管者使用肝素或枸橼酸钠封管。

4. 感染预防

（1）医护人员须固定，减少人员更换的频次。严禁监测透析区的工作人员与普通透析区的工作人员交叉操作。

（2）每班次对运行中的设备进行表面消毒。常规采用500mg/L含氯消毒剂擦拭消毒，作用30分钟，清水擦净；如遇污染，用吸湿材料去除可见污染，采用2 000mg/L含氯消毒剂擦拭消毒，作用30分钟，再清水擦净。每次治疗结束后对设备进行终末消毒，床单位可使用床单位臭氧消毒机消毒。

（3）患者使用的物品应一患一用。尽量将患者安排在同一机位。

（薛娜娜）

第十一节　腹水浓缩回输技术

腹水回输（reinfusion of ascites）是利用血液净化原理，将腹水净化、浓缩，然后将浓缩液回流至腹腔或静脉的一种技术，可排出多余的水分又可将蛋白质等物质回输到体循环或腹腔中。

【适用范围】

适应证：用于治疗各种原因导致的漏出性腹水，如肝硬化、尿毒症难治性腹水、肾病综合征、营养不良性腹水、缩窄性心包炎导致的大量腹水等。

禁忌证：炎性、血性、癌性等渗出性腹水。

【关注要点】

1. 术前护理　认真做好解释工作，取得患者配合，根据患者的不同心理状态有针对性地指导。操作前确定腹水原因，术前腹水常规检查，包括外观、比重、细胞计数、蛋白定性和定量、细菌培养、腹水癌细胞检查。血浆总蛋白、白蛋白和球蛋白检查，出凝血时间等。做好心肺功能的评估，术前嘱患者排尿。

2. 术中护理　病室严格消毒隔离，谢绝家属陪伴，严格无菌操作，静脉回输时一定加输血滤网，以防蛋白凝块进入体内。观察患者有无畏寒等不良反应，注意保暖或提高冲洗管道混合液温度，若畏寒及发热症状未缓解者及时使用盐酸异丙嗪、地塞米松等治疗改善症状。

3. 术后护理

（1）病情观察：术后继续心电监护 2 小时，卧床休息 4 小时，严密观察术后有无出血情况，特别是腹腔穿刺点是否出现渗血、渗液等。

（2）健康宣教：嘱患者注意休息，进食低盐、低脂、高糖、高蛋白及富含维生素、易消化的饮食，多吃新鲜蔬菜、水果。

（章华芬）

第十二节　非生物型人工肝支持系统

【适用范围】

适应证：由各种原因引起的肝衰竭早、中期，凝血酶原活动度介于 20%～40% 的患者；终末期肝病肝移植术前等待肝源、肝移植术后排异反应的患者；严重胆汁淤积性肝病经内科治疗效果欠佳者、各种原因引起的严重高胆红素血症者。

禁忌证：活动性出血或弥散性血管内凝血者；对治疗过程中所用血制品或药品严重过

敏者；血流动力学不稳定者；心脑血管意外所致梗死非稳定期者；血管外溶血者；严重脓毒症者。

【操作流程与步骤】

非生物型人工肝支持系统操作流程与步骤（以血浆置换为例）

步骤	注意事项
1. **解释**　实施前向患者或家属解释人工肝治疗的目的、方法及注意事项。	尊重患者的知情权。
2. **操作准备** （1）核对信息：患者基本信息、拟行非生物型人工肝治疗模式。 （2）治疗前评估：现病史、既往史、生命体征、基本病情、实验室指标、影像学指标等，关注有无人工肝治疗禁忌证。 （3）给予患者心电监护、吸氧、建立输液静脉通路，核对患者血型，悬挂血型牌。 （4）用物准备：上机包，无菌手套，遵医嘱配制治疗药物。 （5）人工肝置管评估："一视二触三问"法评估人工肝置管。视：穿刺口情况、双下肢腿围情况；触：双下肢有无肿胀及足背动脉搏动；问：询问按压穿刺口周围（从外向内）有无疼痛等不适。	注意人工肝治疗前的操作准备。
3. **血浆置换上机操作** （1）打开上机包，取出垃圾袋，无张力撕敷贴，再次进行手卫生，戴无菌手套，整理无菌物品（两个针筒，两把镊子，碘伏棉球及碘伏纱布，酒精棉球及酒精纱布），干纱布及一只无菌手套放置在弯盘下方。铺无菌巾，取下旧纱布放入一个无菌盘。 （2）消毒顺序：第一遍消毒穿刺口及以上皮肤，消毒范围大于10cm，第二遍消毒穿刺口及以下皮肤；第三遍消毒穿刺点及周围皮肤。碘伏纱布消毒人工肝导管蝶翼部分。 （3）评估导管功能：先检查导管夹子处于关闭状态，再取下导管保护帽，酒精棉球消毒引血端口，旋转消毒10次以上，注射器回抽导管内封管液，回抽量略大于封管液量，并将回抽液推注在纱布上检查是否有血凝块（推注时距纱布距离＞10cm），如果导管回血不畅，认真查找原因。回血端遵医嘱推注抗过敏药物及其他治疗药物。 （4）建立体外循环：酒精棉球再次消毒人工肝导管引血端，连接管路动脉端，打开导管夹子，打开血泵，缓慢调节至30ml/min，随血流方向检查管路是否通畅，密切关注患者主诉及生命体征，引血量达30～50ml时，调血泵至5ml/min；再次消毒回血端后接静脉端管路，调血泵至治疗参数。再次核对患者信息后，遵医嘱设置抗凝剂首剂量和维持量。 （5）调节加温器至合适温度。 （6）遵医嘱设置人工肝仪器治疗参数，动态观察动脉压、入口压、静脉压、跨膜压变化。 （7）酒精纱布再次消毒导管接口部分，高举平抬法固定导管。 （8）再次检查体外循环通路运行情况。 （9）治疗过程中，动态关注患者生命体征及主诉，关注人工肝治疗仪各压力值变化。	注意消毒的无菌原则。 评估导管的通畅性。 建立体外循环时，应注意患者的生命体征变化、尽早使用抗凝剂。 检查仪器各参数及管路是否通畅，使用药物时严格三查七对。 做好相关的健康宣教。
4. **下机操作** （1）物品准备：下机包，下机药物（生理盐水，封管液，适量鱼精蛋白），敷料2张。	注意消毒的无菌原则。 下机步骤的准确性，冲封管手法的准确性。

步骤	注意事项
（2）戴手套，移除敷料，脱手套，手卫生后，打开下机包，戴无菌手套，左手去除包裹导管的纱布，右手铺无菌巾至夹子处，消毒穿刺口及周围皮肤3次后待干。 （3）停止治疗，开始回收血浆。 （4）血浆回收结束后，关闭血泵，引血端连接生理盐水后打开血泵。 （5）消毒引血端，生理盐水脉冲式冲洗导管，封管液正压封管。 （6）血液回收结束后，消毒回血端，生理盐水脉冲式冲洗导管，封管液正压封管，部分患者遵医嘱使用抗凝剂拮抗剂。 （7）敷贴妥善固定导管。 （8）整理床单位，整理用物及仪器。向患者及家属做好宣教，护送患者回病房。	

【关注要点】

1. 术前护理 评估患者的病情、生命体征变化、实验室指标、影像学指标和心理状况。预防血浆过敏，静脉注射地塞米松 5～10mg。在不超过 37° 的水中融化血浆，避免温度过高引起蛋白质变性。

2. 术中护理

（1）治疗过程中，需严格执行核对制度、注意无菌原则，密切关注患者主诉及体征，定时检测循环通路各压力值变化，及时处理治疗过程中的并发症，做好相应的护理及健康宣教。

（2）下机过程中，首选按照仪器程序回收血浆和血液，如按手动回收时应注意回收速度及回收量。回收过程中关注患者的不适主诉，预防空气栓塞等。注意生理盐水脉冲式冲管、封管液正压封管的手法等。

3. 术后护理 加强病情观察，注意患者凝血工作各项指标，严格核对和记录肝素的使用剂量。严格做好消毒隔离，患者机体抵抗力低下，且存在插管的开放性伤口，防止出现交叉感染。

（章华芬）

第七章　传染病的消毒与隔离

学习目标

1. 掌握消毒、隔离、医疗废物相关概念。
2. 熟悉消毒、隔离技术类别及注意事项。
3. 了解医疗废物的分类。
4. 学会消毒、隔离技术及医疗废物的管理。

第一节　传染病的消毒

消毒（disinfections）是运用物理、化学、生物学方法杀灭或清除传播媒介上可能使人和动物致病的微生物的措施。消毒是切断传染病传播途径的重要措施，借此可以阻止、控制传染病及医院感染的发生和流行。

（一）消毒分类

1. 疫源地消毒　指对目前或曾经存在传染病及其病原体的地区进行的消毒。目的是杀灭由传染源排到外界环境中的病原生物体，切断传播途径，以防止其感染人群或动物。包括终末消毒和随时消毒。

（1）终末消毒：即当患者痊愈或死亡后对其原居地进行的最后一次彻底消毒，包括对患者所处环境、所接触物品和排泄物的消毒，也包括患者出院前的自身消毒或死亡后对尸体的消毒处理。

（2）随时消毒：对传染源的排泄物、分泌物及其污染物品进行随时的消毒。

2. 预防性消毒　指对未发现传染源而对可能受到病原体污染的场所、环境、物品和人体所进行的消毒，如饮水消毒、餐具消毒、手术室消毒及医护人员手消毒等。

（二）消毒方法

1. 物理消毒法

（1）热力灭菌法：通过高温使微生物的蛋白质及酶发生变性或凝固，新陈代谢发生障碍而死亡。方法包括煮沸消毒、高压蒸汽灭菌、真空型压力蒸汽灭菌、火烧消毒、巴氏消毒法。

（2）辐射消毒法：①非电离辐射，包括紫外线、红外线和微波，紫外线灯消毒时间≥1小时，当被消毒的室内空气湿度≥70%、温度低于 20℃或高于 40℃时，应延长照射时间；②电离辐射，包括 γ 射线和高能电子束（β 射线）两种。

2. 化学消毒法　指用化学消毒药物使病原体蛋白质变性而致其死亡的方法。根据消毒效能消毒剂分为三类。①高效消毒剂，能杀灭包括细菌芽孢、真菌孢子在内的各种微生物。如2%碘酊、戊二醛、过氧乙酸、甲醛、环氧乙烷、过氧化氢等消毒剂。②中效消毒剂，能杀灭除芽孢以外的各种病原微生物。如乙醇、部分含氯制剂、氧化剂、溴剂等消毒剂。③低效消毒剂，能杀灭细菌繁殖体和亲脂类病毒的消毒制剂。化学消毒法可分为以下三类：

（1）浸泡法：将待消毒的物品浸没于装有消毒剂溶液的容器中，加盖。以含有效氯消毒剂为例，对细菌繁殖体污染物品的消毒，用含有效氯>500mg/L的消毒液浸泡>10分钟，对经血液传播的病原体、分枝杆菌、细菌芽孢污染物品的消毒，用含有效氯2 000～5 000mg/L的消毒液浸泡>30分钟，含氯消毒液每日监测浓度。

（2）擦拭法：大件物品或其他不能用浸泡消毒的物品用擦拭消毒，消毒所用的浓度和作用时间同浸泡法。

（3）喷洒法：以含有效氯消毒剂为例，对一般污染的物品表面，用含有效氯400～700mg/L的消毒液均匀喷洒，作用10～30分钟；对经血液传播病原体、结核杆菌等污染表面的消毒，用含有效氯>2 000mg/L的消毒液均匀喷洒，作用时间>60分钟，喷洒后有强烈的刺激性气味，人员应离开现场。

（三）传染病医院消毒措施

1. 血液、体液、排泄物和分泌物污染的物品消毒措施　①污染针头直接放入锐器盒，不得套回针帽，锐器盒由垃圾处理站回收消毒处理；②需要回收的耐湿、耐高温的物品，应高压蒸汽灭菌消毒后处理；③需要回收的不耐湿和高温的物品，可装入塑料袋中，用环氧乙烷消毒；④废弃物放入"医疗垃圾桶"内，双层黄色垃圾袋包裹，袋口需包扎，必要时进行外表面消毒；⑤地面、物表用消毒剂覆盖，消毒时间充分后再清洁。

2. 一般污染物消毒措施　①耐湿、耐高温的器械、器具和物品，应首选热力消毒或灭菌方法；②耐湿、不耐高温的器具和物品使用消毒剂浸泡消毒；③不耐湿和高温的器具和物品使用环氧乙烷消毒；④物体表面可用消毒剂擦拭、紫外线近距离照射消毒时仅限于无遮挡表面，多孔材料表面使用喷雾消毒剂消毒。

3. 室内空气消毒措施　隔离病房等室内的终末消毒可参照《医院空气净化管理规范》（WS/T368-2012）执行。采用3%过氧化氢、5 000mg/L过氧乙酸、500mg/L二氧化氯等消毒液，按照20～30ml/m³的用量加入到电动超低容量喷雾器中，接通电源，即可进行喷雾消毒。消毒前关好门窗，喷雾时按先上后下、先左后右、由里向外，先表面后空间，循序渐进的顺序依次均匀喷雾。作用时间：过氧化氢、二氧化氯为30～60分钟，过氧乙酸为1小时。消毒作用时间完毕，打开门窗彻底通风。

（四）消毒效果的监测

消毒效果的监测包括日常监测和定期监测。不同的消毒方法采取不同的效果监测方式，应遵循《医疗机构消毒技术规范》WS/T367-2012相关要求。使用中消毒液的有效浓度测定可使用经国家卫生行政部门批准的消毒剂浓度试纸（卡）进行监测。

1. 空气消毒效果监测

（1）采样时间：采用洁净技术净化空气的房间在洁净系统自净后、从事医疗活动前采样；未采用洁净技术净化空气的房间在消毒或规定的通风换气后、从事医疗活动前采样；或怀疑与医院感染暴发有关时采样。

（2）监测方法：洁净手术部（室）及其他洁净用房可选择沉降法或浮游菌法；未采用洁

净技术净化空气的房间采用沉降法。

（3）注意事项：采样前，关闭门、窗，在无人走动的情况下，静止10分钟后采样。

2. 物体表面消毒效果监测

（1）采样时间：在消毒处理后或怀疑与医院感染暴发有关时进行采样。

（2）监测方法：用5cm×5cm灭菌规格板放在被检物体表面，用浸有无菌0.03mol/L磷酸盐缓冲液（PBS）或生理盐水采样液的棉拭子1支，在规格板内横竖往返各涂抹5次，并随之转动棉拭子，连续采样4个规格板面积，被采表面＜100cm²，取全部表面；被采表面≥100cm²，取100cm²。门把手等小型物体则采用棉拭子直接涂抹物体表面采样。

（3）注意事项：采样物体表面有消毒剂残留时，采样液应含相应中和剂。

3. 手卫生效果监测 应遵循《医务人员手卫生规范》（WS/T313-2019）要求进行效果监测。手卫生消毒效果应达到如下要求：①卫生手消毒，监测的细菌菌落总数应≤10CFU/cm²；②外科手消毒，监测的细菌菌落总数应≤5CFU/cm²。

（马淑焕）

第二节 传染病的隔离

隔离（isolation）是采用科学方法和有效措施，把处于传染期的患者、疑似患者或病原携带者与其他人群分开，防止病原体从患者及携带者传播给他人。隔离是预防和控制传染病的重要措施，一般将传染源隔离至不再排出病原体为止。

（一）隔离区域划分及要求

建筑布局符合隔离要求，传染病区宜相对独立，与普通病区和生活区分开。确保洁、污分开，防止因人流、物流交叉导致污染；通风系统应区域化，防止区域间空气交叉污染；配备合适的手卫生设施。

1. 清洁区 指未与传染患者接触、未被病原微生物污染的区域，如工作人员会议室、医护值班室、配餐室。隔离要求：①患者及患者接触的物品不得进入清洁区；②工作人员不得穿隔离衣、穿工作服、戴口罩及帽子、穿隔离鞋进入清洁区。

2. 污染区 指已被患者接触、受病原微生物污染的区域，如外走廊、病房、患者厕所、污物处置室等。

对工作人员的隔离要求：①工作人员进入污染区需按要求进行防护着装如穿隔离衣、戴口罩、戴帽子、穿隔离鞋，必要时戴护目镜或防护面罩；②工作人员出入呼吸道传染病病室，要随手关门，防止病室中病原微生物污染中间环境；③工作人员的面部不可与患者或污染物接触，避免患者对着自己打喷嚏、咳嗽，如果出现此污染，须立即清洗消毒；④严格遵守隔离技术规定，污染的手不能触摸自己的五官及非污染物品，直接、间接接触患者或污染物品后，必须进行手卫生；⑤污染区一切物品须经严格消毒才能进入潜在污染区。

对患者的隔离要求：①入院患者经病区污染端进入，更换的衣服及携带物品经消毒处理后，交家属带走或由医院统一管理；②为防止交叉感染，呼吸道传染病患者不得随意离开病室,尽量在病室内活动;③向患者及家属进行宣传,污染物品等未经消毒,不得带出污染区,以免病原微生物污染外界。

3. 潜在污染区　指有可能被病原微生物污染的区域,如内走廊、病室的缓冲间、医护办公室、治疗室等。隔离要求:①工作人员进入潜在污染区需穿工作服,以减少交叉感染机会;②患者不得进入潜在污染区;③治疗室内清洁物品、已消毒的医疗器械和药物必须与污染物品严格分开放置,由污染区带回的物品应消毒后放在指定的位置。

4. 两通道　病区中的医务人员通道和患者通道。医务人员通道、出入口设在清洁区一端,患者通道、出入口设在污染区一端。

5. 缓冲间　清洁区与潜在污染区之间、潜在污染区与污染区之间设立的两侧均有门的小室,为医务人员的准备间。

6. 负压病区(房)　通过特殊通风装置,使病区(房)的空气按照由清洁区向污染区流动,使病区(房)内的压力低于室外压力。负压病区(房)排出的空气须经处理,确保对环境无害。

(二)医院建筑布局与隔离要求

1. 医院建筑分区与隔离要求

(1)建筑区域划分:根据患者获得感染危险性的程度,可将医院分为 4 个区域。①低危险区域:包括行政管理区、教学区、图书馆、生活服务区等;②中等危险区域:包括普通门诊、普通病房等;③高危险区域:包括感染疾病科(门诊、病房)等;④极高危险区域:包括手术室、重症监护病房、器官移植病房等。

(2)隔离要求:①明确行走流程,保证洁、污分开,防止因人流、物流交叉导致污染;②根据建筑分区的要求,同一等级分区的科室相对集中,高危险区的科室宜相对独立,宜与普通病区和生活区分开;③通风系统应区域化,防止区域间空气交叉污染;④按照《医务人员手卫生规范》(WS/T313-2019)要求,配备合适的手卫生设施。

2. 呼吸道传染病病区的建筑布局与隔离要求

(1)建筑布局:设在医院相对独立的区域,设立三区两通道和三区之间的缓冲间,缓冲间两侧的门不应同时开启,以减少区域之间空气流通。经空气传播疾病的隔离病区,应设置负压病室,病室的气压宜为 −30Pa,缓冲间的气压宜为 −15Pa。

(2)隔离要求:各区之间界线清楚,标识明显,病室内有良好的通风设施,各区安装适量的非手触式开关流动水洗手池。不同种类传染病患者分室安置,疑似患者单独安置。

3. 负压病室的建筑布局与隔离要求

(1)建筑布局:设病室及缓冲间,通过缓冲间与病区走廊相连。病室采用负压通风,上送风、下排风;病室内送风口远离排风口,排风口置于病床床头附近,排风口下缘靠近地面但应高于地面 10cm,门窗保持关闭。病室送风和排风管道上宜设置压力开关型的定风量阀,使病室的送风量、排风量不受风管压力波动的影响。负压病室内设置独立卫生间,有流动水洗手和卫浴设施。配备室内对讲设备。

(2)隔离要求:送风应经过初、中效过滤,排风经过高效过滤处理,每小时换气 6 次以上。设置压差传感器,用来检测负压值。保障通风系统正常运转,做好设备日常保养。每间负压病室宜安排一名患者,无条件时可安排同种呼吸道传染病患者,严禁患者到本病室外活动。

4. 感染性疾病病区的建筑布局与隔离要求

（1）建筑布局：应设在医院相对独立的区域，远离儿科病房、重症监护病房和生活区。设单独出、入口。

（2）隔离要求：分区明确，标识清楚。不同种类的感染性疾病患者分病室安置，每间病室不应超过 4 人，病床间距不少于 1.1m。病房通风良好，自然通风或安装通风设施，以保证病房内空气清新。配备适量非手触式开关流动水洗手设施。

（三）隔离的原则

1. 在标准预防的基础上，根据疾病的传播途径制订相应的隔离与预防措施。

2. 一种疾病可能有多种传播途径时，应在标准预防的基础上，采取相应传播途径的隔离与预防，将多种防护措施结合使用。

3. 隔离病室应有隔离标志，并限制人员的出入。

4. 传染病患者或疑似传染患者产生的医疗废物，应严格执行医疗废物管理条例，防止病原体扩散和传播。

5. 患者连续多次病原检测阴性且确定不再排出病原体，方可解除隔离。

（四）隔离的方法与措施

根据 2009 年发布的中华人民共和国卫生行业标准 WS/T 311-2009《医院隔离技术规范》，隔离方法可分为空气传播、飞沫传播及接触传播的隔离方法；根据传染病传播强度及传播途径不同，可采取以下方法：

1. **严密隔离**　适用于霍乱、鼠疫、炭疽、SARS 等甲类或传染性极强的乙类传染病。具体隔离方法：①患者住单间病室，同类患者可住一室，关闭门窗，禁止陪伴和探视；②进入病室的医务人员按要求防护；③患者分泌物、排泄物、污染物品、敷料等严格消毒；④室内采用单向正压通气，室内的空气及地面定期喷洒消毒液或紫外线照射消毒。

2. **呼吸道隔离**　适用于流行性感冒、麻疹、白喉、水痘等通过空气或飞沫传播的传染病。具体隔离方法：①同类患者可住一室，关闭门窗；②室内喷洒消毒液或紫外线照射消毒；③患者口鼻、呼吸道分泌物应消毒；④进入病室的医务人员根据诊疗需要选择防护用品。

3. **消化道隔离**　适用于伤寒、细菌性痢疾、甲型肝炎等通过粪 - 口途径传播的传染病。具体隔离方法：①同类患者可同住一室；②接触患者时穿隔离衣、戴手套、穿鞋套，并做好手卫生；③患者粪便严格消毒，患者用品、餐具、便器等单独使用并定期消毒，地面喷洒消毒液；④室内防苍蝇和蟑螂。

4. **接触隔离**　适用于狂犬病、破伤风等经皮肤伤口传播的疾病。具体隔离方法：医务人员根据诊疗需要选择防护用品，患者用过的物品和敷料等严格消毒。

5. **昆虫隔离**　适用于通过蚊、蚤、虱、蜱、恙螨等昆虫叮咬传播的疾病，如疟疾、斑疹伤寒等。具体的隔离方法主要是病室内有完善防蚊设施，以预防叮咬及杀灭上述昆虫。

6. **体液 - 血液隔离**　适用于由血液、体液及血制品传播的传染病，如乙型肝炎、艾滋病等。具体隔离方法：①同病种患者可同住一室；②若患者的血液、体液有可能污染工作服时需穿隔离衣，接触患者血液、体液时需戴手套，必要时戴护目镜；③医疗器械严格消毒，有条件时可使用一次性用品；④被患者的血液或体液污染的物品，销毁或装入污物袋中，并做好标记，送出病房进行彻底消毒处理或焚烧。

（马淑焕）

第三节　医疗废物的处理

医疗废物是指医疗卫生机构在医疗、预防、保健以及其他相关活动中产生的具有直接或间接感染性、毒性以及其他危害性的废物。

（一）医疗废物分类及收集

医疗废物可分为感染性废物、损伤性废物、病理性废物、药物性废物和化学性废物。

1. 感染性废物　指携带病原微生物具有引发感染性疾病传播危险的医疗废物。

（1）常见废物：①被患者血液、体液、排泄物等污染的除锐器以外的废物；②使用后废弃的一次性使用医疗器械，如注射器、输液器、透析器等；③病原微生物实验室废弃的病原体培养基、标本，菌种和毒种保存液及其容器，其他实验室及科室废弃的血液、血清、分泌物等标本和容器；④隔离传染病患者或者疑似传染病患者产生的废弃物。

（2）收集方式：①收集于符合《医疗废物专用包装袋、容器和警示标志标准》(HJ421)的医疗废物包装袋中；②病原微生物实验室废弃的病原体培养基、标本，菌种和毒种保存液及其容器，应在产生地点进行压力蒸汽灭菌或者使用其他方式消毒，然后按感染性废物收集处理；③隔离传染病患者或者疑似传染病患者产生的医疗废物应当使用双层医疗废物包装袋盛装。

2. 损伤性废物　能够刺伤或者割伤人体的废弃的医用锐器。

（1）常见废物：①废弃的金属类锐器，如针头、缝合针、针灸针、探针、穿刺针、解剖刀、手术刀、手术锯、备皮刀、钢钉和导丝等；②废弃的玻璃类锐器，如盖玻片、载玻片、玻璃安瓿等；③废弃的其他材质类锐器。

（2）收集方式：①收集于符合《医疗废物专用包装袋、容器和警示标志标准》(HJ421)的锐器盒中；②锐器盒达到 3/4 满时，严密封闭，按流程运送、贮存。

3. 病理性废物　诊疗过程中产生的人体废弃物和医学实验动物尸体等。

（1）常见废物：①手术及其他医学服务过程中产生的废弃的人体组织、器官；②病理切片后废弃的人体组织、病理蜡块；③废弃的医学实验动物的组织和尸体；④16 周胎龄以下或重量不足 500g 的胚胎组织等；⑤确诊、疑似传染病或携带传染病病原体的产妇的胎盘。

（2）收集方式：①收集于符合《医疗废物专用包装袋、容器和警示标志标准》(HJ421)的医疗废物包装袋中；②确诊、疑似传染病产妇或携带传染病病原体产妇的胎盘使用双层医疗废物包装袋盛装；③可进行防腐或者低温保存。

4. 药物性废物　过期、淘汰、变质或者被污染的废弃药物。

（1）常见废物：①废弃的一般性药物；②废弃的细胞毒性药物和遗传毒性药物；③废弃的疫苗及血液制品。

（2）收集方式：①少量的药物性废物可以并入感染性废物中，并在标签中注明；②批量废弃的药物性废物，收集后交由具备相应资质的医疗废物处置单位或者危险废物处置单位等进行处置。

5. 化学性废物 具有毒性、腐蚀性、易燃性、反应性的废弃的化学物品。

（1）常见废物：列入《国家危险废物名录》中的废弃危险化学品，如甲醛、二甲苯等；非特定行业来源的危险废物，如含汞血压计、含汞体温计，废弃的牙科汞合金材料及其残余物等。

（2）收集方式：①收集于容器中，粘贴标签并注明主要成分；②收集后交由具备相应资质的医疗废物处置单位或者危险废物处置单位等进行处置。

（二）医疗废物的集中处置

1. 医疗废物的分类收集应当根据其特性和处置方式进行，并与当地医疗废物处置的方式相衔接。在保证医疗安全的情况下，鼓励医疗卫生机构逐步减少使用含汞血压计和体温计，鼓励使用可复用的医疗器械、器具替代一次性医疗器械、器具。

2. 从事医疗废物集中处置活动的单位，向县级以上人民政府环境保护行政主管部门申请领取经营许可证。

3. 医疗废物集中处置单位，符合以下条件：①具有符合环境保护和卫生要求的医疗废物贮存、处置设施或者设备；②具有经过培训的技术人员以及技术工人；③具有负责医疗废物处置效果检测、评价工作的机构和人员；④具有保证医疗废物安全处置的规章制度。

4. 医疗废物集中处置单位的贮存、处置设施，远离居（村）民居住区、水源保护区和交通干道，与工厂、企业等工作场所有适当的安全防护距离，并符合国务院环境保护行政主管部门的规定。

5. 医疗废物集中处置单位运送医疗废物，应遵守国家有关危险货物运输管理的规定，医疗废物专用车辆应当达到防渗漏、防遗撒以及其他环境保护和卫生要求，有明显医疗废物标识，不得运送其他物品。至少每2天到医疗卫生机构收集、运送一次医疗废物，并负责医疗废物的贮存、处置。运送医疗废物的专用车辆使用后，在医疗废物集中处置场所内及时进行消毒和清洁。

6. 医疗废物集中处置单位在运送医疗废物过程中要确保安全，不得丢弃、遗撒医疗废物。

7. 医疗废物集中处置单位应安装污染物排放在线监控装置，并确保监控装置处于正常运行状态。

8. 医疗废物集中处置单位应定期对医疗废物处置设施的环境污染防治和卫生学效果进行检测、评价。检测、评价结果存入医疗废物集中处置单位档案，每半年向所在地环境保护行政主管部门和卫生行政主管部门报告一次。

9. 医疗废物集中处置单位处置医疗废物，按照国家有关规定向医疗卫生机构收取医疗废物处置费用。

（马淑焕）

第八章　传染病的职业防护

第一节　标准预防与分级防护

（一）标准预防

标准预防是基于患者的血液、体液、分泌物（不包括汗液）、排泄物、非完整皮肤和黏膜均可能具有传染性的原则，针对医院所有患者和医务人员采取的一组预防感染的措施。包括手卫生，并根据预期可能的暴露选用手套、面罩、隔离衣、口罩、护目镜或防护面屏。也包括穿戴合适的防护用品处理患者环境中污染的物品与医疗器械。标准预防措施包括以下方面：

1. 严格执行手卫生，根据《医务人员手卫生规范》（WS/T313-2019），医务人员应当在接触患者前、清洁或无菌操作前、暴露患者血液体液后、接触患者后、接触患者周围环境后采取手卫生措施，手卫生措施包括卫生手消毒和流动水洗手。

2. 一般诊疗活动，可佩戴医用外科口罩；接触经空气传播或近距离接触经飞沫传播的呼吸道传染病患者时，应佩戴医用防护口罩。

3. 接触或可能接触患者血液、体液的诊疗、护理、清洁等工作时应戴手套，操作完毕，脱去手套后立即进行手卫生。

4. 在诊疗、护理操作过程中，有可能发生血液、体液飞溅到面部时，应戴护目镜或防护面罩；有可能发生血液、体液大面积飞溅或污染身体时，应穿戴具有防渗透性的隔离衣。

5. 在进行侵袭性诊疗、护理操作过程中，如置入导管、经椎管穿刺等，应戴医用外科口罩等医用防护用品，并保证光线充足。

6. 使用后针头不应回套针帽，确需回套应单手操作或使用器械辅助；不应用手直接接触污染的针头、刀片等锐器。废弃的锐器应直接放入专用锐器盒中；重复使用的锐器，应放在防刺的容器内密闭运输和处理。

7. 应密封运送被血液、体液、分泌物、排泄物污染的被服。

8. 有呼吸道症状的患者、探视者、医务人员等应采取呼吸道卫生（咳嗽礼仪）相关感染控制措施。

（二）个人防护装备种类

个人防护装备（personal protective equipment，PPE）是指用于保护医务人员避免接触感染性因子的各种屏障用品。

1. **医用外科口罩**　能阻止血液、体液和飞溅物传播，医护人员在有创操作过程中佩戴的口罩。

2. **医用防护口罩**　能阻止经空气传播的直径≤5μm感染因子或近距离（＜1m）接触经飞沫传播的疾病而发生感染的口罩。

3. **护目镜**　防止患者的血液、体液等具有感染性物质溅到人体眼部的用品。

4. **防护面罩/防护面屏**　防止患者的血液、体液等具有感染性物质溅到人体面部的用品。

5. **手套**　防止病原体通过医务人员的手传播疾病和污染环境的用品。

6. **隔离衣**　用于保护医务人员避免受到血液、体液和其他感染性物质污染，或用于保护患者避免感染的防护用品。

7. **医用防护服**　临床医务人员在接触甲类或按甲类传染病管理的传染病患者时所穿的一次性防护用品，应具有良好的防水、抗静电、过滤效率等功能。

8. **医用防护帽**　医务人员在接触含潜在感染性污染物时佩戴的防护用品。

9. **医用防护鞋套**　防止工作鞋、袜受到患者体液等物质污染，避免医务人员的足部、腿部直接接触潜在感染性污染物；防止工作人员受污染的防护用品。

（三）分级防护

医疗机构应当根据医务人员在工作时接触传染病患者的可能性，并按照导致感染的危险程度采取分级防护，防护措施应当适宜。根据WS/T511-2016《经空气传播疾病医院感染预防与控制规范》，主要有以下几种防护级别：

1. **一般防护**　适用于普通门（急）诊、普通病房的医务人员。工作时应穿工作服、戴医用外科口罩，认真执行手卫生。

2. **一级防护**　适用于发热门诊与感染疾病科医务人员。工作时应穿工作服、隔离衣，戴工作帽和医用外科口罩，必要时戴乳胶手套。严格执行手卫生。离开隔离区域时进行个人卫生处置，并注意呼吸道与黏膜的防护。

3. **二级防护**　适用于进入疑似或确诊经空气传播疾病患者安置地或为患者提供一般诊疗操作的医务人员。进入隔离区必须戴医用防护口罩、工作帽、穿工作服、戴手套、穿隔离衣或医用防护服、鞋套，必要时戴护目镜或防护面屏（罩）。严格按照清洁区、潜在污染区和污染区的划分，正确穿戴和摘脱防护用品，并注意口腔、鼻腔黏膜和眼结膜的卫生与保护。

4. **三级防护**　适用于为疑似或确诊患者进行产生气溶胶操作的医务人员。在二级防护基础上，加戴正压头套或全面型呼吸防护器。医务人员工作时应根据接诊患者的不同，采取相应的防护措施。

（四）防护用品的穿戴及摘脱方法

1. 医用防护口罩

（1）医用防护口罩佩戴方法

1）一手托住口罩外侧，有鼻夹的一面向外、向上。

2）将口罩罩住鼻、口及下颌，鼻夹部位贴合于鼻梁，用另一只手将下方系带拉过头顶，放在颈后双耳下，再将上方系带拉至头顶中部。

3）将双手指尖放在金属鼻夹上，从中间位置开始，用手指向内按鼻夹，并分别向两侧移动和按压，根据鼻梁的形状塑造鼻夹。

4）双手完全盖住口罩，快速呼气，检查密合性，如有漏气需重新调整鼻夹。

（2）医用防护口罩摘脱方法

1）摘口罩时不能触及口罩的污染面。

2）脱防护口罩时，先摘下方系带，一手捏系带绕过头顶摘下并拉住，另一手捏住上方系带绕过头顶摘下，双手捏住系带丢置垃圾桶内。

（3）注意事项：保持口罩的清洁、干燥；口罩潮湿、受到患者血液或体液污染后，应及时更换。佩戴口罩后，切忌用手挤压使用中的口罩，这样会使病原体向口罩内层渗透，减弱防护的效果，人为增加感染的风险。摘口罩前后手卫生，用手指捏住系带，将口罩取下丢入医疗废物容器内。

2. 隔离衣

（1）穿隔离衣的方法：①选择一次性隔离衣，检查无破损，右手提衣领，左手伸入袖内，右手将衣领向上拉，露出左手。②换左手持衣领，右手伸入袖内，露出右手，勿触及面部。③两手持衣领，由领子中央顺着边缘向后系好领带。④再扎好袖口。⑤将隔离衣一边（约在腰下5cm处）渐向前拉，见到边缘捏住。⑥同法捏住另一侧边缘。⑦双手在背后将衣边对齐。⑧向一侧折叠，一手按住折叠处，另一手将腰带拉至背后折叠处。⑨将腰带在背后交叉，将带子系好。

（2）脱隔离衣方法：①解开腰带，在前面打一活结。②解开袖带，塞入袖袢内，充分暴露双手，进行手消毒。③解开颈后带子。④双手在袖内交替将衣袖脱下。⑤在袖内对好隔离衣肩缝，提衣领，双手持衣领，对齐衣边，挂在衣钩上。⑥挂在污染区，污染面向外；挂在非污染区，清洁面向外。一次性隔离衣使用后应将污染面向内，卷折后放入医用垃圾袋。

3. 医用防护服

（1）穿防护服的方法：双手抓住防护服的腰部，将防护服的帽子、袖子及裤腿攥在手中，遵循先穿下衣，再穿上衣，然后戴好帽子，最后拉上拉链。

（2）脱防护服的方法：先将拉链拉到底，向上提拉帽子，使帽子脱离头部，脱袖子；由上向下边脱边卷，污染面向里，直至全部脱下后放入医疗废物袋内。

（3）注意事项：①选择型号合适的防护服，穿前应检查防护服有无破损；②防护服只限在规定区域内穿脱；摘脱防护装备的每一步均应进行手卫生。

（韦彩云　蔡西西　龚贝贝）

第二节 职业暴露的防护与管理

医务人员职业暴露是指医务人员在从事诊疗、护理活动过程中接触有毒、有害物质或传染病病原体，从而损害健康或危及生命的一类职业暴露。

血源性职业暴露是指医疗卫生工作人员、实验室工作人员及有关监管人员在从事疾病的诊断、治疗、护理、预防、检验、管理工作过程中，暴露于含有人类免疫缺陷病毒（HIV）、乙型肝炎病毒（HBV）、丙型肝炎病毒（HCV）等的血液、体液和实验室培养液等引起的危害。相关防护和职业暴露后的措施遵循 GBZ/T213-2008《血源性病原体职业接触防护导则》。

（一）职业暴露相关因素

1. 制度保障因素　预防职业暴露相关制度、规范、流程、标准、预案等未建立、修订和完善，或是有相关制度但是监管不到位。

2. 职业防护培训因素　职业防护培训不到位，工作人员对职业防护重视程度不够，培训后考核不到位。

3. 安全器具使用率低　锐器回收容器的容积与口径比例不匹配，锐器回收容器配备数量不足、规格不适宜、放置位置不合理等，锐器回收容器内医疗废物未及时处理，导致存放过满，未能做到正确规范使用防护用品。

4. 工作环境因素　操作环境采光不良、拥挤、嘈杂及患者不配合。

5. 工作人员因素　工作人员防护意识薄弱，对标准预防措施遵守程度降低；未掌握防护用品正确使用方法及穿脱流程；侵袭性操作时注意力不集中、操作流程不规范、操作熟练度不够，如回套针帽、徒手传递手术缝合针、直接用手弯曲缝合针、处理各种针头及清洗、整理锐利医疗器械动作过大、将各种锐器随意丢弃以及未采取保护措施等。

（二）职业暴露的预防

1. 医疗机构的管理

（1）建立职业安全卫生管理制度：制定完善各项规章制度，如职业防护管理制度、职业暴露上报制度、处理程序、风险评估标准、消毒制度、隔离制度、医疗废物处理制度等。

（2）健全职业安全防护设施：传染病医疗机构做好合理的环境布局，如传染病患者床间距要求，每隔 1.1m 以上设置一个床单位；提供便利的洗手和 / 或消毒设施，或免水洗的手消毒剂及眼睛冲洗设施；配备足量的防穿刺、防渗漏、有警示标识或安全标识和中文警示说明的锐器回收容器，锐器盒应放置在操作者可及区域；配置充足的个人防护用品；采购使用安全型静脉穿刺器具。

（3）制定职业安全操作规程：包括医疗废物处理流程、空气消毒处理流程、物表及地面清洁消毒流程、诊疗器械和用品消毒处理流程、患者及标本转运流程、职业暴露后处理流程等，相应指引、流程可以示意图形式上墙。

（4）开展职业安全操作培训：开展自我防护知识及技能的常态化培训，如手卫生、正确穿脱个人防护用品等，培训后应有考核，保证人人过关。

2. 环境的管理　各类穿刺操作的视野环境应保持光线充足、明亮、舒适；操作台面应平展、宽敞，物品有序放置；实施各类穿刺操作前，应确保各种用具、工具、辅助用品在操作者的可及范围内，避免手持锐器远距离移动；可能发生血源性病原体职业接触的工作场所，应禁止进食、饮水、吸烟、化妆和摘戴角膜接触镜等；禁止食品和饮料混置于储存血液或其他潜在污染物质的冰箱、冰柜、抽屉、柜子和桌椅面等。

3. 患者的管理　了解患者相关检测结果；应视所有患者均具有经血源传播疾病的潜在风险，进行穿刺操作时采取标准预防措施；为有明确血源性传播疾病的患者执行各类穿刺操作时，宜戴手套，为不配合的患者做穿刺治疗时宜有他人协助；需要特殊管理的患者在规定区域内活动。

4. 操作者的管理

（1）操作者应严格执行各项穿刺操作规范和流程，按规定要求正确穿戴防护用品后方能进入相关区域开展工作。

（2）在处理血液或潜在污染物质过程中，应尽量避免喷、溅、洒落和飞扬或产生飞沫。

（3）各类穿刺针具使用过程中，禁止弯曲针具，禁止双手回套针帽，如必须回套针帽，应使用辅助工具单手回套；禁止用手分离使用过的针具和针管，禁止重复使用一次性医疗用品。

（4）手术中需传递锐器时，避免徒手传递，应将锐器置于防刺破的容器（如弯盘、托盘）中进行无接触式传递。

（5）禁止用口吮吸血液或其他潜在传染性物质；禁止用手直接拿取被污染的破损玻璃物品，应使用刷子、垃圾铲和夹子等器械处理；禁止操作者直接把手伸入容器中存放和处理被污染的重复性使用的锐器。

（6）在收集、处理、操作、储藏和运输过程中，在维修或者运输可能被血液或其他潜在传染性物质污染的设备前应当检查，并进行必要的消毒，可能造成血液或其他潜在传染性物质污染的标本应放在防泄漏的容器中。运输过程中按照三层包装的标准要求进行包装。

（7）在被污染的设备上张贴生物警示标识和中文警示说明。

（三）职业暴露后的管理

1. 职业暴露后的紧急处理措施

（1）黏膜暴露：立即使用生理盐水冲洗被污染的黏膜。

（2）伤口暴露：应轻柔地由近心端向远心端挤压，尽可能挤出损伤处的血液，禁止挤压伤口局部，避免将污血倒吸入血液循环，再用肥皂液和流动清水冲洗伤口。清洗伤口后用75%的酒精或0.5%碘伏进行伤口局部消毒。

（3）呼吸道暴露：应即刻采取措施保护呼吸道。在口罩脱落或松动变形时，用规范实施手卫生后的手捂住口罩或紧急外加一层口罩等，按规定流程撤离污染区，紧急通过脱卸区，按照规范要求脱卸防护用品。根据情况可用清水、0.1%过氧化氢溶液、碘伏等清洁消毒口腔和/或鼻腔，佩戴医用外科口罩后离开。

2. 暴露后的预防

（1）HBV职业暴露：立即检测HBV-DNA，乙肝表面抗原、抗体，肝功能相关指标。如果暴露者HBV表面抗体阳性滴度≥10mIU/ml可不做特殊处理，HBV表面抗体阴性或HBV

表面抗体阳性滴度<10mIU/ml,应尽快注射乙肝高效价免疫球蛋白,同时注射3次乙肝疫苗,按0、1、6个月注射,注射1个月后抽血复查抗体。

(2)HCV职业暴露:立即检测抗-HCV、HCV-RNA、肝功及肝功能相关指标。4～6周后检测HCV-RNA病毒载量,4～6个月后追踪检测抗-HCV、谷丙转氨酶。目前尚无有效预防丙型肝炎病毒感染的方法,故暴露后及时局部处理就更重要。

(3)梅毒螺旋体暴露:发生血源性梅毒暴露后当日、3个月、6个月各进行血清梅毒抗体检测1次。常予苄星青霉素240万单位肌内注射,1次/周,疗程为3周,青霉素过敏者给予多西环素100mg/次、2次/d,口服1周。

(4)HIV职业暴露:阻断方案首选推荐TDF/FTC+RAL(或DTG);也可考虑选择BIC/FTC/TAF。国内有研究显示含ABT的PEP方案(ABT+DTG,或ABT+TDF+3TC)具有较高的治疗完成率和依从性以及很好的安全性。发生HIV暴露后尽可能在最短时间(2小时)内进行预防性用药,最好在24小时内,但不超过72小时;预防性治疗应持续28天。

3. 职业暴露后报告及评估

(1)报告:医疗机构应有职业暴露上报系统或表格,医务人员发生职业暴露后及时报告主管部门。

(2)登记:医疗卫生机构应当对职业暴露情况进行登记,登记的内容包括:基本情况;职业暴露发生的时间、地点及经过;暴露方式、暴露的具体部位及损伤程度;暴露源种类和含有病毒的情况;处理方法及处理经过;接触源评估、接触者的免疫水平、接触后的预防性措施、是否实施预防性用药、首次用药时间、药物毒副作用及用药的情况;定期检测及随访情况。职业暴露记录应当按要求永久保存。职业暴露记录的信息应为受伤害的暴露者保密。除非法律要求,没有暴露者的书面知情同意,不能对任何人公开。

(3)随访和咨询:在暴露后对当事者进行观察,以评估被感染的可能性;对服用药物的副作用进行监测和处理;对暴露者进行相应的心理咨询及干预。

(四)职业暴露后心理问题及护理对策

1. 职业暴露后常见心理问题　职业暴露严重威胁医务人员身心健康,引起紧张、焦虑、抑郁、恐惧等心理不良反应,甚至发生创伤后应激障碍。

2. 职业暴露后心理问题护理对策

(1)加强医护人员职业暴露后心理疏导:医院应设立职工心理咨询室,评估机构设置咨询电话,为暴露者提供心理支持,缓解其自责心理和对暴露的恐惧心理,指导其以正确的态度面对暴露。及早进行心理干预预防,有效缓解负性情绪,减轻发生暴露后的心理负担。对于中重度焦虑的医务人员,要循环给予心理干预和焦虑量表评估。

(2)加强职业防护培训及心理教育和宣传:医疗机构应定期开展医务人员职业防护知识、职业暴露处理措施、操作技能及心理健康知识等培训,规范其操作行为,改正不良操作习惯,熟练掌握防护方法及职业暴露后的处理方法,以提高对职业暴露的正确认识及心理承受能力。

(3)提高社会支持系统:鼓励积极参与有关的社交活动,增强同事及家庭之间的相互支持,管理者及同事应给予关心、爱护、帮助及心理支持,以减轻职业暴露后的负性心理反应。科室应营造良好舒心的工作氛围,丰富业余生活,开展各种文体活动,减少医护人员精神及心理压力。

3. 人文关怀　医院管理者应在情感上予以支持，给予真诚的关注和心灵的抚慰。关心医护人员的生活，协助解决实际困难。加强人力资源管理，完善人员配置，科学弹性排班，恰当安排班次及工作时间，实行人性化管理，减轻工作负荷。

（韦彩云　蔡西西　龚贝贝）

第九章　传染病突发公共卫生事件的特殊救援与管理

学习目标

1. 掌握突发公共卫生事件护理管理；烈性呼吸系统传染病防护措施。
2. 熟悉群体性传染病疫情现场处置；烈性呼吸系统传染病病区管理。
3. 了解生物安全形势；突发灾害医学救援应急救援。
4. 学会突发传染病公共卫生事件处置要点。
5. 具有突发传染病公共卫生事件的救援能力与管理技能。

第一节　传染病突发公共卫生事件概述及护理管理应对

突发公共卫生事件（emergency public health event），简称突发事件，是指突然发生，造成或者可能造成社会公众健康严重损害的重大传染病疫情、群体性不明原因疾病、重大食物和职业中毒以及其他严重影响公众健康的事件。其中重大传染病疫情是指某种传染病在短时间内发生、波及范围广泛，出现大量的患者或死亡病例，其发病率远远超过常年的发病率水平的情况。

（一）突发公共卫生事件的特征和分级

1. **突发公共卫生事件特征**　①突发性和紧急性；②严重的危害性；③处理复杂性；④影响深远性。

2. **突发公共卫生事件分级**　根据突发公共卫生事件性质、危害程度、涉及范围，突发公共卫生事件划分为特别重大（Ⅰ级）、重大（Ⅱ级）、较大（Ⅲ级）和一般（Ⅳ级）四级。

3. **国际关注的突发公共卫生事件**　《国际卫生条例》将国际关注的突发公共卫生事件（public health emergency of international concern，PHEIC）定义为通过疾病的国际传播构成对其他国家的公共卫生风险并可能需要采取协调一致的国际应对措施的不同寻常的事件。自2007年《国际卫生条例》生效以来，世界卫生组织共宣布了六起PHEIC，均为突发传染病公共卫生事件，见表9-1。

表 9-1　六起国际关注的突发公共卫生事件

时间	事件
2009 年	甲型 H1N1 流感疫情
2014 年	西非埃博拉疫情
2014 年	脊髓灰质炎疫情
2016 年	寨卡病毒疫情
2018 年	刚果（金）埃博拉病情（2019 年 7 月宣布）
2020 年	新型冠状病毒感染疫情

（二）护理管理应对

1. 护理人力应对

（1）成立应急领导小组：突发传染病公共卫生事件发生后，应在第一时间成立以护理部主任（或分管护理的副院长）为组长，护理部副主任、总护士长为主要成员组成的应急护理领导小组，组长全面负责应急工作的部署与落实，建立沟通机制，及时准确掌握疫情实时动态。根据患者收治情况，护理部尽早调配曾参与疫情处置及防控工作，具有传染病护理管理经验、门急诊救治经验丰富的护士长到发热门诊和隔离病区负责护理管理工作。

（2）梳理护理人力情况：确定安排一线护理人员范围，应排除孕期、哺乳期、身体不能承受一线、家庭特殊困难的护士；根据疫情预测应急护理人员编制数量，在护士自愿报名的基础上，根据护士的资质组建多个批次的人力资源梯队，以确保发热门诊和隔离病区人力充足，保证护理质量，保障患者安全。

（3）制定统筹调配方案：护理人力资源调配统一由应急领导小组指挥，并建立人员调配上报机制。根据发热门诊的收容数和隔离病区的床位数变化，适时调整护士人力。护理人员每2～3周轮换1次，最多不超过4周，护士人力调配还应考虑气温、排班时长、病房环境布局、护士专业背景、健康状况等因素。每次更换的护理人员职称、资质、岗位级别应匹配，且每次更换护理人员的数量不宜超过1/4，以确保平稳交接。

2. 制度规范应对

（1）突发传染病应急预案：结合医院实际收治情况制定突发传染病应急预案，包括护理人员的职责、防护用物准备、应急响应和处置等。为检验应急预案的可操作性，定期组织桌面演练、功能演练及全面演练等。一旦发生突发传染病公共卫生事件，立即启动应急系统及预案。任务完成后及时进行复盘总结，不断完善应急预案及流程。

（2）突发传染病护理工作制度：有效的护理工作制度是及时控制和消除突发传染病公共卫生事件危害，最大限度地减少损失的重要措施。包括但不限于护理管理制度、消毒隔离制度、医院感染控制制度、应急物资管理制度、患者出入院管理制度、个人防护制度、医护人员培训考核制度、各班岗位职责及工作流程等。该项工作应由护理部牵头完成，全院统一标准，梳理重点，科学管理，避免各自为政、各成一派，提高护理质量安全及效能。

3. 理论技能应对

（1）平时加强岗位培训：我国少数护理院校设置了灾害护理或突发公共卫生事件护理的课程，应急培训课程将是未来发展的趋势。目前，培训应急护理人才的重心仍在医院，医院在平时应注重从理论、技能、身心等多方面加强应急护士核心能力的培训,特别是要加强重症护理人才的培养与储备。

(2)战(疫)时加强针对性训练:科学构建应急培训方案、紧急培养一批训练有素的护理人员尽快投入一线。紧急情况下可采取"边培训、边使用"原则,重视岗前培训与在岗培训密切结合,持续强化培训效果。

4. 心理危机干预 在突发传染病公共卫生事件应对中,医护人员疲乏、面对疾病恐惧等不良情绪时有发生,时刻关注一线护理人员身心状况、家庭状态、个人情感,有计划、有目的地实施人文关怀,帮助一线人员解决实际困难,最大限度保障护理人员身心安全,凝聚护理团队协同作战。

(陈典洁 张 昕)

第二节 传染病突发公共卫生事件现场处置

目前,全球面临的传染病突发公共卫生事件大多来自新突发传染病,如 SARS、甲型 H1N1 流感、埃博拉出血热、新型冠状病毒感染等。新突发传染病(emerging infectious diseases,EIDs)是指 1972 年以来,新出现的、原已控制又"死灰复燃"的传染病,包括已知病原出现新的变异导致的新的传染病,原本认为不传染的疾病被重新认知,原有传染病扩散到新的地区或人群,以及由于抗药性或公共卫生措施的削弱而再度传播的传染病。以新突发传染病现场处置为例。

1. 平战结合,建立应急系统 医院必须在极短时间内作出应急反应和科学决策。原国家卫计委于 2015 年发布《全国医疗机构卫生应急工作规范(试行)》(简称《规范》),明确指出二级及以上医疗机构必须建立健全卫生应急组织体系。所以,医院护理部应建立突发群体性传染病疫情应急护理机制,制定不同传播途径的传染病收治应急预案,加强平日演练。

2. 立即响应,启动应急体系 在医院统一指挥下,迅速成立护理应急管理小组,启动应急体系。分管护理院长或护理部主任为组长,负责统一部署分工和明确管理职责;护理部副主任为副组长,负责全面落实协调;小组成员负责临床质量安全、人力资源调配和医院感控培训;发热门诊、急诊科、确诊和疑似病例收治病房的护士长负责具体工作落实、评价反馈和沟通上报。

3. 人力调配,遴选一线护士 依据当下疫情特点,护理部统一制订一线护士长和护士的遴选标准,前期以感染科、呼吸科、重症医学科、急诊科等重点科室护理人员为主,后期逐步扩展到各科室人员,在遴选过程中还应充分考虑年龄、职称、家庭状况、心理素质等。随着疫情的发展,应注重建立可持续支援梯队,动态调整、满足需求、保证安全、兼顾效率,实现护理人力使用效率最大化。

4. 人员培训,统筹教学安排 护理人员在进入隔离病区前,护理部统一组织培训,为响应疫情防控措施,可采取线上培训方式,分级分类、以点带面、专职培训、专岗督查,严格把控岗前准入关口。在考核方面,因疫情状况紧急,不能对所有人员集中考核,而是将人员调配至各临时岗位后，由相关负责的护士长和护理骨干进行岗前考核，通过后立即上岗。另外，应重视在岗持续强化培训，采取"边培训、边使用"策略，依据国家政策文件，不断调整修订培训方案，动态反馈培训效果。

5. 病区改建，完善病房管理 因地制宜，合理规划批量收治重大传染性疾病的隔离病房，规划隔离病区的三区两通道，要求分区明确、标识清晰。三区即清洁区、潜在污染区、污染区，两通道即医务人员通道和患者通道，医务人员通道、出入口设在清洁区，患者通道、出入口设在污染区，工作人员与患者分道出入。疑似和确诊患者分病区安置，疑似患者单间隔离，经病原学确诊的患者可同室安置。

6. 感染防控，做好消毒隔离 护理人员作为医院感染防控主体责任人之一，应严格执行各项消毒隔离规范，严格落实职业防护措施，避免职业暴露。护理部设置医院感染督导员、病区设置感控护士，配合医院感染管理科共同推进各项防控措施落地。各诊疗场所均配备符合要求、数量充足的防护用品；严格执行正确穿脱防护用品，注重手卫生等。在做好自身防护的同时，应落实患者个人防护宣教，做到"双向防护"，切断传播途径。

7. 质量控制，实施三级管理 根据疫情进展，阶段性调整质量管理重点，关注重点人员、重点环节、重点时段，有针对性开展专项质量督查，依托护理部三级质量控制成立临时护理质量管理小组，总护士长和隔离病房护士长分别负责二级和一级质量管理，重视对疑似或确诊患者的身份识别、药物管理、医嘱执行、监护抢救等重点环节和医院感染防控、防范职业暴露等关键环节的过程控制。同时，依托质量控制，制定统一实践标准，如消毒隔离标准、体外膜氧合器护理流程、压力性损伤的预防等。

8. 身心并护，落实整体护理 为保障护理安全和质量，严格落实责任制护理和分级护理。由于新型冠状病毒感染重症、危重症患者均具有多种基础疾病病史，需要对其进行高级生命支持，防止器官功能损害和各类并发症，规范氧疗，必要时进行机械通气治疗与护理，进行血流动力学监测和实施循环支持护理，实施营养支持治疗和护理，并做好护理记录、病情反馈及疫情上报工作。针对患者出现的不同程度的心理应激反应，开展人文关怀，提供心理卫生服务，实时研判、分类干预，保障患者的心理健康。

9. 磁性管理，提升凝聚力战斗力 直面疫情的一线人员身心压力大、作息不规律、集中住宿见不到家人，长期会对机体造成不良影响，要从身体状况、工作状态、思想情感等多方面关心支持一线护士，合理安排隔离工作人员的住宿、饮食，关爱慰问一线人员家属，了解家庭困难协助解决，做好后方支持工作，最大限度保障一线人员安全，凝聚团队协同作战力。

（陈典洁 张 昕）

第三节 传染病突发公共卫生事件病区管理实践

病区发生传染病突发公共卫生事件时，病区即进入应急防控期。为能提供及时、科学的防治决策信息，有效预防、及时控制和消除传染病突发公共卫生事件带来的危害，保障公众的身体健康与生命安全,病区针对传染病突发公共卫生事件应急处理需遵循预防为主、常备不懈的方针。

（一）日常应对期病房设置与管理

1. 病房病区设置

（1）设置观察病区（房）与普通病区（房）：观察病区（房）用于收治门诊初筛的新入院患者；普通病区（房）用于收治经过观察期,基本排除传染病突发公共卫生事件的病例。

（2）观察病区（房）张贴醒目标识：病区应在医院感染控制科的指导下,按照三区两通道要求合理设置病区（房）,各分区应有明确的物理隔断和标识,制定科室病区管理制度与防护流程指引,并张贴上墙。

（3）观察病区（房）要求：因患者诊断未明确,应严格执行一个患者一个病房,普通病区（房）住院患者之间应保持足够的间隔。

2. 住院病房管理

（1）"日报告""零"报告制度：建立病区主任负责的患者疫情情况每日"零报告"制度。密切关注在科患者的相关情况,做到每日报告病区疫情情况。如出现可疑症状患者,应严格按照医院规定,做好患者隔离,完善相关检验检查,并及时上报。

（2）院感防控与培训：病区应当加强日常的清洁、消毒工作并增加消毒频次。在感染控制科的指导下,严格做好诊疗环境（物体表面、地面等）、医疗器械、患者用物的清洁消毒。严格做好患者分泌物、排泄物、呕吐物的处理,严格卫生间清洁消毒,严格终末消毒。

（3）加强病房管理：对于保洁人员、配餐人员、安保人员,应当加强院感培训和监测。

（二）隔离病区应急响应措施

1. 报告要求 发现传染病突发公共卫生事件病例的病区,医务人员为责任报告人,报告实行首诊医生责任制。责任报告人在发现病例后,根据临床诊断和实验室辅助结果,及时通过内网或者电话报告感染控制科,不得漏报；感染控制科在收到临床报告后,须在2小时内对所有信息进行核实并网络直报。已报告病例如果诊断发生变更或者死亡时,责任报告人应及时进行订正报告,并重新填写传染病报告卡。

2. 应急流程 紧急启动应急预案,对与病例有密切接触者实施相应的隔离措施,对收治病区进行区域布置对患者进行必要的医疗救治、隔离及转诊等处理。

3. 应急培训 联通感染控制科对全体医护人员、保洁人员、进入病区的辅诊人员、送餐人员、后勤维修人员等进行培训。培训内容根据被培训对象知识文化水平、传染病相关知识了解水平、工作职责与内容定制。主要培训内容为：收治的传染病突发公共卫生事件疾病相关基础知识、手卫生知识、穿脱防护用品流程与注意事项、回隔离驻地注意事项等。培训效果监测：采用在线答题的方式对每次参与培训人员进行知识水平调查,分析存在的主要问题,必要时再次培训。

（三）隔离病区设置与管理

收治传染病突发公共卫生事件病例的病区设置要求与管理应当符合呼吸道传染病防控标准和规范、符合 WS/T311-2009《医院隔离技术规范》要求。

1. 病区设置 收治病区按照传染病病房三区两通道改造设置,各分区之间有物理隔断,相互无交叉。要分别设置患者专用通道、医务人员专用通道以及污染物品出口,各区和通道出入口应设有醒目标识。所有功能空间均设手卫生设施,应使用非手触式开关的洗手装置,配制符合消毒产品卫生安全评价标准的免洗手消液。

2. 病房要求

(1)所有病房窗户应可开启,不具备自然通风条件时要选择机械通风或空气消毒措施,合理配置新风系统、回风系统和排风系统,建立上送风下回风气流组织形式,每小时气流循环次数至少6次。有条件的定点医院设置负压病房(病房气压宜为-30Pa,缓冲间气压宜为-15Pa),并按要求定期对负压通风系统进行维护和检测。

(2)空调系统应独立设置,设新风系统,当空调通风系统为全空气系统时,应当关闭回风阀,采用全新风方式运行。如为循环回风空气空调系统、水-空气空调系统、绝热加湿装置空调系统,以及其他无新风和排风系统的空调系统等,绝对禁止使用。

3. 物资和设施设备配备

(1)医疗设备:应配备有创呼吸机、无创呼吸机、高流量吸氧仪、电动吸引器、叩击式振动排痰机、纤维支气管镜主机、多功能心电监护仪、台式血气分析仪、除颤仪、肢体气压治疗仪、CRRT、ECMO、PICCO、可视喉镜、各种型号气管插管和气管切开管、指氧饱和度监测仪、呼吸囊及面罩、床旁超声、移动查房车、正压头套等。每个床边吊塔或设备带应配备若干氧气插孔、空气插孔、吸引插孔及电源插孔等。

(2)消毒设备:有条件时,病区的每个房间、每个区域配置空气消毒机,按清洁区、潜在污染区、污染区分别配备超低容量喷雾器,另配备足够的消毒用品。

(3)氧气供应:应设置功能良好的供氧设施,供氧能力充足、持续、稳定,能够满足床单元呼吸机能多台同时使用。另外,病区配备一定的氧气罐,保证管内氧气充足。

(4)医用药品和耗材:配足配齐必要的药品、耗材、个人防护物资等。建立防护物资和药品储备清单,实行动态储备。

4. 应急措施 污染区内应当配有独立包装的个人防护用品和职业暴露应急处置箱,张贴醒目的呼吸道职业暴露处置流程,以备应急情况下使用。

(四)隔离病区护理人员配备和管理

1. 配备充足的人员力量,合理安排护理人员班次。普通隔离病区应达到医护比1:2.5,床护比1:1,重症隔离病区应达到医护比1:3,床护比1:6,要在呼吸、感染、重症等专业基础上,配备一定数量的呼吸治疗师。隔离病区每个岗位应至少有2名护理人员同时在岗,护理人员每4~6小时轮换一个班次。

2. 隔离病区和非隔离病区不能共用同一批工作人员。护理人员首次进入隔离病区前要开展身体健康和心理状况评估。隔离病区内护理人员常态开展健康监测,每天测量2次体温,出现发热、咳嗽等身体不适症状,及时向单位主管部门报告,隔离病区工作结束及返回其他病区工作前,应当按照规定做好隔离观察和健康体检。

3. 隔离病区所有人员都要严格闭环管理,不得在定点医院内安排驻地。实施闭环管理人员要在驻地单人单间(带独立卫生间)居住,不得混住,不相互交流走访,避免堂食,避免外出购物、就餐等行为。所有人员按照居住地与定点医院之间两点一线出行,并安排车辆做好保障。

4. 隔离区护理工作职责

(1)及时完成各项护理工作任务;严格遵守各项规章制度和技术操作规程,落实护理工作质量与控制,确保护理质量与安全。

（2）做好患者出入院登记、建档工作，合理安置患者。

（3）认真做好交接班工作；正确执行医嘱，完成各项治疗、检查与护理工作；严密观察患者生命体征及病情变化，以及治疗用药、心理状况、饮食、运动、睡眠等，做好患者健康宣教及心理护理。

（4）指导患者正确佩戴口罩、手卫生及咳嗽礼仪等。

（5）负责病区所有工作人员体温及呼吸道症状监测与督导工作，及时做好记录。

（6）做好病室内通风、空气消毒工作，以及环境、物品清洁、医疗废弃物规范处置等。

（7）做好终末消毒及患者出院指导。

（五）优化隔离病区病案归档管理流程

有条件应优先采用无纸化病历书写和归档流程。

1. 纸质病历　无法在电子病历系统中生成的所有纸质文书，包括患者知情同意书、胎心监测等。所有纸质文书完成书写后，应双层黄色垃圾袋包装送至环氧乙烷室消毒，消毒完毕后送至病案室，先喷雾消毒外包装袋后再拆袋，整理质控。

2. 电子病历　临床科室完成书写后，可由病案室终端打印并整理质控。

（六）隔离病区个人防护等级

根据国家相关标准及不同的暴露风险级别，结合临床院感防控实践制定医务人员个人防护等级。分级防护级别见第八章第一节"标准预防与分级防护"。

（胡敏华）

第四节　生物安全危机应对

按照 2021 年 4 月 15 日开始施行的《中华人民共和国生物安全法》，生物安全是指国家有效防范和应对危险生物因子及相关因素威胁，生物技术能够稳定健康发展，人民生命健康和生态系统相对处于没有危险和不受威胁的状态，生物领域具备维护国家安全和持续发展的能力。

（一）生物安全研究范畴

对从事传染病临床救治的医务人员，生物安全主要涉及以下 4 个领域：

1. 新突发传染病　包括 1970 年以后新出现的明确的病原体，"回潮"的传染病，新确定的感染病和新发耐药株。

2. 生物战　包括传统生物战剂，基因改造战剂和基因武器，其中部分可能以 EIDs 形式出现。

3. 生物恐怖袭击　主要方式有在公共场所释放气溶胶、污染水源、食物、投递危险物质、投递"危险"（声称有危险实际是虚假的）物质，以及破坏生物科学研究生产设施。

4. 生物安全意外事件　实验室人员意外暴露（针刺、喷溅、气溶胶外泄），或致病原外泄到实验室外环境。

（二）生物战剂的特点与使用

1. 特点

（1）面积效应大：以一架 B-52 轰炸机携带武器的有效杀伤面积估算，核武器为 300km^2 左右，化学武器为 60km^2 左右，而生物武器可达 100 000km^2。

（2）危害时间长：部分病原存活时间长，如霍乱弧菌在适当环境可存活 40 天，厌酷球孢子菌为 4 年，而炭疽杆菌形成芽孢后可存活 50～100 年。部分病原感染宿主动物形成疫区，可以长期存活。

（3）具有传染性：可造成工业中心、交通枢纽封锁，社会生产生活停滞，影响部队战备、训练等附加作用。

（4）生物专一性：只杀伤人或动植物，不影响生产生活资料及武器装备，获胜方可立即占领并投入使用。

（5）渗透性：可进入无防护的工事及装备内，可进入森林地带，用于清缴游击武装。

（6）难于防护：由于生物战剂无色、无臭、无味的特性，难以察觉，早期侦察困难。

（7）生产容易：每杀伤 1km^2 的无防护人员，常规武器平均花费 2 000 美元，核武器 800 美元，化学武器 600 美元，而生物武器仅需 1 美元。

2. 缺陷

（1）没有立即杀伤作用：生物战剂均存在潜伏期和前驱期，起病后部分患者进展缓慢。

（2）效应结果难以预测：影响因素多，如近地大气层稳定性，风速、风向，日光、降水，防护水平、医疗水平等。

（3）不能长期储存：活性生物材料在储存、运输、释放等各环节存在损耗，通常半衰期在 3 个月～4 年。

3. 分类 从不同的角度，生物战剂有不同的分类方法。

（1）按照效应分类（表 9-2）：可分为失能性战剂（病死率≤10%）和致死性战剂（病死率＞10%），以及传染性和非传染性战剂。

表 9-2 生物战剂按效应分类

分类	战剂
失能性	布鲁氏菌、委内瑞拉马脑炎病毒
致死性	鼠疫杆菌、炭疽杆菌、黄热病毒
传染性	天花病毒、鼠疫杆菌
非传染性	肉毒杆菌毒素

（2）从病原角度分类（表 9-3）：基本上涵盖了引起人类疾病的各种病原微生物。

表 9-3 生物战剂按病原分类

分类	战剂
细菌	鼠疫杆菌、炭疽杆菌、霍乱弧菌
病毒	埃博拉病毒、东方马脑炎病毒、天花病毒、黄热病毒

分类	战剂
立克次体	普瓦斯基立克次体、恙虫热立克次体、贝氏立克次体
衣原体	鹦鹉热衣原体
真菌	球孢子菌、荚膜组织胞浆菌
毒素	肉毒杆菌毒素、葡萄球菌肠毒素

（3）根据危害等级分类：病原体引起的疾病致病力、传播速度和对社会生产生活、部队战斗力的影响，可以划分高低不同的危害等级。不同的国家有各自相应的分类方法，目前比较通行的是美国疾病预防控制中心制订的分类方法（表9-4）。

表9-4　美国疾病预防控制中心生物战剂分类

等级	战剂
A 类	鼠疫耶尔森菌、炭疽杆菌、土拉热弗朗西丝菌、肉毒杆菌毒素、天花病毒、各种出血热病毒
B 类	布鲁氏菌、沙门菌、大肠埃希菌 O157：H7、志贺氏痢疾杆菌、鼻疽伯克霍尔德菌、类鼻疽杆菌、鹦鹉热衣原体、贝氏柯克次体、霍乱弧菌、微小隐形孢子菌、普氏立克次体、蓖麻毒素、金葡菌毒素 B、产气荚膜梭状芽孢杆菌 ε 毒素、各种脑炎病毒
C 类	尼帕病毒、汉坦病毒

根据战剂攻击人体的方式不同，施放战剂的载具和施放方法也有不同，最常用的方式是施放气溶胶，通过呼吸道吸入方式发挥杀伤作用。施放气溶胶的方式又可分为爆炸型（炮弹、航空炸弹、导弹）、喷雾型（使用飞机、车辆、舰船等运载工具）和喷粉型。对通过消化道吸收发挥杀伤作用的战剂，通常使用污染水源、污染作物和污染食物的方式来进行。对通过叮咬方式传播的虫媒传染病病原体，可以通过施放携带病原体的医学媒介生物进行。对单个目标，可使用特殊装置刺破皮肤的方式施放战剂。

4. 影响战剂效能的因素

（1）战剂自身因素：包括施放源强度、有效气溶胶回收率、气溶胶衰亡率等指标，与战剂的生产工艺水平密切相关。

（2）气象条件：温度和温度梯度、风速、风向、日光、湿度、降水等均能影响战剂发挥作用，特别是气溶胶形式施放的战剂受影响明显。

（3）地形和植被：地势起伏、地表粗糙度、植被滞留效应等都能明显影响气溶胶的播散范围。

（4）施放方式：通过单一点源（如单一航空炸弹等爆炸）施放的杀伤区通常向下风方向呈水滴形分布（图9-1）；通过线源（如飞机

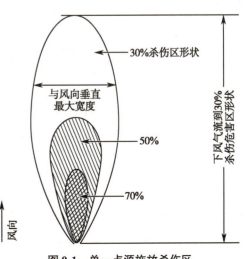

图 9-1　单一点源施放杀伤区

喷粉喷雾)施放的杀伤区通常呈梯形分布(图9-2);通过多个点源(如地毯式轰炸)施放的杀伤区呈椭圆形大面积分布(图9-3)。其内的战剂作用强度又有不同。

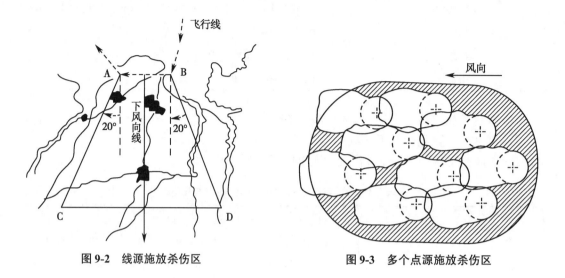

图9-2 线源施放杀伤区　　　　　　图9-3 多个点源施放杀伤区

（三）生物安全危机应对措施

应对生物安全危机是一个系统工程,应对生物战剂和生物恐怖袭击的现场处置,可以概括为侦、检、消、防、控、治六个关键环节。

1. 侦　包括仪器侦察和非仪器侦察,仪器侦察又可分为生物气溶胶报警设备和生物战剂特异性快速检测设备,以及在机动平台上搭载这两类设备的综合性生物战剂监测报警设备。非仪器侦察主要针对异常空情(飞机喷洒)、异常地情(液滴、粉剂、容器)、异常爆炸物(声音小、闪光弱、弹坑浅)、异常昆虫(本地没有)、异常死亡动物、异常疫情(暴发、反常季节)等。

2. 检　在前期预警侦察的基础上,进一步检测沾染范围和程度,关键是找准重点采样场所,确定重点采样部位,抓好采样时机,做好标记,网格化采样检测。在科学采样的基础上,对病原的检测技术,包括培养与分离、核酸快速检测和免疫学检测三大类技术,其中培养与分离是金标准,但存在着耗时长,对实验室技术和生物安全等级要求高等缺陷;核酸检测近年来进展迅速,除了传统的PCR技术外,基因传感器、DNA测序、生物芯片、微流体技术等方兴未艾;免疫学检测常用的有免疫荧光技术、ELISA、中和试验、血凝和血凝抑制试验、免疫胶体金等。

3. 消　与核化武器洗消不同,生物战剂存在着快速衰减灭活的特点,因此洗消的时效性非常重要,同时,由于病原体的传染特性,对生物战剂的洗消要求尽量彻底细致,不留死角,洗消液的成分、配制也有不同。

4. 防　针对生物战剂的防护分为两个层面,对战剂及其媒介的防护主要是气溶胶的物理防护和对媒介生物的防护和杀灭。从保护自身的角度主要是免疫预防和药物预防。对气溶胶的物理防护包括各种口罩和全身防护的个人防护装备(PPE),以及集体防护装备,如装甲车辆、舰艇内的三防设施;对媒介的杀灭重点要考虑根据场所及对象选择合理的器具、药品,考虑到环境毒性最小和耐药的问题。对大部分A类战剂,有对应的药物预防措施,需要提前服药,有效期较短,需要在得到明确的战剂袭击预警下使用。同样,疫苗接种后也需要有 2 周左右的时间才能产生保护性抗体。

5. 控　根据战剂袭击的特性科学合理划定封控区域和采取相应的隔离管制措施(集体检疫、医学观察、留验等),并注意采用对应的隔离防护手段。

6. 治　在袭击发生现场和早期救治阶段,往往不能明确战剂种类和病原,经验性救治非常重要,可以根据临床表现特征,将战剂损伤划分为发热皮疹症候群、发热呼吸道症候群、发热出血症候群、脑炎脑膜炎症候群、腹泻症候群等,给予对症处理和经验性抗病原体治疗。

(张　昕)

第五节　海上救援的护理组织与实施

海上救援是指国家或者部门针对海上事故等做出的搜寻、救援等工作。国家制定了相关的海上搜救应急机制,迅速、有序、高效地组织海上突发事件的应急反应行动,救助遇险人员,控制海上突发事件扩展,最大程度地减少海上突发事件造成的人员伤亡和财产损失。海上救援具有应急救援模式不一、应急搜救时间紧急、搜救运送困难、伤病员病情多样及战时救援困难等特点。

(一)海上救援的卫生船舶

卫生船舶是承担水上救护、治疗和后送伤病员的专用船只,在海上救援中发挥主导作用。船舶上配备必要的医疗设备和医护人员,可分为救护艇、卫生运输船、医院船三种船型。

1. 救护艇　具有一定医疗救护条件的接送伤病员的轻型卫生船舶,配有航海、通信设备,设有起吊装置和救生器材。干舷低,便于伤病员换乘和落水人员捞救。平时担任海上巡回医疗任务;战时实施近海伤病员的紧急救治和后送。医疗设施配备以满足急救为主,收容床位也较少,只有十几至几十张,相当于海上救护车。

2. 卫生运输船　吨位要大于救护艇,属于中型船只,海上适航性要比救护艇好,但其航速要低于救护艇。卫生运输船主要担负伤情稳定的伤病员中近海海上安全后送的任务,其收容床位较多,通常为几十至上百张。医疗设施配备以满足伤病员后送途中延续性治疗和护理为主,因此手术设施配备较少,通常仅有 1~2 张手术台,主要用于伤情突然恶化伤病员的外科救治。

3. 医院船　一般为超万吨级大型专业医院船,可提供直升机起降。设施完善、装备先进,配备有 CT、DR、检验、超声、心电、药房、血库、制氧站、远程医疗会诊系统等,设有手术室、重症监护床位、普通床位、隔离床位等。作为最佳的海上救治机构和后送工具,是重要的海上机动卫勤保障力量,承担海上伤病员救治任务,更多地承担世界范围内的灾害救援及人道主义援助等。

(二)医院船实施海上救援的特点

1. 良好的基本性能,航区范围大　医院船具有良好的航速、续航力、自持力、抗沉性、抗风性、稳定性等基本性能,具有无限航区的功能,可以在4级海况下开展手术,6级海况下收治伤病员。

2. 较大的收治数量,医疗能力强 医院船具备300张床位的收治能力,医疗设备的配置相当于国内三级甲等医院的水平,具备CT室、数字X线机等一流的大型医疗设备。医院船设重症监护病房、烧伤病房、隔离病房等,能够同时展开8台手术,救治能力非常强。

3. 立体化的换乘方式,收容后送方便 医院船除具备两侧并靠换乘、舷吊换乘等功能外,还随船配备救护直升机,达到立体换乘;船上配有特殊规格的电梯,供伤病员船内转运使用,收容后送快速方便。

4. 灵活的抽组方式,展开撤收迅速 医院船可以灵活地选择展开床位数,从而配置相关的医护编制,遂行多样化的非战争军事行动。同时医院船还配置了便携式医疗装备,如超声雾化机、B超、心电图机、移动式口腔和五官科诊疗箱、心理测试仪等,可以机动到岛礁、岸上及其他平台,展开撤收迅速快捷。

5. 舰艇的震动摇摆,引发身体不适和操作难度增加 医院船由于空间的特殊性,舰艇振动会引起舰员广泛的生理反应及心理反应,晕船是最常见的症状之一。护理人员以往大部分时间工作于陆上医院,面对舰艇的震动摇摆,各项护理操作难度加大。

6. 空间的局限性,使传染病防控难度增大 救援对象伤情复杂且多为群体性伤害,同时伴有慢性病的急性发作,重症患者多,并混有传染病患者在其中,救治难度大、要求高。由于医院船空间设置的局限性,传染病分区困难,且未设置负压隔离病房,可能出现传染性疾病的流行。

(三)海上救援的护理组织与实施

1. 战备职能教育 对参训护理人员进行战备职能使命教育,使参训人员了解新形势下海军远洋卫勤保障任务的重要性和必要性。教育包括日常思想政治教育、任务前动员教育和保密教育等。

2. 军事体能训练 组织护理人员进行队列训练、紧急集合拉动、紧急疏散演练、长跑等训练。根据医院船远洋救护特点,有针对性地组织参训人员进行抗眩晕训练、不同海况条件下的模拟救护演练。

3. 卫勤技能训练

(1)卫勤理论学习:护理部下发关于战伤救治规则、野战护理、海军战伤护理、海上医疗救护等内容的理论学习材料,同时聘请相关专家进行授课,学习灾害救援、海上卫生防疫、不同海况下落水伤员的救治护理要点等。

(2)战救技能训练:以战伤救护"五大技术"(止血、包扎、固定、搬运、通气)为基础,加强医院船护理人员急救仪器设备使用管理的培训。由于舰船在航行中受到海情、气象的影响,舰船颠簸、摇摆、震动,护理操作的难度加大,组织护理人员进行海上适应性模拟护理技能演练,达到人员、设备、技术应用的一体化。

(3)医院船上相关固定技术:一级稳定度(<10°),船体平衡或轻度不稳定,操作与陆地相似;二级稳定度(10°~25°),船上医疗设备、伤病员及引流管等采取固定措施,护理人员采取稳定身体的方式完成操作;三级稳定度(>25°),船体很不稳定,停止高精细、高风险操作,护理重点应为维护已建立的各项保障伤病员生命的通道。

(4)医院船航行中伤病员生命体征的测量:血压测量推荐使用腕式电子血压计;脉搏测

量时将伤员上肢抬起,采用悬空法测量,体温测量最好使用电子体温计,在船体震动强时,避免口腔测温;呼吸测量可将棉絮贴于伤员鼻翼或鼻尖上观察起伏;心脏听诊时伤员取左侧卧位或身体前倾。

4. 护理岗位轮训　远洋卫勤保障任务中,护理工作需要一专多能的护理能手,护理部每年组织护理人员进行护理岗位轮训。重点轮训科室为手术室、供应室、急诊、普通外科、烧伤科、骨科等;重点培养护理人员的伤情观察能力和急救意识,其中海上手术配合、危重伤病员的现场急救、烧伤患者休克期的病情观察与护理等更应重点学习。

5. 传染病专业技能培训　根据医院船感染防控特点,护理人员需加强各类传染病相关知识的培训。掌握常见传染病临床表现、病情特点、治疗护理等,进行传染病职业防护和消毒隔离技术培训。根据医院船特定环境和现有条件,参与建立适用、可行的传染病防控体系。

6. 任务相关知识学习　执行海外救援任务时,护理工作中存在语言沟通、风俗禁忌、行为方式、社交礼仪等方面的困难,要事先了解任务地官方语言、风土人情、饮食习惯等,培训内容包括礼节礼仪、多元文化护患沟通、进行英语口语的练习等。

(王新华)

第六节　空中救援的护理组织与实施

空中救援是院前急救的组成部分,以执行突发事件急危重症患者的救援任务为主,利用直升机、地面救护车与实施绿色通道的医院建立无缝式救援链,旨在排除交通、地形等影响,缩短抢救转运时间。空中救援具有机动、灵活、快速高效、救治能力高、救治范围广的特点,将院前急救延伸到空中,在转运过程中对患者实施持续不间断治疗护理、生命支持等,最大限度降低患者的死亡率和致残率,极大地提高救护效率。

经空气、飞沫传播的呼吸道传染病患者,非紧急情况不宜实施空中转运,如需转运,机舱内应达到隔离通风要求,机组人员和随机医护人员应做好个人防护。

（一）空中转运前准备

1. 组织沟通协调　接转机医院与转运机构保持联络通畅,制定院外、院内转运交接流程和应急处置预案,根据患者病情变化、飞机起降时间等信息及时调整转运交接方案。

2. 患者病情评估　根据患者病情、生命体征、呼吸道情况、用药情况评估空中转运可行性,预判转运途中可能出现的突发情况,有针对性地做好应急预案。意识水平降低、烦躁、气道梗阻、呼吸窘迫、休克为空中转运的相对禁忌,待病情平稳后方可转运。

3. 人员素质要求　承担空中转运任务的医护人员应具备急诊、重症监护和传染病防治工作经验,还应熟练掌握机载医疗设备操作和个人防护技术,以便严密观察患者病情变化,及时发现并处理转运途中异常情况。

4. 机载医疗设备　根据转运患者病情配备专用机载医疗设备,如搬运固定设备、生命体征监测设备、急救设备、输液设备以及传染病防护装备等。此外,应避免常规设备与飞机专用设备连接端口不匹配,导致患者转接时间延误。

5. 转运护理文书 采用表格式护理文书,记录患者姓名、年龄、性别等基本信息,以及转运途中生命体征监测、护理处置和治疗用药等情况,以减少空间狭小、飞行颠簸、噪声等因素对护理记录书写的不利影响,确保转运途中护理记录的客观性、完整性、科学性。在条件允许的情况下,可采用电子护理文书。

(二)空中转运护理要点

1. 隔离防护 机舱内分为清洁区(前部)、潜在污染区(中部)及污染区(后部)。清洁区为机组人员所在区域,潜在污染区为急救药品、器材放置区域,污染区为患者担架或负压转运舱安置区域,医护人员不得由潜在污染区、污染区进入清洁区。机组人员和医护人员按照有关传染病隔离要求进行个人防护。

2. 登机固定 协助做好患者交接和登机,根据伤情需要选择患者机上摆放体位。一般情况下,患者头朝向机头方向固定担架,合并呼吸、循环功能障碍的患者可选择头朝机尾方向固定担架。医护人员可根据伤情变化向机组提出飞行建议,减少气压变化对患者伤情的影响。

3. 观察护理 保持呼吸通道、各种管路固定在位且通畅,持续监测生命体征,及时报告伤情变化,落实机上医疗处置措施,填写转运护理文书。应尽量减少非必要的机上护理操作,防止操作中发生误伤、自伤。清醒患者应给予心理护理,缓解不良情绪和晕机反应。

(三)接转机组织管理

1. 组织管理目标 确保仪器设备无缝式交接,抢救技术无缝式实施,提高患者转接质量。

2. 指挥管理体系 建立院 - 业务主管部门 - 科室三级指挥管理体系,设现场指挥、转运救护、临床救治和后勤保障 4 个小组。现场指挥组由院方领导、医疗、护理、后勤保障部门负责人和转运机构地面指挥人员组成。转运救护组由具有丰富临床经验的高年资医师和护理人员按 1:2 比例组成,一般为医生 1~2 名,护士 2~4 名。临床救治组由接诊科室主任、护士长和专项小组医护人员组成。后勤保障组由物资供应、安全保卫等相关人员组成。

3. 接机环境准备

(1)飞机降落点堪选:医院设置临时停机坪,一般应选择周围无障碍物的空旷场地,停机着陆点标示醒目,如为夜间停机需具备良好照明条件。

(2)现场环境管理:停机区域设警戒线,清除区域内车辆和围观人员,设专人维持秩序,严禁任何人靠近正处于工作状态的直升机螺旋桨和尾翼。

(3)转运路线设置:开通绿色通道,指定转运路线,沿途设警戒,设转运专用电梯和备用电梯各 1 部,专人值守,建立无障碍转运通道。

4. 接机物品准备 转运救护组配备升降担架车(含输液架),急救药箱(含急救药品、耗材),心电监护仪、便携式呼吸机、氧气袋(瓶)、除颤仪等急救器材。

(四)空中转运后交接

1. 转运交接流程 转运机构地面指挥人员报告直升机预降落时间,现场指挥组、转运救护组立即到达停机地点,后勤保障组确认停机环境安全、警戒到位,临床救治组做好病区收治准备。直升机降落后,迅速交接患者,按照指定转运路线转运至急诊抢救间、手术室或收治病房进行转运后救治。

2. **转运文书交接**　交接内容包括医疗病历、护理文书、机上医疗处置记录单、伤标伤票等。

3. **转运患者交接**　随机转运组与接机转运组医护人员对患者病情变化、用药情况、护理要点、呼吸通道、输液通路、留置管路、皮肤状况、个人物品以及其他需要交接的情况逐一交接。交接完成后书写转运交接单，交接双方护士签字确认。

4. **患者转运安全**　按照指定路线安全搬运患者离机，将患者妥善固定在升降担架车上，转运途中1名医生和1名护士置于患者头侧，以便观察病情变化，如遇突发状况就地进行抢救。

（五）空中转运质量管理

1. **建立应急救援组织体系**　成立空中救援应急分队，成员相对固定，职责分工明确。制定空中救援前接、转运、后送制度及转接机标准流程、应急处置预案等。

2. **建设院内救援人才梯队**　选择专业技术精湛、具备适应空中作业身体和心理素质的医护人员组建应急救援人才梯队，加强在模拟航空器中进行安全知识、航空医学知识和机上操作技能培训，以提高医护人员专业救援能力素质和技术水平。

3. **组织常态化应急演练**　通过定期组织全员、全流程、全要素应急演练，及时整改应急预案在组织实施中存在的问题，提高实用性和可操作性；检验应急物资、装备、技术等方面的准备情况，发现不足及时予以调整补充；提高应急分队成员间配合的默契度，进一步明确职责任务，总结推广经验。

（吴　琼）

第十章　病毒性传染病的护理

学习目标

1. 掌握病毒性传染病的相关概念与临床表现。
2. 熟悉常见病毒性传染病的流行病学与治疗原则。
3. 了解常见病毒性传染病的实验室检查与诊断要点。
4. 学会病毒性传染病的感控管理方法与健康指导。
5. 具有病毒性传染病的护理理论知识和操作技能。

第一节　病毒性肝炎

病毒性肝炎（viral hepatitis）是由肝炎病毒引起的一组以肝脏损害为主的传染病。临床常表现为乏力、食欲减退、恶心、呕吐、肝大及肝功能损害，部分患者可有黄疸和发热。按引起发病的病毒不同可分为甲型、乙型、丙型、丁型、戊型、己型、庚型肝炎等，常见的为前五型病毒型肝炎。

【病原学】

1. **甲型肝炎病毒（hepatitis A virus，HAV）**　单股正链 RNA 病毒，无包膜，感染后可在肝细胞内复制，随胆汁经肠道排出，仅有一个血清型和抗原抗体系统。HAV 对外界抵抗力较强，耐酸碱，室温下可生存 1 周，在贝壳类动物、污水、泥土中可存活数月，100℃加热 5 分钟可全部灭活，对紫外线、氯、甲醛等敏感。

2. **乙型肝炎病毒（hepatitis B virus，HBV）**　属于嗜肝 DNA 病毒科，部分双链环状 DNA，有包膜。HBV 在肝细胞内合成后释放入血，还可存在于唾液、精液及阴道分泌物等各种体液中。HBV 主要具有乙肝表面抗原（HBsAg）与乙肝表面抗体（抗 -HBs）、乙肝核心抗原（HBcAg）与乙肝核心抗体（抗 -HBc）、乙肝 e 抗原（HBeAg）与乙肝 e 抗体（抗 -HBe）三个抗原抗体系统。HBV 的抵抗力较强，对低温、干燥、乙醚有抵抗性，65℃加热 10 小时、煮沸 10 分钟或高压蒸气均可灭活，环氧乙烷、戊二醛、过氧乙酸和碘伏对 HBV 也有较好的灭活效果。

3. **丙型肝炎病毒（hepatitis C virus，HCV）**　属于黄病毒科肝炎病毒属，其基因组为单股正链 RNA，呈球形颗粒。HCV 易变异，不易被机体清除，对一般化学消毒剂敏感，甲醛熏蒸等均可灭活 HCV，100℃加热 5 分钟或 60℃加热 10 小时、高压蒸汽等物理方法均可使之灭活。

4. **丁型病毒性肝炎**(hepatitis D virus,HDV)　单股负链 RNA 病毒,为缺陷病毒,核心为 HDV RNA,包膜为 HBsAg,须依赖 HBV 才能复制、致病。

5. **戊型病毒性肝炎**(hepatitis E virus,HEV)　单股线状正链 RNA 病毒,呈球状,无包膜。感染后主要在肝细胞内复制,随胆汁经肠道排出。HEV 在碱性环境下较稳定,对高热、氯仿敏感。

【流行病学】

1. **传染源**

(1)甲型、戊型病毒性肝炎:急性患者和隐性感染者。甲肝患者发病前 2 周和起病后 1 周传染性较强。

(2)乙型、丙型、丁型病毒性肝炎:主要为急、慢性患者和病原携带者。其中,慢性患者和病毒携带者是乙型肝炎的主要传染源,其携带时间与感染年龄和人体免疫状态关系密切,感染时年龄越小,携带时间越长。

2. **传播途径**

(1)甲型、戊型病毒性肝炎:以粪 - 口传播为主,日常生活接触传播最常见,水源和食物污染可致暴发流行。

(2)乙型病毒性肝炎:①血液和体液传播:输血和血制品、手术、注射、针刺、共用剃刀和牙刷、血液透析、器官移植等均可传播;唾液、汗液、精液、阴道分泌物、乳汁等体液含有 HBV,密切生活接触、性接触等亦是可能的传播途径。②垂直传播(母婴传播):包括经胎盘宫内感染、分娩时传播以及哺乳、喂养等途径传播。

(3)丙、丁型病毒性肝炎:传播途径类似于乙型病毒性肝炎,以经血液传播为主,垂直传播与性传播的概率低于乙肝。

3. **人群易感性**　人群对各型肝炎病毒普遍易感,各型间无交叉免疫。甲型肝炎以幼儿、学龄前儿童发病最多,乙型肝炎多发生于婴儿及青少年,丙型肝炎多见于成年人,丁型肝炎与 HBV 以同时感染或重叠感染形式存在。戊型肝炎以中老年发病居多。

4. **流行特征**　甲肝全年可发病,有明显的秋、冬季高峰。戊型肝炎流行于夏秋季节,多发生于洪水后,呈地方性流行。乙、丙、丁型肝炎以散发为主,无明显季节性。

【发病机制与病理】

各型病毒性肝炎的发病机制目前尚未完全明晰。

1. **发病机制**

(1)甲型病毒性肝炎:HAV 侵入人体后引起短暂的病毒血症,继而侵入肝脏,在肝细胞内增殖,病毒由胆管进入肠腔,最后由粪便排出。HAV 仅引起肝细胞轻微破坏,导致肝细胞损伤的主要机制是宿主免疫反应所致。

(2)乙型病毒性肝炎:HBV 进入人体后随血液到达肝脏或肝外组织,HBV 并不直接杀伤肝细胞,病毒引起的免疫应答是导致肝细胞损伤及炎症坏死的主要机制,而炎症坏死持续存在或反复出现是慢性 HBV 感染者进展为肝硬化甚至肝癌的重要因素。

(3)丙、丁、戊型病毒性肝炎:HCV 可通过直接杀伤作用及免疫引起肝细胞损伤,感染后易慢性化;HDV 对肝细胞既有直接作用,也有宿主免疫反应介导;戊型肝炎以宿主免疫反应为主。

2. **病理生理**　除了甲型和戊型肝炎无慢性肝炎的病理改变外,其他各型肝炎的病理改变基本相同。其基本病理改变为肝细胞变性、坏死，伴有不同程度的炎症细胞浸润。慢性肝炎可见肝纤维增生形成纤维间隔。重型肝炎可见肝细胞大量坏死。

【临床表现】

潜伏期：甲型肝炎 14～49 天，平均 30 天；乙型肝炎 45～160 天，平均 120 天；丙型肝炎 15～150 天，平均 40 天；丁型肝炎 30～140 天；戊型肝炎 10～70 天，平均 40 天。

1. 急性肝炎　各型病毒均可引起，包括急性黄疸性肝炎和急性无黄疸性肝炎。

（1）急性黄疸性肝炎：典型经过分 3 期，病程 2～4 个月。①黄疸前期：甲型和戊型起病较急，病初畏寒、发热者较多；乙、丙、丁型肝炎起病则相对缓慢，少有发热。主要症状有乏力、食欲减退、恶心、呕吐、厌油腻、肝区胀痛、腹胀、便秘或腹泻等。部分患者可有皮疹及关节酸痛，本期末尿色可呈浓茶色，本期持续 5～7 天。②黄疸期：巩膜、皮肤相继出现黄染是本期特点，1～3 周达高峰。部分患者可有一过性粪色变浅、皮肤瘙痒、心动过缓等梗阻性黄疸表现。查体可见肝大，质软、边缘锐利，有压痛及叩痛。本期持续 2～6 周。③恢复期：症状逐渐消失，黄疸消退，肝、脾回缩，肝功能逐渐恢复正常，本期持续 1～2 个月。

（2）急性无黄疸性肝炎：本型较黄疸型多见，临床症状和病理变化均较黄疸型轻，病程中不出现黄疸，部分病例甚至无明显症状，易被误诊或漏诊。病程长短不一，多数在 3 个月内恢复。

2. 慢性肝炎　见于乙、丙、丁型肝炎。包括急性肝炎病程超过半年，或原有乙、丙、丁型肝炎急性发作再次出现肝炎症状、体征及肝功能异常者；发病日期不明或虽无肝炎病史，但根据肝组织病理学检查或症状、体征、实验室及影像学检查综合分析符合慢性肝炎表现者。依据病情轻重可分为轻、中、重三度。

（1）轻度：病情较轻，可有乏力、头晕、食欲减退、厌油、肝区不适、肝稍大及轻度脾大。部分患者可无症状、体征，肝功能指标轻度异常。

（2）中度：症状、体征、实验室检查居于轻度和重度之间。

（3）重度：有明显或持续的肝炎症状，伴肝病面容、肝掌、蜘蛛痣、进行性脾大、肝功能持续异常。

3. 重型肝炎（肝衰竭）　各型肝炎病毒均可引起，预后差，病死率高。常见诱因有过度劳累、精神刺激、嗜酒、妊娠、合并感染、服用损害肝脏的药物等。

（1）急性重型肝炎：又称暴发型肝炎，起病急，2 周内出现肝性脑病表现及相关症状。①极度乏力，有明显厌食、腹胀、恶心、呕吐等严重消化道症状；②黄疸迅速加深，转氨酶下降，呈"酶-胆分离"现象；③出血倾向，凝血酶原活动度（PTA）<40%，除外其他原因；④肝脏进行性缩小、出现肝臭；⑤迅速出现腹水、中毒性鼓肠。病程一般不超过 3 周，常因肝功能衰竭合并消化道出血、脑水肿、感染及急性肾功能衰竭等导致死亡。

（2）亚急性重型肝炎：又称亚急性肝坏死。起病较急，15 天至 26 周出现肝衰竭表现。肝性脑病、脑水肿或脑疝首先出现者，称为脑病型；腹水及其相关症候（包括胸腔积液等）首先出现者，称为腹水型。本型可因发生肝性脑病、肝肾综合征而死亡。

（3）慢性急性肝衰竭：在慢性肝病基础上出现的急性或亚急性肝功能失代偿。

（4）慢性肝衰竭：在肝硬化的基础上，肝功能进行性减退导致以腹水、门静脉高压、凝血功能障碍、肝性脑病等为主要表现的慢性肝功能失代偿。

4. 淤胆型肝炎　以肝内胆汁淤积为主要表现的一种特殊临床类型，起病类似急性黄疸性肝炎,消化道症状较轻,有皮肤瘙痒、粪便颜色变浅、肝大等梗阻性黄疸临床表现。肝功能检查血清总胆红素明显升高,以直接胆红素为主,大多数患者可恢复。在慢性肝炎或肝硬化基础上发生上述表现者称为慢性淤胆型肝炎,预后较差。

5. 肝炎后肝硬化 根据肝脏炎症活动情况分为活动性肝硬化和静止性肝硬化两种类型。

6. 并发症 肝内并发症多发生于 HBV、HCV 感染,主要有肝硬化、肝细胞癌、脂肪肝。肝外并发症有胆管炎症、糖尿病、再生障碍性贫血、心肌炎、肾小球肾炎等。重型肝炎可引起肝性脑病、上消化道出血、肝肾综合征、感染等严重并发症。

【实验室检查】

1. 肝功能检查

(1)血清酶测定:①谷丙转氨酶(ALT),又称谷丙转氨酶,是目前反映肝细胞受损的最常用指标。急性肝炎时 ALT 明显升高,慢性肝炎时 ALT 呈持续或反复升高。重型肝炎时因肝细胞大量坏死,ALT 随黄疸迅速加深反而下降,出现胆 - 酶分离现象。②谷草转氨酶(AST),又称天冬氨酸转氨酶,意义与 ALT 相同,急性肝炎时如果 AST 持续在高水平,有转为慢性肝炎的可能。③血清碱性磷酸酶(ALP)及 γ- 谷氨酰转肽酶(γ-GT)也可升高。

(2)血清蛋白:主要由白蛋白(A)和球蛋白(G)组成,反映肝脏合成功能,肝硬化和肝衰竭患者可有血清白蛋白水平下降。白蛋白水平同时也受到营养状况等的影响。

(3)血清胆红素:胆红素含量是反映肝细胞损伤严重程度的重要指标。急性或慢性黄疸性肝炎时直接和间接胆红素均升高,淤胆型肝炎则以直接胆红素升高为主。

(4)凝血酶原时间(PT)及凝血酶原活动度(PTA):凝血酶原时间延长,凝血酶原活动度降低,可用于重型肝炎临床诊断及预后判断。PTA<40% 是诊断重型肝炎或肝衰竭的重要依据。

(5)血氨:血氨升高常见于重型肝炎,提示肝性脑病存在。

2. 肝炎病毒血清学和病原学检查

(1)甲型病毒性肝炎:抗 -HAV IgM 阳性是 HAV 近期感染指标,是确诊甲型肝炎最主要的标志物。抗 -HAV IgG 为保护性抗体,见于甲型病毒性肝炎疫苗接种后或 HAV 既往感染者,主要用于流行病学调查。

(2)乙型病毒性肝炎

1)HBsAg 和抗 -HBs:HBsAg 阳性提示受到 HBV 感染,无症状携带者和慢性患者 HBsAg 可持续多年甚至终身;抗 -HBs 为保护性抗体,见于乙型肝炎恢复期及接种乙型肝炎疫苗者。

2)HBeAg 和抗 -HBe:HBeAg 仅出现于 HBsAg 阳性者血清中,是病毒复制活跃与传染性强的标志;抗 -HBe 出现称为血清转换,抗 -HBe 在 HBeAg 消失后出现,阳性提示 HBV 复制程度降低或停止,传染性减弱或消失。

3)HBcAg 和抗 -HBc:血液中游离的 HBcAg 极少,常规方法不能检出;抗 -HBc IgM 阳性提示急性期或慢性肝炎急性发作,抗 -HBc IgG 出现较迟,提示 HBV 既往感染或近期低水平病毒复制,可保持多年甚至终身。

4)乙型肝炎病毒脱氧核糖核酸(HBV DNA)定量:主要用于评估 HBV 感染者病毒复制水平,是抗病毒治疗适应证选择及疗效判断的重要指标。

(3)丙型病毒性肝炎:抗 -HCV 阳性是 HCV 感染的标志,不是保护性抗体。使用化学发光免疫分析法(CIA)或者酶联免疫吸附试验(ELISA)检测抗 -HCV 可用于 HCV 感染者的筛查。对于抗 -HCV 阳性者,应进一步检测 HCV RNA,以确定是否为现症感染。

（4）丁型病毒性肝炎：HDV-Ag 阳性和 HDV RNA 阳性是 HDV 感染的直接标志。

（5）戊型病毒性肝炎：抗 -HEV IgM 及抗 -HEV IgG 阳性提示 HEV 感染。在粪便和血液标本中检测到 HEV RNA,可明确诊断。

【诊断要点】

有无进食未煮熟的海产品,或是否饮用污染的水源,有助于甲、戊型肝炎的诊断。有无不洁注射史、手术史及血液和血制品输入史、肝炎密切接触史等,有助于乙、丙、丁型肝炎的诊断。临床表现为食欲减退、恶心、呕吐等消化道症状,出现黄疸、肝脾大、肝功能损害者应考虑本病。确诊依赖于肝炎病原学的检查。

【治疗】

病毒性肝炎的治疗需根据不同病原、不同临床类型及组织学损害区别对待。以休息、营养为主,辅以适当药物,避免饮酒、过劳和使用损害肝脏的药物。

1. **急性肝炎**　多为自限性疾病。如无特殊并发症,应以休息、营养等一般治疗为主,避免滥用药物,强调早期卧床休息,饮食宜清淡、易消化,进食量过少、热量不足者可由静脉补充葡萄糖和维生素,可辅以保肝药物。

2. **慢性肝炎**　包括一般支持治疗、抗病毒治疗、保肝治疗、免疫调节治疗、抗纤维化治疗等综合措施,其中有效抗病毒治疗是关键。

（1）乙型肝炎：抗病毒药物目前首选恩替卡韦、富马酸替诺福韦酯、富马酸丙酚替诺福韦片等,抗病毒作用强、耐药发生率低。

（2）丙型肝炎：抗病毒治疗已经进入直接抗病毒药物（DAA）的泛基因型时代,优先推荐无干扰素的泛基因型方案,目前临床上使用的 DAA 泛基因型方案包括索磷布韦 / 维帕他韦、格卡瑞韦 / 哌仑他韦等。

3. **重型肝炎**　在抗病毒治疗基础上,以对症支持治疗为主,防治出血、肝性脑病、继发感染及肾功能衰竭等并发症,采取阻断肝细胞继续坏死、促进肝细胞再生、改善肝脏微循环等综合措施。辅以人工肝支持系统疗法,争取适当时期进行肝移植治疗。

4. **淤胆型肝炎**　基本同急性肝炎。效果不佳时可试用糖皮质激素,或采用中西药结合的治疗方法。

【护理】

1. **一般护理**

（1）隔离：甲型、戊型肝炎自起病日实行消化道隔离 3～4 周,嘱患者注意个人卫生,餐前、便后洗手,患者餐具固定,分开消毒,排泄物使用 5% 甲醛消毒后再倾倒；乙型、丙型、丁型肝炎患者实行血液 - 体液隔离,慢性患者和病毒携带者应定期进行各项肝炎病毒病原学检测,禁止献血,不能从事饮食、托幼、自来水、血制品等相关工作。

（2）休息：卧床休息可增加肝脏血流量,降低代谢率,促进肝细胞的修复和再生,利于肝细胞炎症的恢复。

1）急性肝炎：强调早期卧床休息,待症状好转、黄疸减轻、肝功能改善后可指导患者逐渐增加活动量,以不感疲劳为度。临床治愈、肝功能正常后仍应继续休息 1～3 个月。

2）慢性肝炎：适当休息,症状明显或病情较重者应强调卧床休息,病情好转后应注意动静结合、逐渐增加活动,可从事力所能及的工作,但应避免过劳,以不感疲劳为度。

3）重型肝炎：绝对卧床休息，协助做好口腔、皮肤的护理。

（3）饮食护理：肝炎患者严禁饮酒，酒精在肝脏代谢，可加重对肝脏的损害。

1）急性肝炎：早期宜进食清淡、易消化、富含维生素的流质或半流质饮食，随病情好转，食欲改善后可逐渐增加饮食，以摄入优质蛋白为主，保证足够热量，适当限制脂肪的摄入。腹胀者可减少产气食品如牛奶、豆制品的摄入。

2）慢性肝炎：宜少食多餐，避免暴饮暴食，给予优质高蛋白、低糖、低脂肪饮食，避免长期摄入高糖、高热量饮食，以防诱发糖尿病和脂肪肝。

3）重型肝炎：给予低脂、低盐、高维生素、易消化的流质或半流质饮食，有肝性脑病先兆者，应严格限制或禁止蛋白质的摄入（每日 $<0.5g/kg$），合并腹水、少尿者，应严格限制水、钠的摄入。

2. 病情观察 监测生命体征及肝功能。观察有无出血倾向，皮肤黏膜有无出血点，有无黑便、呕血等；观察有无精神、神志的改变，警惕肝性脑病的发生；观察乏力是否进行性加重、黄疸或腹水有无消退或加重、肝浊音界变化情况；重症患者应注意有无"酶 - 胆分离"现象，一旦发现病情变化，立刻报告医生，并做好抢救准备。

3. 对症护理

（1）发热的护理：见第三章第一节中"发热的护理"。

（2）皮肤护理：①保持皮肤、卧具、衣物的清洁，有瘙痒者指导其每日早晚用温水擦身1 次，着棉质、宽松、透气衣物；②保护皮肤的完整性，避免抓伤皮肤，及时修剪指甲，必要时入睡戴手套，避免搔抓，防止皮肤破损，防干裂，用润肤油或乳液外涂皮肤，选用中性肥皂或浴液清洗皮肤，暂时不用化妆品；③预防感染，保持皮肤清洁，注意个人卫生。

4. 用药护理

（1）乙型肝炎抗病毒药物：①使用抗病毒治疗前，向患者说明治疗的目的、意义和可能出现的不良反应，确保患者了解随意停药可能导致的风险，提高患者依从性；②目前慢性乙肝首选抗病毒药物总体安全性和耐受性良好，恩替卡韦可能出现乳酸酸中毒，富马酸替诺福韦酯可能出现肾功能不全，对治疗中出现血肌酐、肌酸激酶或乳酸脱氢酶水平明显升高者应密切观察，必要时应及时停药并改用其他药物；③随着强效低耐药药物的应用，慢性乙肝抗病毒长期治疗出现耐药发生率大幅降低，如果在治疗过程中出现耐药，需及时给予挽救治疗，并进行耐药检测。

（2）丙型肝炎抗病毒药物：接受包含 DAA 治疗方案的患者每次就诊时均需评估临床不良反应，需在基线、治疗后 4 周、12 周、24 周或有临床症状时监测 ALT 水平，育龄期妇女和其男性性伴侣必须在用药时及停药后 6 个月内采用有效的避孕措施。

5. 并发症护理

（1）肝性脑病的护理：及时发现和消除诱因，特别是使用利尿剂、进食高蛋白、上消化道大出血、感染的患者易诱发肝性脑病；记录生命体征；遵医嘱执行降血氨措施、纠正氨基酸比例失衡、纠正假性神经递质产生或释放，出现脑水肿表现者可用 20% 甘露醇和呋塞米滴注，注意水电解质平衡；清除胃肠内积血，减少氨的吸收，可用生理盐水或弱酸性溶液灌肠，忌用肥皂水；对兴奋、躁动患者，应做好安全防护给予相应护理，必要时给予镇静处理。

（2）出血的护理：注意观察有无鼻出血、牙龈出血、注射部位出血、消化道出血等，检测血小板计数、凝血酶原时间及凝血酶原活动度等指标。告知患者不要用手指挖鼻、牙签剔牙，不用硬牙刷刷牙，刷牙后有出血者可改用水漱口或棉棒擦洗。局部穿刺、注射后应压迫止血 10~15 分钟，遵医嘱使用维生素 K、凝血酶原复合物或输新鲜血液以补充凝血因子，并及时配血备用。

（3）继发感染的护理：重型肝炎患者极易合并感染，保持病室空气流通，定时对地面、家具、空气消毒，减少探视，防止交叉感染；做好口腔护理，定时翻身，及时清除呼吸道分泌物，防止口腔及肺部感染；注意饮食卫生及餐具清洁和消毒，防止肠道感染；患者的衣服、被褥应保持清洁，防止皮肤感染；必要时遵医嘱应用抗菌药物。

（4）肝肾综合征的护理：目前尚无有效治疗方法，应及时配合医生严格记录 24 小时尿量，检测尿常规、尿比重、血尿素氮及血清钾、钠等，避免使用损伤肾脏药物，避免引起血容量降低的各种因素。

【预防】

1. 有关疾病传播知识的宣教 甲、戊型肝炎重点在于加强粪便管理，保护水源，严格饮用水管理，加强食品卫生和食具消毒。乙、丙、丁型肝炎预防重点在于防止通过血液、体液传播：对供血者进行严格筛查，做好血源监测；凡接受输血、大手术及应用血制品的患者，应定期监测肝功能及肝炎病毒标志物，以便早期发现由血液和血制品所致的各型病毒性肝炎；生活用具应专用；接触患者后用肥皂和流动水洗手；加强服务行业的卫生监督，公用茶具、面巾和理发、刮脸、修脚的工具应用后彻底消毒，未经消毒，严禁共用。

2. 预防接种

（1）甲型病毒性肝炎：①主动免疫，目前在国内使用的甲肝减毒活疫苗，接种对象为抗 -HAV IgG 阴性者，减毒活疫苗接种一针（18 个月），灭活疫苗接种两针（18、24 个月）。②被动免疫，甲型病毒性肝炎密切接触者，可注射人免疫球蛋白，时间越早越好。

（2）乙型病毒性肝炎：①主动免疫，接种乙型肝炎疫苗是预防 HBV 感染最有效的方法。乙型肝炎疫苗的接种对象主要是新生儿，其次为婴幼儿、15 岁以下未免疫人群和高危人群。乙型肝炎疫苗全程需接种三针，按照 0 个月、1 个月、6 个月的程序。接种后随着时间的推移，部分人抗 -HBs 水平会逐渐下降，宜加强注射一次。②被动免疫，乙肝免疫球蛋白主要用于 HBV 感染母亲娩出的新生儿及暴露于 HBV 的易感者。HBsAg 阳性母亲娩出的新生儿，出生后 12 小时内注射乙肝免疫球蛋白，同时在不同部位肌内注射第一针乙肝疫苗，并于 1 个月和 6 个月分别接种第 2 针和第 3 针，乙肝疫苗保护率为 90%~100%。医护人员进行有创检查和操作时一旦出现针刺伤，要挤出伤口的血，并用流动水冲，边挤边冲，进行病原学检测，根据自身情况注射高效的免疫球蛋白，并于 3 个月和半年后再次进行病原学检测。

（3）丙型、丁型、戊型病毒性肝炎：目前我国自行研发的戊型病毒性肝炎"重组戊型病毒性肝炎疫苗（大肠埃希菌）"正在 IE 期临床试验中，对丙型、丁型病毒性肝炎尚缺乏特异性免疫的预防措施。

（马续威）

第二节 流行性感冒

流行性感冒（influenza）简称流感，是由流感病毒引起的急性呼吸道传染病。临床特点为呼吸道卡他症状较轻，高热、头痛、乏力等全身中毒症状较重，在慢性患者和老年人中可引起严重并发症。

【病原学】

流感病毒属正黏病毒科，呈球形或丝状，为 RNA 病毒。由核心和包膜组成。根据病毒 NP 和 M1 抗原性的不同，流感病毒分为甲（A）、乙（B）和丙（C）三型，甲型流感病毒再根据 HA 和 NA 的抗原性不同分为若干亚型，HA 可分为 H1～H16 亚型，NA 可分为 N1～N9 亚型，人类流感主要与 H1、H2、H3 和 N1、N2 亚型有关。

流感病毒不耐热，加热 100℃ 1 分钟或加热 56℃ 30 分钟灭活，对常用消毒剂及紫外线敏感，耐低温和干燥，真空干燥或 −20℃ 以下仍可存活。

【流行病学】

1. **传染源** 患者和隐性感染者是主要传染源，动物亦可能为重要储存宿主及中间宿主。自潜伏期到发病后 5 天内均可有病毒从鼻涕、唾液、痰液等分泌物排出，传染期约 1 周，儿童达 10 天或更长时间，以发病 2～3 天的传染性最强。患者以儿童和青少年多见。

2. **传播途径** 主要通过咳嗽、咳痰、打喷嚏等飞沫传播，也可经口腔、鼻腔、眼睛等黏膜直接或间接接触传播，通过接触共用物品也可能引起感染。在特定场所，如人群密集且密闭或通风不良的房间，也可通过气溶胶传播，须警惕。

3. **人群易感性** 人群普遍易感。感染后对同一亚型会获得一定的免疫力，但不同亚型间无交叉免疫。接种流感疫苗可有效预防相应亚型／系的流感病毒感染。

4. **流行特征** 流行特点为突然发生，迅速蔓延，发病率高，潜伏期短，多次引起全世界的暴发流行。流感大流行时无明显季节性，散发流行多发于冬、春季。

【发病机制与病理】

流感病毒侵入呼吸道的纤毛柱状上皮细胞内进行复制，借神经氨酸酶的作用从细胞释放，再侵入其他纤维柱状上皮细胞，引起细胞变性、坏死和脱落，产生炎症反应。

病理改变主要表现为呼吸道纤毛上皮细胞呈簇状脱落、上皮细胞化生、固有层黏膜细胞充血、水肿伴单核细胞浸润等病理变化。

【临床表现】

潜伏期为 1～3 天，最短为数小时，最长可达 4 天。分为单纯型、胃肠型、肺炎型和中毒型。

1. **临床表现**

（1）单纯型：起病急，高热寒战、头痛、乏力食欲减退、全身肌肉酸痛等全身中毒症状，呼吸道症状较轻。发热 3～4 天后逐渐消退，全身症状好转，乏力持续 1～2 周，上呼吸道症状持续数天后消失。此型最为常见，预后良好。

（2）胃肠型：主要症状为腹痛、腹胀、呕吐、腹泻等，此型较为少见，多见于儿童。

（3）肺炎型：发病1～2天后病情加重。出现高热不退、气急、发绀咯血、极度疲乏等症状，甚至呼吸衰竭。双肺听诊呼吸音低，满布湿啰音，但无肺实变体征。此型少见，预后较差，主要发生于老年人、婴幼儿，患有慢性心、肺、肾等疾患或接受免疫抑制剂治疗者。

（4）中毒型：有全身毒血症表现，可有高热或明显的神经和心血管系统受损表现，晚期亦可出现中毒型心肌损害，严重者可致休克、DIC、循环衰竭，直至死亡。病死率较高，预后不良，极少见。

2. 并发症

（1）呼吸系统并发症：主要为继发性细菌感染。继发感染的致病菌主要有流感嗜血杆菌及肺炎链球菌，老年患者中金黄色葡萄球菌感染亦较常见。

（2）肺外并发症：有中毒性休克、中毒性心肌炎及瑞氏综合征等。

【实验室检查】

1. 血常规 白细胞总数正常或降低，淋巴细胞相对升高，重症病例淋巴细胞明显降低。如继发细菌感染，白细胞总数与中性粒细胞比例升高。

2. 病原学检查

（1）检测特异性核酸：敏感性和特异性高，能够区分病毒类型和亚型。目前主要使用荧光定量PCR直接检测呼吸道标本中流感病毒核酸。对重症患者，检测下呼吸道（痰或气管抽取物）标本更加准确。

（2）病毒分离：从鼻咽部、气管分泌物中直接分离流感病毒，是确诊本病的重要依据。

（3）病毒抗原检测：采用胶体金法和免疫荧光方法检测呼吸道标本，抗原检测速度快，但敏感性低于核酸检测。病毒抗原检测阳性支持诊断，但阴性不能排除流感。

3. 血清学检查 分别采集急性期和恢复期血清，进行血凝抑制试验或补体结合试验，如有4倍以上升高或单次检测抗体滴度＞1∶80，则有诊断意义。

4. 影像学检查 肺炎型患者X线可出现散在絮状阴影。

【诊断要点】

冬、春季节在同一地区，1～2天内即有大量上呼吸道感染患者集体发病，临床表现为起病急骤、持续高热、肌肉关节酸痛等全身中毒症状较重，呼吸道表现如鼻塞、流涕、咽痛等症状较轻应考虑流感。病毒分离、血凝抑制试验或补体结合试验阳性有助于确诊。

【治疗】

临床诊断病例和确诊病例治疗基本原则为尽早隔离治疗。

1. 对症治疗 高热者可进行物理降温、应用解热药物；咳嗽、咳痰严重者给予止咳祛痰药物。根据缺氧程度采用适当方式进行氧疗。

2. 抗病毒治疗 应在发病48小时内进行抗病毒治疗，可减轻症状，减少并发症、缩短病程、降低病死率。此类药毒性低，较少耐药且耐受性好，是目前治疗流感最好的药物。

（1）奥司他韦：能特异性抑制甲、乙型病毒复制，应及早服用。重症患者建议服用至病毒检测两次阴性为止。

（2）利巴韦林（病毒唑）：对各型流感均有疗效，按医嘱使用。

（3）金刚烷胺和甲基金刚烷胺：对目前流行的流感病毒株耐药，不建议使用。

（4）中草药：中草药对流感的治疗效果较好，常用的有金银花、连翘、黄芪等。

【护理】

1. 一般护理

（1）隔离与休息：在标准预防基础上，采取飞沫隔离措施，隔离期应至临床症状消失，病毒核酸检测阴性。指导患者急性期卧床休息。

（2）饮食护理：急性期给予患者高糖、高蛋白质、高维生素、易消化饮食，如米汤、粥、牛奶、蛋类、米粉等。进食不足者，可遵医嘱给予静脉补液治疗。

2. 病情观察　观察生命体征，注意热型、热程及伴随症状，呼吸的频率和节律、血氧饱和度情况；观察咳嗽的性质、时间、诱因，痰液的性状、量、颜色等。

3. 对症护理

（1）发热的护理：见第三章第一节中"发热的护理"。注意儿童忌服含阿司匹林的药物，以避免产生瑞氏综合征。必要时遵医嘱经静脉补充液体。

（2）呼吸道的护理：保持呼吸道通畅，指导患者进行有效的咳嗽，协助患者翻身、拍背，及时把痰液排出体外，必要时遵医嘱给予祛痰止咳剂。鼻塞者可用1%麻黄碱溶液滴鼻。咽痛患者可服用含片减轻疼痛。

（3）预防继发细菌感染：做好手卫生，严格消毒空气、物品、分泌物等，防止在护理操作或使用呼吸机过程中发生交叉感染。重症病例可遵医嘱应用广谱抗生素，预防继发细菌感染。

4. 用药护理　遵医嘱使用抗病毒药物及解热镇痛剂等，观察药物的疗效及不良反应。使用奥司他韦不良反应主要有恶心、呕吐、腹泻、腹痛、咳嗽、咳痰、眩晕、头痛、失眠等。

5. 健康指导　讲解疾病的相关知识，根据天气变化及时增减衣服，保持良好的个人卫生习惯，隔离期间避免外出，离开病房应戴口罩。

【预防】

养成良好的卫生习惯是预防流感等呼吸道传染病的重要方法，主要措施包括勤洗手、保持环境清洁和通风，在流感流行季节尽量减少到人群密集场所活动，避免接触呼吸道感染患者；咳嗽或打喷嚏时用上臂或双层纸巾、毛巾等捂住口鼻，咳嗽或打喷嚏后洗手，尽量避免触摸眼睛、鼻或口；出现流感样症状应当注意自我隔离，就医过程中需佩戴口罩。

接种流感疫苗是预防流感最有效的方法。抗病毒药物预防，只能作为没有接种疫苗或接种疫苗后尚未获得免疫能力的高风险人群的紧急临时预防措施，不能代替疫苗接种。

（谢幸尔）

第三节　流行性乙型脑炎

流行性乙型脑炎（epidemic encephalitis B）即日本乙型脑炎，简称乙脑，是由乙型脑炎病毒导致的一种自然疫源性疾病。临床上表现为发病急，高热、意识障碍、惊厥、强直性痉挛和脑膜刺激征等。

【病原学】

乙脑病毒属于虫媒病毒黄病毒科黄病毒属，核酸为单链 RNA，外层具包膜，包膜表面有血凝素，能在乳鼠脑组织内传代，在鸡胚、猴、肾及 Hela 细胞中可以生长并复制。乙脑病毒具较强的嗜神经性，乙脑病毒易被常用消毒剂杀灭，不耐热，加热 100℃ 2 分钟或加热 56℃ 30 分钟即可灭活。

【流行病学】

1. 传染源 该病为自然疫源性传染病，动物和人均可作为传染源，如猪、牛、鸡、鸭等。猪的饲养面积广，更新速度快，病毒血症期长，因此猪是本病的主要传染源。人感染病毒后，可出现短暂的病毒血症，但由于体内病毒数量少、持续时间短，故人不是本病的主要传染源。

2. 传播途径 主要通过蚊虫叮咬传播。

3. 人群易感性 人群普遍易感，但人被感染后仅极少发病，绝大多数呈隐性或亚临床感染，感染后可获得持久免疫力。

4. 流行特征 具有严格季节性，我国主要在夏秋季节流行，约有 90% 病例发生在 7～9 月份，这主要与蚊虫繁殖、气温和雨量等因素有关。

【发病机制与病理】

乙脑病毒随蚊虫叮咬进入人体，在单核吞噬细胞系统内繁殖，继而进入血液循环引起病毒血症。病毒进入血液后是否引起发病，与机体抵抗力、病毒数量和毒力有关，尤其是机体抵抗力。当抵抗力强时，仅形成短暂的病毒血症，病毒很快被清除，不侵入中枢神经系统，临床上表现为隐性感染或轻型病例。当机体抵抗力下降，病毒数量多、毒力强时，病毒可通过血脑屏障进入中枢神经系统，引起脑实质损害。

乙脑的病变范围较广，脑及脊髓均可受累，尤以大脑皮质、间脑和中脑最为严重，主要的病理变化有神经细胞变性、炎症细胞浸润和胶质细胞增生、血管病变等。

【临床表现】

潜伏期为 4～21 天，一般为 10～14 天。典型症状可分为四期。

1. 初期 起病急，体温急剧上升至 39～40℃，伴头痛、恶心和呕吐，部分患者有嗜睡或精神倦怠等不同程度的意识障碍，可有颈项强直及抽搐，病程 1～3 天。

2. 极期 病程第 4～10 天。初期症状逐渐加重，主要为脑实质损害表现。其中持续高热、惊厥或抽搐、呼吸衰竭是乙脑极期的三大严重症状，三者之间互相影响，中枢性呼吸衰竭是乙脑最主要的死亡原因。

（1）持续高热：乙脑必有的症状。体温常达 40℃ 以上，多呈稽留热型，此期一般持续 7～10 天，严重者可达 2～3 周。体温越高，持续时间越长，则病情越严重。

（2）意识障碍：乙脑的主要症状。表现为定向力障碍、嗜睡、昏睡、谵妄或不同程度的昏迷，多发生于病程第 3～8 天，通常持续 1 周左右，严重者可达 1 个月以上。意识障碍程度越深、持续时间越长，则病情越严重。

（3）抽搐或惊厥：乙脑严重症状之一，是病情严重的表现，多见于病程第 2～5 天。表现为先出现面部、眼肌、口唇的小抽搐，随后出现肢体抽搐、强直性痉挛，可发生于单肢、双肢或四肢，重型者可发生全身强直性抽搐，历时数分钟至数十分钟不等，均伴有不同程度的意识障碍。惊厥越频繁、越持久、部位越多，病情越严重。

（4）呼吸衰竭：乙脑最严重的症状，也是本病的主要死亡原因，多发生于深度昏迷患者。又表现为呼吸节律不规则及幅度不均，如呼吸表浅、双吸气、叹息样呼吸、潮式呼吸、抽泣样呼吸等，最后呼吸停止。如发生脑疝，患者除出现上述呼吸异常外，可伴昏迷、瞳孔忽大忽小、呼吸突然停止等表现。也可因呼吸道阻塞、并发肺炎或脊髓病变导致呼吸肌麻痹而出现周围性呼吸衰竭，出现呼吸先增快后减慢、呼吸减弱、呼吸困难、发绀等，但呼吸节律整齐。

（5）其他神经系统症状和体征：浅反射减弱或消失，深反射先亢进后消失。病理反射出现，如巴宾斯基征呈阳性、脑膜刺激征阳性。其他神经受损，体征因病变部位和程度不同而异，如可出现吞咽困难、瘫痪、语言障碍、大小便失禁或尿潴留等。

3. 恢复期 极期过后体温逐渐下降，精神、神经系统症状逐日好转。重症患者可出现神志迟钝、痴呆、失语、吞咽困难、颜面瘫痪、四肢强直性痉挛或扭转痉挛等，少数患者也可有软瘫。经过积极治疗大多数症状可在半年内恢复。

4. 后遗症期 少数重症患者半年后仍有精神神经症状，为后遗症，主要有意识障碍、痴呆、失语及肢体瘫痪、癫痫等，如予积极治疗可有不同程度的恢复。癫痫后遗症可持续终身。

【实验室检查】

1. 血常规 白细胞总数增高，中性粒细胞在80%以上。

2. 脑脊液 呈无色透明，压力仅轻度增高，白细胞计数增加。病初2～3天以中性粒细胞为主，以后则单核细胞增多。糖正常或偏高，蛋白质常轻度增高，氯化物正常。

3. 病原学检查 病程1周内死亡病例脑组织中可分离到乙脑病毒，也可用免疫荧光在脑组织中找到病毒抗原，从脑脊液或血清中不易分离到病毒。

4. 血清学检查

（1）特异性IgM抗体检查：最早在病程第4天即出现阳性，3周内阳性率达70%～90%，可帮助早期诊断。

（2）血凝抑制试验：双份血清效价呈4倍增高有临床诊断意义。

（3）补体结合试验：补体结合抗体为IgG抗体，具有较高特异性，多在发病后2周出现，5～6周达高峰，抗体水平可维持1年左右，不能用于早期诊断，主要用于回顾性诊断或流行病学调查。

【诊断要点】

夏秋季流行，10岁以下儿童，也可偶见成人，生活区域有猪圈、有被蚊虫叮咬史等，起病急，高热、头痛、呕吐、抽搐、意识障碍、呼吸衰竭、病理反射及脑膜刺激征阳性等可作出临床诊断，确诊有赖于血清学检查和病毒分离。

【治疗】

目前尚无特效抗病毒药物，以对症支持治疗为主，重点做好高热、惊厥、呼吸衰竭等危重症状的护理，是提高治愈率、降低病死率的关键。

【护理】

1. 一般护理

（1）隔离与休息：执行接触隔离措施，急性期应卧床休息，将患者安置在安静、舒适、有防蚊设备的病室内，控制室温在22～28℃。昏迷患者取头高足低位，头部抬高15°～30°，利于减轻脑水肿，头偏向一侧，使分泌物从口角流出，避免吸入呼吸道，注意定时翻身，每

2 小时一次,防止压力性损伤的发生,立好床栏,防止坠床。

(2)饮食护理:注意补充营养,鼓励患者多进食清淡、易消化的流质或半流质饮食,如豆浆、牛奶、米汤、菜汤、果汁、绿豆汁等。昏迷及有吞咽困难者给予鼻饲,制订合理的鼻饲计划,或遵医嘱静脉输液,每天保证入水量 1 500～2 000ml,并注意电解质、酸碱平衡。恢复期应逐渐增加高糖、高蛋白、高维生素饮食。

2. 病情观察 严密观察惊厥先兆,如烦躁不安、两眼凝视、肌张力增高等,遵医嘱给予镇静剂;注意颅内高压和脑疝的表现等,以便早期发现紧急情况及时处理。

3. 对症护理

(1)发热的护理:乙脑患者体温不易下降,常采用综合措施控制体温,具体措施如下:

1)降低室温:可使用空调、床下放冰块或者洒水等方法,将室温降至22～28℃。

2)物理降温:包括冰敷腋下、颈部及腹股沟等体表大血管部位处,额部、枕部等,使用温水擦浴,冷盐水灌肠等。降温不宜过快、过猛,并且注意防止局部冻伤或坏死,禁用冰水擦浴,以免引起寒战和虚脱。

3)药物降温:应用退热剂时,注意用量不宜过大否则容易导致大量出汗而引起虚脱。

4)亚冬眠疗法:适用于持续高热、反复频繁抽搐的患者,氯丙嗪和异丙嗪具有降温、镇静、止痉作用,但是可抑制呼吸中枢及咳嗽反射,故用药过程中应保持呼吸道通畅,密切观察生命体征变化。

(2)惊厥的护理:惊厥者应针对病因进行处理,保持呼吸道通畅,防止舌咬伤;护理操作动作轻柔,尽量减少不必要的刺激。

(3)气道的护理:定期翻身,使患者头偏向一侧,便于分泌物及时流出,防止窒息和感染;呼吸衰竭者保持呼吸道通畅,遵医嘱给氧及注射呼吸兴奋剂,必要时气管插管或切开,使用人工呼吸机等。

4. 后遗症的护理 鼓励患者进行肢体功能锻炼,根据病情对瘫痪肢体进行按摩或被动运动,病情允许者,逐渐过渡到主动运动。瘫痪者注意保持肢体于功能位置,可结合针灸、理疗等方法。对吞咽障碍、失语者,应坚持进行吞咽、语言的功能训练,如指导患者鼓腮、吹泡泡、舔唇等。

5. 健康指导 乙脑恢复期患者仍有瘫痪、失语、痴呆等神经精神症状者,应鼓励患者及家属坚持康复训练和治疗,尽可能使患者的功能障碍于 6 个月内恢复,以防留有不可逆的后遗症。

【预防】

及时隔离和治疗患者,加强对猪的管理,搞好饲养场所的环境卫生,人兽居住地分开。在流行季节前对猪进行疫苗接种,能有效地控制乙脑在人群中的流行。防蚊、灭蚊是预防乙脑病毒传播的重要措施。

预防接种是保护易感人群的根本措施。乙脑减毒活疫苗接种 2 剂次(8 月龄、2 周岁各接种 1 剂),乙脑灭活疫苗接种 4 剂次(8 月龄接种 2 剂,间隔 7～10 天;2 周岁和 6 周岁各接种 1 剂)。目前我国使用的是地鼠肾细胞灭活和减毒活疫苗,保护率可达 60%～90%。疫苗接种应在流行前 1 个月完成,不能与伤寒、副伤寒等疫苗同时注射,有中枢神经系统疾病和慢性酒精中毒者禁用。

(王 莹)

第四节 流行性腮腺炎

流行性腮腺炎（mumps）是由腮腺炎病毒引起的急性自限性呼吸道传染病，主要发生在儿童和青少年。临床以腮腺非化脓性肿痛为特征，各种腺体及器官均可受累，一次感染后可获得终身免疫。

【病原学】

腮腺炎病毒属副黏病毒科，呈球形，为单 RNA 病毒。病毒外膜有血凝素抗原（V），核壳有可溶性抗原（S）。S 抗原和 V 抗原各有相应的抗体，V 抗体具有保护作用。该病毒只有一个血清型，人是腮腺炎病毒唯一的宿主。腮腺炎病毒抵抗力弱，可被乙醚、氯仿、甲醛溶液灭活，56℃加热 20 分钟及紫外线亦可灭活。但腮腺炎病毒耐寒，在 −70℃可存活数年。

【流行病学】

1. **传染源** 早期患者及隐性感染者是本病的传染源，腮腺肿大前 7 天至发病后 9 天，可从患者唾液中分离出病毒。

2. **传播途径** 主要通过飞沫传播，也可通过接触病毒污染的物品而传播，还可经胎盘传至胚胎导致胎儿发育畸形。

3. **易感人群** 人群普遍易感，1～15 岁儿童多见。感染后可获得持久性免疫，再次感染极罕见。

4. **流行特征** 四季均可发病，以冬、春季多见，呈散发性或流行性，在儿童集体机构中易造成暴发流行。

【发病机制与病理】

腮腺炎病毒通过呼吸道进入人体后，在局部黏膜上皮组织中大量增殖后进入血循环，引起第一次毒血症。病毒经血流侵犯多个腺体组织，如腮腺、胰腺和性腺等，亦可侵犯神经系统和其他器官，引起相应的临床表现。病毒进一步复制后再次侵入血流，形成第二次病毒血症，并侵犯第一次病毒血症未累及的器官。

本病的主要病理改变为腮腺的非化脓性炎症。睾丸、胰腺受损可出现睾丸炎和胰腺炎等。病毒易侵犯成熟睾丸，幼年患者很少出现睾丸炎。脑部病变主要表现为神经细胞变性和神经元水肿。

【临床表现】

潜伏期 8～30 天，平均 18 天。大部分患者无前驱症状。

1. **临床表现**

（1）腮腺肿胀（见文末彩图 10-1）：腮腺肿大、疼痛常为首发体征和症状，具有特征性。以耳垂为中心，向前、后、下发展，状如梨形，边缘不清；局部皮肤紧张，发亮但不发红，触之坚韧有弹性，有轻触痛；言语、咀嚼（尤其进酸性饮食）时刺激唾液分泌，导致疼痛加剧；通常一侧腮腺肿胀后 1～4 天累及对侧，双侧肿胀者约占 75%。

（2）颌下腺和舌下腺肿胀：可见颌下腺和舌下腺明显肿胀，可触及椭圆形腺体。

（3）发热：病程中有不同程度发热，体温 38～40℃。

2. 并发症

（1）脑膜脑炎：为儿童期常见并发症。一般发生在腮腺炎病后 4～5 天，有的患者脑膜炎先于腮腺炎。预后大多良好，常在 2 周内恢复正常，多无后遗症。

（2）睾丸炎：青少年男性常见并发症，多为单侧，约 1/3 的病例为双侧受累，一般不影响生育。

（3）卵巢炎：卵巢炎发生于 5% 的成年妇女，可出现下腹疼痛，一般不影响生育能力。

（4）其他并发症：部分患者有上腹部轻度疼痛，可并发心肌炎，偶有腮腺炎后肾炎、关节炎等报道。

【实验室检查】

1. 血、尿淀粉酶测定 发病早期 90% 患者血、尿淀粉酶轻度至中度增高。血脂肪酶增高，有助于胰腺炎的诊断。

2. 血清学检查 血清中腮腺炎病毒特异性 IgM 抗体阳性提示近期感染。

3. 病原学检查 早期患者可在唾液、尿、血、脑脊液中分离到病毒。

4. 脑脊液 约半数脑脊液中白细胞计数轻度升高，且能从脑脊液中分离出腮腺炎病毒。

【诊断要点】

根据有发热和腮腺或颌下腺肿大等临床表现，结合当地和单位有流行性腮腺炎流行或发病前 2～3 周有流行性腮腺炎患者接触史，即可作出临床诊断。对于无腮腺肿痛或再发病例及不典型可疑病例，确诊有赖于血清学及病原学检查。

【治疗】

治疗原则为病原治疗的同时配合对症治疗，积极防治各种并发症。使用利巴韦林抗病毒治疗可能有一定疗效，合并有睾丸炎患者使用干扰素，有可能使腮腺炎和睾丸炎症状较快好转。重症患者可短期使用肾上腺激素治疗，疗程 3～5 天。

【护理】

1. 一般护理

（1）隔离与休息：采取飞沫隔离措施，隔离至腮腺肿胀完全消退，一般不少于 10 天。急性期卧床休息，勿外出走动，避免到公共场所。

（2）饮食护理：给予清淡、易消化的流质或半流质，避免酸、硬、辣等刺激性食物，多饮水。注意口腔卫生，进餐后用生理盐水或温开水漱口。并发胰腺炎者，暂禁食。

2. 病情观察 监测生命体征；观察患者有无腮腺肿痛、头痛、腹痛、睾丸肿痛的情况；观察腮腺导管开口有无红肿及脓性分泌物；密切监测血、尿淀粉酶等生化检测结果。

3. 对症护理 腮腺肿痛者，予如意金黄散外敷；头痛者床头抬高 30°，必要时使用脱水剂降低颅内压；并发睾丸炎者绝对卧床，可用丁字带或紧身裤托起固定睾丸；高热予物理或药物降温，并观察降温效果；注意口腔卫生，饭后用碱性液体漱口。

4. 并发症护理 并发脑膜脑炎时，予以降温、降颅压等处理。并发睾丸炎时，用丁字带将肿大睾丸托起，局部冷敷，减轻疼痛。并发胰腺炎时，禁食、补液等。

5. 健康指导 向患者及家属介绍本病的临床表现及预后，告知本病大多为自限性疾病，预后良好，以减少患者及家属焦虑等不良情绪。

【预防】

有接触史的易感者应医学观察 3 周。在腮腺炎流行时，尽量不要带孩子到人群密集的场所。适龄儿童应接种腮腺炎 - 麻疹 - 风疹三联减毒活疫苗，具有良好的保护作用。儿童常规免疫，8 月龄、18 月龄各接种 1 剂；成人也存在感染的风险，可接种含流腮成分疫苗。

（谢幸尔）

第五节　肾综合征出血热

肾综合征出血热（hemorrhagic fever with renal syndrome，HFRS）也称流行性出血热，是由汉坦病毒引起的自然疫源性传染病。临床主要表现为发热、充血、出血、低血压休克和急性肾衰竭。

【病原学】

汉坦病毒又称泛嗜性病毒，属于布尼亚病毒科，为单股负链 RNA 病毒，形态呈圆形或卵圆形，有双层包膜，外膜上有微突。由于抗原结构的差异，汉坦病毒至少有 20 个以上血清型。我国流行的主要是 I 型汉坦病毒（野鼠型）和 II 型汉城病毒（家鼠型）。

汉坦病毒不耐热和不耐酸，低于 20℃温度下相对稳定，高于 37℃及 pH 5.0 以下易被灭活，加热 56℃ 30 分钟或加热 100℃ 1 分钟可被灭活。对紫外线、酒精、脂溶剂（乙醚、氯仿、丙酮）和碘酒等敏感。

【流行病学】

1. **传染源**　自然界有许多脊椎动物可携带此病毒，以啮齿类动物为主。在我国目前主要的宿主和传染源是以野栖为主的黑线姬鼠和以家栖为主的褐家鼠。肾综合征出血热早期患者的血液和尿液含有病毒，但患者不是主要传染源。

2. **传播途径**　①呼吸道传播：含病毒的鼠类排泄物如尿、粪、唾液等污染尘埃后形成的气溶胶通过呼吸道而感染人体。②消化道传播：进食被含病毒鼠类排泄物污染的食物，可经口腔或胃肠黏膜而感染。③接触传播：被鼠咬伤或皮肤伤口接触带病毒的鼠类血液或排泄物可致感染。④垂直传播：孕妇感染本病后，病毒可经胎盘感染胎儿。

3. **人群易感性**　人群普遍易感，病后可获得持久免疫力。

4. **流行特征**　①地区性：主要分布在亚洲，其次为欧洲和非洲，我国为高流行区。②季节性与周期性：全年均可发病，但有明显高峰季节，主要与传染源的密度和带毒率改变有关。姬鼠为主要传染源的疫区，可相隔数年有一次较大流行。③人群分布：以男性青壮年农民和工人发病较多。

【发病机制与病理】

至今仍未完全清楚，多数研究认为是免疫损伤及细胞因子和介质共同作用的结果。汉坦病毒进入人体后随血液到达全身，进入血管内皮细胞以及骨髓、肝、脾、肺、肾和淋巴结等组织，增殖后释放入血引起病毒血症。汉坦病毒对人体呈泛嗜性感染，因此可导致多器官损害。

病毒可直接导致细胞功能和结构的损害。另外，病毒侵入人体后，可引起机体一系列免疫应答，变态反应是引起本病血管和肾损害的主要原因。

【临床表现】

潜伏期4～46天，一般为1～2周。典型病例起病急骤，表现为发热、出血和肾损害三类症状。临床根据发热程度、中毒症状的轻重和出血、休克、肾损害的程度，分为轻型、中型、重型、危重型及非典型五种类型。临床分为五期：发热期、低血压休克期、少尿期、多尿期和恢复期，轻型病例多有越期现象，重症患者发热、休克和少尿期可互相重叠。

1. **发热期**　一般持续4～6天。急性起病，体温可达38～40℃，可伴有乏力、恶心、呕吐、腹痛及腹泻等消化道症状。第2～3天起，患者毛细血管可出现充血、渗出和出血等损害，表现为"三红""三痛"和酒醉貌，即面潮红、颈潮红和胸部潮红（三红），呈酒醉貌；头痛、腰痛和眼眶痛（三痛）；球结膜充血、水肿，眼结膜、软腭和皮肤可出现出血点，腋下和胸背部可见搔抓样或条索样出血，重者有腔道出血。

2. **低血压休克期**　常发生于病程4～6天，一般持续1～3天，主要表现为低血压及休克。

3. **少尿期**　多发生于病程第5～8天，持续2～5天，持续时间长短与病情成正比，以少尿或无尿、尿毒症，水和电解质、酸碱平衡紊乱为特征。

4. **多尿期**　多发生于病程第9～14天，持续7～14天。尿量400～2 000ml/d为移行期，血尿素氮、肌酐仍可上升；尿量超过2 000ml/d为多尿早期；多尿后期尿量可达3 000ml/d以上。此期仍可能再次出现继发性休克、急性肾衰竭及电解质紊乱。

5. **恢复期**　多尿期后，一般情况逐渐好转，尿量逐渐恢复至2 000ml/d或以下。一般尚需1～3个月体力才完全恢复。

【实验室检查】

1. **血常规**　白细胞计数增多，一般为$(15～30)×10^9/L$，重者白细胞明显增多，有幼稚细胞，呈类白血病反应。血红蛋白和红细胞可因血液浓缩而明显升高。血小板从发病后第2天起即有不同程度下降，若出现DIC则可减至$50×10^9/L$以下。

2. **尿常规**　显著蛋白尿为本病主要特征之一，病程第2天即可出现，少尿期达高峰。

3. **生化检查**　血尿素氮、血肌酐多在低血压休克期开始上升。

4. **病原学检查**　从患者标本中检出汉坦病毒RNA或分离到汉坦病毒，未广泛应用于临床。

5. **血清学检查**　检测血中特异性抗体IgM、IgG，IgM 1：20为阳性，IgG 1：40为阳性，相隔1周双份血清效价4倍以上升高有诊断价值。

【诊断要点】

根据流行病学资料，患者发病前1周～2个月是否在疫区居住或逗留，是否有过与鼠类接触或曾进食过被鼠类污染的食物；结合临床出现的三大症状和五期经过可作出临床诊断。确诊有赖于血清中检出特异性IgM抗体。

【治疗】

尚无特效治疗。"三早一就"为本病的治疗原则，即早期发现、早期休息、早期治疗和就近治疗。治疗中要注意防治休克、肾衰竭和出血。以液体疗法和对症支持治疗为主，休克、少尿、出血和其他脏器损伤的防治是救治成功的关键。低血压休克患者宜就地组织抢救，减少搬运。

【护理】

1. 一般护理

（1）隔离与休息：在标准预防的基础上，采取接触隔离措施，患者严格卧床休息，不宜过多搬动，以防加重组织脏器出血，恢复期可逐渐增加活动量。

（2）饮食护理：给予易消化、营养丰富的流质或半流质饮食。发热期应注意补充液体量；少尿期应限制液体、钠盐、蛋白质的摄入量，给予高碳水化合物、高维生素和低蛋白饮食，以减轻体内蛋白质分解，控制氮质血症；多尿期应注意液体量、钾盐等电解质的补充，指导患者多食用含钾高的食物，如橘子、香蕉等。

2. 病情观察　监测患者生命体征及意识状况；观察患者有无"三红""三痛"及其他出血表现，如皮肤瘀斑、鼻出血、便血等；了解患者电解质、肾功能、尿蛋白、尿量、尿色的变化；及早发现有无厌食、恶心、呕吐等消化道症状。

3. 对症护理

（1）高热的护理：见第三章第一节中"发热的护理"。但注意本病不能用乙醇擦浴，以免加重皮肤、出血损害。遵医嘱使用小剂量退热剂，忌用大剂量退热药，以防止大量出汗诱发低血压休克。

（2）皮肤黏膜的护理：①减少对皮肤的不良刺激，保持床铺清洁、干燥、平整，衣裤应宽松、柔软，出汗较多时应及时更换；②帮助患者定时变换体位，骨隆突处用软垫适当保护，预防压力性损伤；③避免推、拉、拽等动作，以免造成皮肤的破损，测血压时袖带绑扎不可过紧和时间过长，以防加重皮下出血；④做好口腔护理，保持口腔黏膜的清洁、湿润，及时清除口腔分泌物及痰液。

（3）低血压休克的护理：①迅速建立静脉通道，遵医嘱准确、迅速扩充血容量，应用血管活性药纠正休克、快速扩容时，注意观察心功能，避免发生急性肺水肿；②给予吸氧；③应做好交叉配血、备血，为输血做好相关准备；④做好各种抢救的准备工作，备好抢救药品及抢救设备。

4. 用药护理　补液治疗最为关键，各期补液原则不同。①发热期：每日补液 1 000～2 000ml，补充血管外渗液体和维持出入量平衡，预防休克发生。②低血压休克期：补液量根据休克救治具体情况调整。③少尿期：应限制补液量，量出为入，防止高血容量和心力衰竭、肺水肿等并发症。④多尿期：补液量应少于出量，及时补充电解质，防止低钾、低钠，防止继发感染。

5. 健康指导　肾功能恢复需较长时间，故出院后仍应休息 1～3 个月，生活要有规律，保证足够睡眠，安排力所能及的体力活动，逐渐增加活动量。

【预防】

防鼠、灭鼠是预防本病的关键。作好食品、环境和个人卫生，防止鼠类排泄物污染食品和食具。不接触鼠类及其排泄物。流行季节野外作业或疫区工作时应加强个人防护，避免被鼠类咬伤。

重点人群应接种疫苗，目前我国研制的单价疫苗已在流行区使用，产生的中和抗体可持续 3～6 个月，1 年后需加强注射，有发热、严重疾病和过敏者禁用。

（谢幸尔）

第六节　狂　犬　病

狂犬病（rabies）又名恐水症，由狂犬病毒引起的以侵犯中枢神经系统为主的急性人兽共患传染病。临床表现为特有的恐水、怕风、恐惧不安、流涎和咽肌痉挛、进行性瘫痪等。

【病原学】

狂犬病毒属弹状病毒科，呈子弹状，为不分节段的单股负链 RNA。其主要包括两种抗原，一种为病毒外膜上的糖蛋白抗原，另一种为内层的核蛋白抗原。从患者和病兽体内所分离的病毒，称自然病毒或街毒，其特点是毒力强。

狂犬病病毒不耐高温，悬液中的病毒加热 56℃ 30～60 分钟或加热 100℃ 2 分钟即失去感染力。对脂溶剂（肥皂水、氯仿、丙酮等）、乙醇、过氧化氢、高锰酸钾、碘制剂以及季铵盐类化合物（如苯扎溴铵）等敏感。

【流行病学】

1. 传染源　主要是携带狂犬病毒的病犬，占 80%～90%，其次是猫、猪、牛及马等家畜和兽类。

2. 传播途径　主要通过咬伤、抓伤、舔触破损的皮肤黏膜侵入，蝙蝠群居洞穴中的含毒气溶胶可经呼吸道传播。

3. 人群易感性　普遍易感，动物饲养者、兽医、动物实验员和勘探者是本病的高危人群。人被病犬咬伤后的发病率为 15%～20%。

4. 流行特征　全球 100 多个国家和地区有狂犬病流行，大部分病例发生在亚洲和非洲国家，近 10 余年来，我国狂犬病发病率呈逐年下降趋势。

【发病机制与病理】

狂犬病毒自皮肤或黏膜破损处侵入人体后，因其具有嗜神经组织倾向，可通过外周神经传至中枢神经系统，其致病过程可分为 3 个阶段。第一阶段：病毒侵入外周神经，病毒先在感染部位小量繁殖后侵入近处的外周神经。第二阶段：侵入中枢神经，主要侵犯脑干、小脑等处的神经细胞，一般不进入血流形成病毒血症；第三阶段：向各器官扩散，病毒从中枢神经向周围神经及其所支配的组织扩散，引起吞咽肌及呼吸肌痉挛，出现恐水、吞咽和呼吸困难等症状，可致猝死。

【临床表现】

潜伏期长短不一，大多在 3 个月内发病，也可长达 10 年以上。潜伏期的长短与入侵病毒的数量、入侵部位和机体免疫力有关，典型患者表现可分为三期，全程一般不超过 6 天。

1. 前驱期　此期 2～4 天，症状多为非特异性如低热、倦怠、头痛、恶心、全身不适，继而可出现恐惧不安，烦躁失眠，对声、光、风等刺激敏感而有喉头紧缩感。愈合的伤口处及其相应的神经支配区有痒、痛、麻及蚁走等异样感觉，此为最有诊断意义的早期症状。

2. 兴奋期　此期 1～3 天，患者多神志清楚而处于高度兴奋状态，表现为极度恐怖表情，发作性咽肌痉挛，刺激后加重，故有恐水、怕风、怕光、怕声等表现，其中恐水为本病特征表现；由于交感神经功能亢进，患者表现为大量流涎、大汗淋漓、心率加快、血压上升，体温可上升至38～40℃。随着兴奋状态加重，部分患者可出现幻视、幻听等精神异常。

3. 麻痹期　肌肉痉挛停止，全身弛缓性瘫痪，逐渐进入昏迷状态，最后因呼吸、循环衰竭而死亡。此期一般为6～18小时。

【实验室检查】

1. 血常规　外周血白细胞总数增多，中性粒细胞占80%以上。

2. 病原学检查

（1）病毒分离：脑组织及唾液等病毒含量高的样本还可进行病毒分离，若检测结果阳性则可以确诊狂犬病，但结果阴性不能完全排除。因操作较复杂且需1周才有结果，对早期临床诊断意义不大。

（2）检测特异性抗原：荧光抗体试验可以快速、敏感、特异地检测人和动物脑组织中的病毒抗原，是狂犬病诊断的金标准。

（3）检测特异性核酸：PCR检测唾液、脑脊液、脑组织中的病毒核酸，可用于早期诊断。

3. 内氏小体检查　取狂犬病动物及患者死后的脑组织作切片染色，镜检在神经细胞内找到内氏小体可确诊，阳性率70%～80%。

【诊断要点】

根据有无狂犬或病兽如狼、猫等咬伤或抓伤史，结合患者出现典型临床症状如兴奋、狂躁、恐水、怕风、咽喉肌痉挛、大量流涎等，可作出临床诊断。确诊有赖于检测特异性抗原及核酸检测。

【治疗】

目前无特效治疗药物，以对症支持治疗为主。予以镇静，触除痉挛，保持呼吸道通畅，补充足够能量，维持水、电解质平衡。脑水肿时可予以脱水降颅压。

【护理】

1. 一般护理

（1）隔离与休息：在标准预防的基础上，采取接触隔离措施，实施单间隔离。患者的分泌物、排泄物及污染物严格消毒处理。患者应卧床休息，保持安静，避免声、光、风等的刺激。狂躁的患者应注意加床栏保护或适当约束，防止坠床或外伤。

（2）饮食护理：予以营养丰富、富含蛋白质和维生素的易消化食物，注意补充足够的液体。

2. 病情观察　监测患者的意识、瞳孔、生命体征变化；观察有无流涎、大汗、恐水、恐风表现，记录患者的抽搐部位及发作次数；询问患者伤口周围有无痒、痛、麻、蚁走感；观察有无呼吸及循环衰竭症状。

3. 对症护理

（1）减少刺激：所有操作尽量集中进行，动作轻柔。躁狂者门窗加锁，加防护网、防护栏，必要时约束带保护或使用镇静剂。

（2）保持呼吸道通畅：及时清除口腔、呼吸道分泌物，遵医嘱适时予以吸氧，做好气管切开的准备工作。

4. 心理护理　多数患者神志清楚，内心恐惧，应多关心、体贴患者，并做好患者家属的安抚工作，让患者在家人的关爱和支持下能平静地度过人生的最后阶段。

【预防】

该病虽无法医治，但可以做好预防管理，重点是做好狂犬病暴露后伤口处理和预防接种。

1. 管理传染源 以犬的管理为主。捕杀野犬，家犬进行登记与预防接种，并实行进出口动物检疫等措施，病死动物应予焚毁或深埋处理。

2. 伤口处理 应用 20% 肥皂水或 0.1% 苯扎溴铵（新洁尔灭）彻底冲洗伤口至少半小时，力求去除狗涎，挤出污血。彻底冲洗后用 2% 碘酒或 75% 酒精涂擦伤口，伤口一般不予缝合或包扎以便排血引流。使用抗狂犬病免疫球蛋白或免疫血清，在伤口底部和周围行局部浸润注射，此外，尚需注意预防破伤风及细菌感染。

3. 预防接种

（1）主动免疫：世界卫生组织（WHO）推荐的暴露后免疫接种为采用人用狂犬病疫苗进行肌内注射。5 针免疫程序：第 0 天、3 天、7 天、14 天、28 天各接种 1 剂，共接种 5 剂。"2-1-1"免疫程序：第 0 天接种 2 剂（左、右上臂三角肌各接种 1 剂），第 7 天和第 21 天各接种 1 剂，共接种 4 剂。简化 4 针免疫程序：第 0 天、3 天、7 天各 1 剂，第 14～28 天的任意 1 天接种 1 剂。免疫功能低下者应接受 5 针免疫程序。

（2）被动免疫：狂犬病被动免疫制剂的作用机制为在伤口局部浸润注射以中和伤口清洗、消毒后残留的病毒，降低伤口局部病毒数量从而降低发病率。目前我国的狂犬病被动免疫制剂有狂犬患者免疫球蛋白和抗狂犬病血清。

（3）暴露前预防：第 0 天和第 7 天分别接种 1 剂。疫苗适用于持续、频繁暴露于狂犬病危险环境下的个体，如接触狂犬病病毒的实验室工作人员、可能涉及狂犬病病例管理的医护人员、兽医、动物驯养师以及经常接触动物的人员等。

（谢幸尔）

第七节 艾 滋 病

艾滋病全称是获得性免疫缺陷综合征（acquired immunodeficiency syndrome，AIDS），是一种由人类免疫缺陷病毒（human immunodeficiency virus，HIV）所致的，以全身免疫系统受损而并发一系列机会性感染、肿瘤等为特征的传染病。近年来，随着艾滋病就诊率的不断提升以及抗病毒治疗药物的不断发展，HIV 感染已经成为可防可控的慢性疾病。

【病原学】

HIV 属于反转录病毒科慢病毒属中的人类慢病毒组，单股正链 RNA 病毒，为直径 100～120nm 的球形颗粒，由核心和包膜两部分组成。HIV 分为 HIV-1 型和 HIV-2 型。我国以 HIV-1 为主要流行株。HIV 是一种变异性很强的病毒，各基因的变异程度不同，env 基因变异率最高。

HIV 在外界的抵抗力不强，对热很敏感，加热 56℃ 30 分钟能使 HIV 在体外对人的 T 淋巴细胞失去感染性，但不能完全灭活血清中的 HIV；加热 100℃ 20 分钟、70% 的乙醇、碘酊、过氧乙酸、戊二醛、0.2% 次氯酸钠均能将其灭活。但紫外线、γ 射线不能灭活 HIV。

HIV 感染人体后能刺激人体产生抗体,但中和抗体很少,病毒和抗体可同时存在,故仍有传染性。

【流行病学】

1. **传染源** HIV 感染者和 AIDS 患者。HIV 主要存在于传染源的血液、精液、阴道分泌物、胸腹水、脑脊液、羊水和乳汁等体液中。

2. **传播途径** HIV 的传播途径主要是性接触、血液传播和经垂直传播。握手、拥抱、共用办公用具、卧具,一般性接吻、共同进餐、咳嗽或打喷嚏、蚊虫叮咬等都不会传播HIV。

(1)性接触传播:本病的主要传播途径,包括不安全的同性、异性和双性性接触,与发病率有关的因素包括性伴数量、性伴的感染阶段、性交方式和性交保护措施等。

(2)血液传播:包括输注含 HIV 的血液或成分血、血制品,共用针具静脉注射毒品、不安全规范的介入性医疗操作、文身等。

(3)经垂直传播:包括宫内感染、分娩时和哺乳传播。

3. **人群易感性** 人群普遍易感,高危人群主要是男男同性性行为者、静脉注射毒品者、与HIV/AIDS 患者有性接触者、多性伴人群等。

4. **流行特征** 全国艾滋病疫情保持低流行态势,部分地区和人群流行严重,报告存活 HIV 感染者和 AIDS 患者持续增加。

【发病机制与病理】

HIV 主要侵犯人体的免疫系统,包括 CD4$^+$T 淋巴细胞、单核巨噬细胞和树突状细胞等,主要表现为 CD4$^+$T 淋巴细胞数量不断减少,最终导致人体细胞免疫功能缺陷,引起各种机会性感染和肿瘤的发生。此外,HIV 感染也会导致心血管疾病、骨病、肾病和肝功能不全等疾病的发病风险增加。

病理改变呈多样性、非特异性病变:①机会性感染,由于免疫缺陷,组织中病原体繁殖多,而炎症反应少。②免疫器官病变,包括淋巴结病变及胸腺病变。前者又有反应性病变如滤泡增殖性淋巴结肿及肿瘤性病变。胸腺病变可见萎缩、退行性和炎性病变。③中枢神经系统病变,神经胶质细胞灶性坏死,血管周围炎性浸润,脱髓鞘改变。

【临床表现】

从初始感染 HIV 到终末期是一个较为漫长复杂的过程,在病程的不同阶段,与 HIV 相关的临床表现也是多种多样的。根据感染后的临床表现,HIV 感染的全过程可分三个期,即急性期、无症状期和艾滋病期。

1. **急性期** 通常发生感染 HIV 的 6 个月内,部分感染者在急性期出现 HIV 病毒血症和免疫系统急性损伤相关的临床表现,以发热最为常见,可伴有咽痛、盗汗、恶心、呕吐、腹泻、皮疹、关节疼痛、淋巴结肿大及神经系统症状。大多数患者临床症状轻微,持续1~3 周后自行缓解。此期 CD4$^+$T 淋巴细胞一过性减少,CD4$^+$/CD8$^+$T 淋巴细胞比值倒置。

2. **无症状期** 可从急性期进入此期,或无明显的急性期症状而直接进入此期。持续时间一般为4~8 年。其时间长短与感染病毒的数量和流行株、感染途径、机体免疫状况的个体差异、营养条件及生活习惯等因素有关。在无症状期,由于 HIV 在感染者体内不断复制,免疫系统受损,CD4$^+$T 淋巴细胞计数逐渐下降。可出现淋巴结肿大等症状或体征。

3. **艾滋病期** 感染 HIV 后的终末阶段,患者 CD4$^+$T 淋巴细胞计数多小于 200 个 /μl。此期主要临床表现为 HIV 相关症状和体征、各种严重机会性感染、肿瘤、各种特殊或复发性的非致命性感染等。

（1）HIV 相关症状：主要表现为持续 1 个月以上的发热、盗汗、腹泻；体重减轻 10% 以上。部分患者表现为神经精神症状，如记忆力减退、精神淡漠、性格改变、头痛、癫痫及痴呆等。此外，还可出现持续性全身性淋巴结肿大，表现为除腹股沟以外有两个或两个以上部位的淋巴结肿大；淋巴结直径≥1cm，无压痛，无粘连；持续 3 个月以上。

（2）机会性感染和肿瘤：艾滋病常见的机会性感染包括肺孢子菌肺炎、结核病、非结核分枝杆菌感染、巨细胞病毒感染、单纯疱疹病毒感染、弓形虫脑病、真菌感染、肺外隐球菌病等。艾滋病相关肿瘤主要有非霍奇金淋巴瘤和卡波西肉瘤等。

【实验室检查】

1. **血常规** 艾滋病期患者白细胞、血红蛋白、红细胞及血小板均有不同程度的减少。

2. **HIV-1/2 抗体检测** 是 HIV 感染诊断的金标准，包括筛查试验和补充试验。筛查试验阴性可见于未被 HIV 感染的个体或窗口期感染者。对筛查试验结果为阳性或不确定的应进行补充试验。补充试验 HIV-1/2 阳性者才可出具 HIV 抗体阳性确诊报告。

3. **CD4$^+$T 淋巴细胞检测** 通过 CD4$^+$T 淋巴细胞的数量计数和百分比可了解机体免疫状态、疾病进展、确定疾病分期、判断治疗效果和预后等。

4. **HIV 核酸检测** 血浆中可定量检测出病毒 RNA（病毒载量）。

5. **HIV 基因型耐药检测** HIV 耐药检测结果可为抗病毒治疗方案的制订和调整提供参考。

【诊断要点】

HIV/AIDS 患者的诊断需结合流行病学、临床表现和实验室检查等进行综合分析，慎重作出诊断。HIV 抗体检测是确诊 HIV 感染的依据；流行病学是诊断急性期和婴幼儿 HIV 感染的重要参考；CD4$^+$T 淋巴细胞检测和临床表现是 HIV 感染分期诊断的主要依据；AIDS 的指征性疾病是 AIDS 诊断的重要依据，如肺孢子菌肺炎、弓形虫脑病等。

【治疗】

目前在全世界范围内仍缺乏根治 HIV 感染的有效药物。现阶段的治疗目标是：最大限度地抑制病毒复制使病毒载量降低至检测下限并减少病毒变异；重建免疫功能；降低异常的免疫激活；减少病毒的传播、预防垂直传播；降低 HIV 感染的发病率和病死率、减少非艾滋病相关疾病的发病率和病死率，使患者获得正常的预期寿命，提高生活质量。对 HIV 感染者或 AIDS 患者均无须隔离治疗。

1. **抗病毒治疗** 艾滋病治疗的关键，目前主要采用多种药物联合治疗，称为高效抗反转录病毒治疗（HAART）。目前国际上共有六大类 30 多种抗反转录病毒药物，我国的抗反转录病毒药物主要是五大类，包括核苷类反转录酶抑制剂（NRTI）、非核苷类反转录酶抑制剂（NNRTI）、蛋白酶抑制剂（PI）、整合酶抑制剂（INSTI）和膜融合抑制剂（FI）。成人及青少年初始抗病毒治疗方案推荐为 2 种 NRTI 类药物联合第三类药物（NNRTI 或 PI 或 INSTI）治疗。

2. **改善免疫功能的治疗** 目前指南提倡发现即治疗，除根据个人意愿积极抗病毒治疗。患者应注意休息，给予高热量、多维生素饮食。不能进食者应静脉输液补充营养，给予支持疗法，包括输血及营养支持疗法，维持水、电解质平衡。

3. **抗机会性感染及抗肿瘤治疗** 抗感染、抗肿瘤治疗可与抗病毒治疗同时进行。肿瘤的治疗还应根据病情予以个体化综合治疗,包括手术、化疗和放疗等。

【护理】

1. 一般护理

(1)隔离与休息:在标准预防的基础上,采取接触隔离措施。在进行可能接触患者血液、体液的诊疗和护理工作时,必须佩戴手套。若手部皮肤出现破损,还应该戴双层手套。在进行可能有血液、体液飞溅的操作时,除佩戴手套、口罩外,还应佩戴护目镜。患者无症状期可正常工作、生活,但应避免过度劳累,艾滋病期应卧床休息。

(2)饮食护理:评估患者营养状况、饮食禁忌,指导患者均衡营养,预防营养低于机体需要量进一步降低机体免疫力。

2. 病情观察 密切观察患者的生命体征;观察有无发热、盗汗、腹泻、消瘦、神志改变、淋巴结肿大等艾滋病相关症状体征;观察有无机会性感染的发生等。

3. 对症护理 针对 HIV/AIDS 患者出现的不同临床症状,如发热、疼痛、腹泻、呼吸道症状、消化道症状等进行针对性护理,如合并机会性感染,肺孢子菌肺炎时需加强氧疗,改善患者低氧血症和呼吸困难,合并带状疱疹患者需加强皮肤管理、加强基础护理,更换卧位时需注意皮肤保护。

4. 用药护理

(1)在开始抗病毒治疗前,告知患者疾病治疗相关知识,抗病毒治疗需终身服药,取得患者的配合和同意,尽量让患者参与决策,提高依从性。

(2)指导患者遵医嘱正确用药,同时强调良好的依从性对抗病毒治疗的重要性。

(3)准确评估患者依从性,加强与患者交流,根据患者的个体情况及需要,个性化制订相应的治疗计划,从而提高治疗依从性。

(4)几乎所有的抗反转录病毒药物均可引起或轻或重的不良反应,应告知患者出现哪些症状时需要尽快与医务人员联系。

5. 心理护理 多与患者沟通,运用倾听技巧,了解患者的心理状态,并注意保护患者的隐私。可采用同伴教育现身说法,树立患者战胜疾病的信心。了解患者的社会支持资源状况及患者对资源的利用度,鼓励亲属、朋友给患者提供生活上和精神上的帮助,消除患者孤独、恐惧感。鼓励患者珍爱生命,充分利用可及的社会资源及信息,积极融入社会。

【预防】

目前尚无预防艾滋病的有效疫苗,因此,最重要的是采取预防措施。切断 HIV 传播途径,如正确使用安全套,采取安全性行为;拒绝毒品,不共用针具;推行无偿献血,对献血人群进行 HIV 筛查;避免医源性艾滋病传播,加强医院感染管理,防止医院交叉感染;规范操作,做好标准预防,预防职业暴露。控制垂直传播,在产妇孕检中发现 HIV 感染,不论其 CD4+T 淋巴细胞多少,均应在其生产前给予合适的抗病毒药物进行治疗并对胎儿进行预防性治疗。

对 HIV/AIDS 患者的配偶和性伴、与 HIV/ AIDS 患者共用注射器的静脉药物依赖者以及 HIV/AIDS 患者的子女,进行 HIV 相关检测,并提供相应的咨询服务。对于 HIV 感染高风险人群,在知情同意以及高依从性前提下提供抗病毒药物来进行相应的暴露前预防和暴露后处置。

(杨红丽)

第八节　病毒感染性腹泻

病毒感染性腹泻又称病毒性肠胃炎，是由肠道内病毒感染引起的，以呕吐、腹泻水样便为主要临床特征的一组急性肠道传染病。

【病原学】

（一）轮状病毒

人类轮状病毒为双链 RNA 病毒，有双层衣壳，呈球形，由 11 条双链 RNA 片段组成。病毒内壳由内向外壳呈放射状排列，类似于车轮状，所以称为轮状病毒。根据基因结构和特异性可将人轮状病毒分为 A～G 七个组和 I、II 两个亚群。

轮状病毒在室温下可存活数月，在 −20℃ 可长期保存，在粪便中可存活数日或数周，耐酸碱，加热 56℃ 1 小时可灭活。

（二）诺如病毒

诺如病毒属人类杯状病毒科，为单股正链 RNA 病毒，无包膜呈球形，直径 25～35nm，诺如病毒对各种理化因子具有较强的抵抗力，耐酸、耐热，在冷冻数年或 60℃ 30 分钟情况下仍有活性，但煮沸后 2 分钟可将其灭活。

（三）肠腺病毒

肠腺病毒属人类腺病毒下亚属，为双链线型 DNA 病毒，直径 70～90nm，核心有衣壳无包膜，目前分为 A～F 六个亚群，41 个血清型，其中 F 组 40 型、41 型、30 型可侵袭小肠引起腹泻。肠腺病毒对酸碱及温度耐受力较强，对甲醛和紫外线敏感，在室温、pH 6.0～9.5 的条件下可保持其最强感染力。在 56℃ 环境下 2～5 分钟可灭活，紫外线照射 30 分钟丧失活性。

【流行病学】

（一）轮状病毒感染

1. **传染源**　被感染的人和动物，该病毒感染后潜伏期较短，为 2～4 天，腹泻第 3～4 天时，粪便中可排出大量病毒，腹泻停止则不再从粪便中排出病毒。

2. **传播途径**　主要为粪 - 口传播，易感者只需 10 个病毒即可感染，家庭亲密接触也是主要传播途径之一，另外，呼吸道也可能传播本病。

3. **人群易感性**　A、B、C 三组与人类疾病有关，D～G 组仅与动物疾病有关。A 组主要感染婴幼儿，B 组主要感染青壮年，C 组主要引起散发病例。感染后均可产生抗体。

（二）诺如病毒感染

1. **传染源**　主要为患者和隐性感染者。感染后粪便排毒时间短暂，患病后 3～4 天内从粪便排出病毒，其传染性持续到症状消失后 2 天。

2. **传播途径**　主要为粪 - 口传播。可散发，也可暴发，散发病例为接触感染，暴发流行通常由食物或水污染造成。

3. **人群易感性**　人群普遍易感，但发病者以成人和大龄儿童多见。诺如病毒抗体无明显保护性作用，故本病可反复感染。

（三）肠腺病毒感染

1. 传染源　患者和隐性感染者。粪便中可持续排毒 10～14 天，通常是在腹泻开始前 2 天到停止后 5 天。无症状的病毒携带者也可传染本病，传染性与有症状患者相同。

2. 传播途径　以粪-口传播和接触传播为主要传播途径，也可由呼吸道传播感染。

3. 人群易感性　人群普遍易感，发病者多为婴幼儿，患病高峰年龄为 6～12 月龄，成人很少发病，感染后可获得一定免疫力（表 10-1）。

表 10-1　病毒感染性腹泻流行病学

流行病学	轮状病毒感染	诺如病毒感染	肠腺病毒感染
传染源	感染的动物和人，病后持续排毒 4～8 天	患者和隐性感染者，持续排毒至腹泻停止后 2 天	患者和隐性感染者，持续排毒至腹泻停止后 5 天
传播途径	粪-口传播，接触及呼吸道传播	粪-口传播	粪-口传播，接触及呼吸道传播
易感人群	A 组——婴幼儿 B 组——青壮年 C 组——散发	成人及大龄儿童	2 岁以下儿童
流行特点	秋、冬季	秋、冬季	夏、秋季

【发病机制与病理】

病毒性腹泻的发病机制与细菌引起腹泻发生机制有所不同。有些病毒具有肠毒素样作用，使肠黏膜细胞内腺苷酸环化酶被激活，提高环腺苷酸水平，导致肠黏膜对水电解质的过度分泌。但多数与腹泻有关的病毒是通过其他途径引起腹泻。

（一）轮状病毒

病毒感染机体后，侵入小肠上皮细胞，破坏肠绒毛的上皮细胞结构，导致绒毛酶减少对乳糖酶、麦芽糖酶、蔗糖酶的分解作用减弱，减少双糖向单糖转化。导致双糖在肠内蓄积，形成肠腔内高渗透压，使水分移入肠腔，产生了渗透性腹泻和呕吐，而小肠绒毛上皮细胞被病毒破坏，脱落后，肠隐窝底部的立方上皮细胞上移，代替了成熟的肠绒毛上皮细胞，其功能不完善，肠道内呈高分泌、低吸收状态，导致肠液在肠道中滞留，使腹泻时间延长。持续大量的呕吐和腹泻导致脱水、酸中毒和电解质紊乱。

（二）诺如病毒

主要侵袭空肠上段，为可逆性病变。肠黏膜上皮细胞被病毒感染后，小肠刷状缘碱性磷酸酶水平明显下降，出现空肠对脂肪、D-木糖和乳糖等双糖的一过性吸收障碍，引起肠腔内渗透压上升，液体流入肠腔，引起呕吐和腹泻症状。肠黏膜上皮细胞内酶活性异常致使胃的排空时间延长，加重恶心和呕吐等临床症状。

（三）肠腺病毒

主要感染空肠和回肠。病毒感染空肠和回肠黏膜上皮细胞后，肠黏膜绒毛变短变小，病毒在感染的细胞核内形成包涵体，导致细胞变性、溶解，小肠吸收功能障碍而引起渗透性腹泻。小肠固有层内可见单核细胞浸润，隐窝肥大。

【临床表现】

（一）轮状病毒感染

1.婴幼儿轮状病毒感染　潜伏期2～3天。起病急，表现为呕吐和腹泻，可以伴有轻、中等程度的发热。通常从呕吐开始，接着是4～8天的腹泻，每天高达数十次不等，无里急后重感，常有肌痛、腹痛、头痛等。严重者可以出现脱水现象以及代谢性酸中毒，这也是轮状病毒感染的最常见的死因。

2.成人轮状病毒感染　潜伏期约3天。多无症状，少数患者出现急性胃肠炎表现，以腹痛、腹泻、腹胀为主要症状，多无发热或低热。

（二）诺如病毒感染

潜伏期多在24～48小时。起病急，大龄儿童和成人发病率高，主要症状为恶心，呕吐，腹部痉挛性疼痛及腹泻，通常持续1～2天。儿童患者呕吐普遍，成人患者腹泻多见，24小时内腹泻4～8次，粪便为稀水样，无黏液脓血。原发感染患者的呕吐症状明显多于继发感染者，有些仅表现为呕吐症状。此外，部分可有头痛，发热、寒战，肌肉疼痛，死亡罕见。体弱及老年患者病情较重。

（三）肠腺病毒感染

潜伏期3～10天，平均7天。发病者多为5岁以下儿童，腹泻常为水样便，每天3～30次不等，持续10天左右。可以有持续呕吐、低热及轻度的呼吸道症状。

【实验室检查】

1.血常规　外周血白细胞多为正常，少数可稍升高。

2.大便常规　无脓细胞及红细胞，但可有少量白细胞。

3.病原学检查

（1）电镜法：直接电镜法和免疫电镜法根据病毒的生物学特征以及排毒时间可从粪便提取液中检出致病的病毒颗粒。但诺如病毒常因病毒量少而难发现。

（2）免疫学检测：使用补体结合试验、免疫荧光法、酶联免疫吸附试验等检测粪便中特异性病毒抗原。

（3）分子生物学：PCR或RT-PCR可以特异性检测出粪便病毒DNA或RNA，具有很高的敏感性。

（4）凝胶电泳分析：从粪便提取液中提取病毒DNA进行限制性内切酶消化、凝胶电泳，以独特的酶切图谱进行病毒型鉴定。

4.血清学检查　应用病毒特异性抗原检测患者发病初期和恢复期双份血清的特异性抗体，若抗体效价呈4倍以上增高有诊断意义。血清特异性抗体常在感染后第3周达高峰，延续至第6周，随后抗体水平下降。通常用ELISA进行检测。轮状病毒感染以IgA抗体检测价值较大。

【诊断要点】

结合流行季节、发病年龄、临床表现及粪便检查可诊断该病。在我国秋冬季节，往往有集体发病的特征，患者突然出现呕吐、腹泻、腹痛等临床症状，病程短暂，而血常规白细胞无明显变化，便常规仅发现少量白细胞时应怀疑本病。但确诊需电镜下找到病毒颗粒，或检出粪便中特异性抗原，或血清检出特异性抗体有诊断意义。

【治疗】

目前尚无特异性治疗，治疗原则为预防和纠正脱水、电解质紊乱和酸碱失衡，适量饮食，合理用药。该病多数因病情轻、病程短而自愈。

1. **补液治疗** 补液方式分为口服补液、静脉补液和鼻饲管补液。

（1）口服补液：口服补液与静脉补液同样有效，是预防和治疗轻、中度脱水的首选方法。目前推荐选择低渗口服补液盐，每次稀便后补充一定量的液体，直至腹泻停止。

（2）静脉补液：适用于重度脱水及不能耐受口服补液的中度脱水患者、休克或意识改变、口服补液后脱水无改善或程度加重、肠梗阻等患者。静脉补液的成分、量和滴注持续时间须根据脱水程度和性质决定。补液原则为"先浓后淡，先盐后糖，先快后慢，见尿补钾"。

（3）鼻饲管补液：推荐应用于无静脉输液条件、无严重呕吐的脱水患者，液体选择低渗口服补液盐，每1～2小时评估脱水情况。

2. **纠正电解质紊乱和酸碱失衡** 根据患者情况补充电解质。

（1）低钠血症：轻度不需特殊处理。当血钠＜120mmol/L时，可用高渗盐水纠正，宜缓慢静脉滴注。

（2）低钾血症：鼓励进食含钾丰富食物，重者或不能经口服补钾者，需静脉补充，时间大于6～8小时，注意严格遵循静脉补钾的原则，输注过程中严密观察。

（3）低钙和低镁血症：无须常规补充，如在治疗过程中出现抽搐，应急查血钙、血镁等电解质及血糖。

（4）代谢性酸中毒：轻、中度代谢性酸中毒经补液治疗即可纠正，无须额外补充碱性药物。严重代谢性酸中毒需予碱性液纠酸。酸中毒纠正后注意补充钾和钙。

3. **对症治疗** WHO推荐蒙脱石散剂作为腹泻的辅助治疗，主要用于病毒性腹泻，尤其在治疗轮状病毒腹泻疗效显著，不良反应小。吐泻严重者可用止吐剂及镇静剂，必要时可用肠黏膜保护剂。

【护理】

1. **一般护理**

（1）隔离与休息：执行接触隔离措施，做好消化道传播的防护，接触患者时应戴口罩、帽子和手套，对患者的排泄物、呕吐物进行消毒处理。急性期患者应卧床休息，减少体力消耗，病情缓解后可逐渐增加活动量。

（2）饮食护理：保证营养供给，严重吐泻时应暂时禁食。当临床症状逐渐好转，可给予少量多次饮水。病情控制后，逐步过渡到温热、低脂、流质饮食，如米汤、淡盐水等，尽量避免饮用牛奶、豆浆等不易消化而又能加重肠胀气的食物。

2. **病情观察** 密切观察生命体征和神志的变化；观察及记录呕吐物及排泄物的颜色、性质、量、次数，严格记录24小时出入量；根据皮肤与黏膜弹性、尿量、血压、神志等的变化判断脱水程度；结合实验室检查，如钠、钾、氯、钙、尿素氮等，评估水、电解质和酸碱平衡情况，为判断补液量和进一步治疗提供依据。

3. **症状护理** 呕吐时，协助坐起或取侧卧位，吐后及时清除呕吐物，防止吸入呼吸道引起窒息，及时漱口，保持口腔清洁，避免呕吐物的刺激，再次引发呕吐；保持水、电解质平衡；减轻腹痛，可给予热敷或遵医嘱应用解痉药；保持肛周清洁，注意便后温水清洗肛周，软纸擦干，局部涂擦护臀软膏，减少局部刺激，以防肛周皮肤糜烂。

4. 液体治疗护理 遵医嘱进行补液治疗,根据病情轻重、脱水程度,确定输液量和速度;大量或快速输入液体时应加温至37~38℃,以免因快速输入大量液体出现不良反应;观察输液效果及并发症;补液过程中应仔细观察患者症状和体征以及有无输液反应。

5. 健康指导 向患者及家属解释治疗过程,如治疗方法、液体治疗需多长时间、期间可能发生的问题等,消除患者及家属的焦虑情绪。

【预防】

注意食品、饮水及个人卫生。保证海鲜食品的加工、食用符合卫生要求。现仅轮状病毒疫苗获准临床应用,为口服轮状病毒减毒活疫苗(ORV),接种ORV作为综合防治腹泻策略的一部分,除了提倡早期母乳喂养、加强个人卫生以及改善供水和饮食卫生等措施外,应大力推广接种ORV。

(李自琼)

第九节　传染性单核细胞增多症

传染性单核细胞增多症(infectious mononucleosis, IM)是由EB病毒(EBV)所致的急性自限性淋巴细胞增生性传染病。多侵犯全身多系统及脏器,是儿童常见的传染性疾病,但近年成人发病逐渐增多。

【病原学】

EBV属疱疹病毒科嗜淋巴细胞病毒属,为双链DNA,主要侵犯B细胞,EBV对生长要求极为特殊,仅在传染性单核细胞增多症患者血液、非洲淋巴瘤细胞、白血病细胞和健康人脑细胞等培养中繁殖,因此,病毒分离困难。

【流行病学】

1. 传染源 人是EBV的贮存宿主,EBV携带者及患者为本病的传染源。

2. 传播途径 经口鼻密切接触为主要传播途径,偶可通过输血传播,飞沫传播并不重要。80%以上患者鼻咽部有EBV存在,15%~20%患者恢复后可长期咽部带病毒。

3. 易感人群 人群普遍易感,但儿童及青少年患者更多见。6岁以下幼儿患本病时大多表现为隐性或轻型发病。15岁以上感染则多呈典型发病。病后可获持久免疫,第二次发病不常见。

【发病机制与病理】

本病的发病原理尚未完全阐明。EBV进入口腔后在咽部淋巴组织内增殖,后侵入血液导致病毒血症,继之累及淋巴系统和各组织器官。由于B淋巴细胞表面具有EBV受体,故极易受累。导致B淋巴细胞抗原性发生改变,后引起T淋巴细胞防御反应,形成细胞毒性效应细胞直接破坏受染的B细胞。

【临床表现】

潜伏期5~15天,一般为9~11天。起病急缓不一,约40%患者有前驱症状,历时4~5天,如乏力、头痛、食欲减退、恶心、稀便、畏寒等,本病的症状虽多样化,但大多数可出现较典型的症状。

1. **发热** 多在 38～40℃，热型不定，热程自数日至数周，甚至数月，可伴有寒战和多汗，中毒症状多不严重。

2. **淋巴结肿大** 以颈淋巴结肿大最为常见，腋下及腹股沟部次之，直径 1～4cm，质地中等、分散、无明显压痛、无化脓性感染、双侧不对称等为其特点，消退需数周至数月。肠系膜淋巴结肿大引起腹痛及压痛。

3. **咽峡炎** 常见咽部、扁桃体及腭垂充血肿胀，伴有咽痛和咽部肿胀，严重者可出现呼吸和吞咽困难。扁桃体可有渗出物或有假膜形成。

4. **肝脾大** 仅 10% 患者出现肝脏大，肝功能异常者则可达 2/3 以上。少数患者可出现黄疸，但转为慢性肝脏病变和出现肝功能衰竭少见。50% 以上患者有轻度脾大，偶可发生脾破裂。

5. **皮疹** 10% 左右的病例出现皮疹，为淡红色斑丘疹，亦可有麻疹样、猩红热样、荨麻疹样皮疹，多见于躯干部，一周内隐退，无脱屑。

6. **神经系统症状** 见于少数严重的病例，可表现为无菌性脑膜炎，脑炎及周围神经根炎等。其他尚有肺炎、心肌炎、肾炎、眼结膜充血等。

【实验室检查】

1. **血常规** 白细胞总数正常或稍增多，以后逐渐升高，异型淋巴细胞可在 10% 以上。

2. **血清学检查**

（1）EB病毒抗体测定：原发性 EBV 感染过程中首先产生对衣壳抗原的抗体 IgM 和 IgG（抗 CA-IgM/IgG），因此，抗 CA-IgM 阳性是原发 EBV 的诊断依据。

（2）嗜异性凝集试验：非特异性抗体，是标准的诊断性试验。

3. **病原学检查** PCR 检测标本中的 EBV DNA 有较高的敏感性和特异性。

4. **骨髓涂片检查** 可见异性淋巴细胞，无诊断意义，但可排除血液病。

【诊断】

结合临床相关资料和其他辅助检查进行传染性单核细胞增多症诊断的方法，主要检查有血常规、骨髓检查等。血常规或骨髓涂片出现异型淋巴细胞，血清中嗜异性抗体阳性是诊断的重要依据。

【治疗】

本病为自限性疾病，针对不同的患者出现的不同症状予以相应的治疗，避免并发症的出现。

【护理】

1. **一般护理**

（1）隔离与休息：采取接触隔离措施，给予患者充足的休息。

（2）饮食护理：给予清淡、易消化、高蛋白、高维生素的流质饮食或半流食，避免干硬、酸性、辛辣食物，保证供给充足的水分。

2. **病情观察** 监测患者的生命体征，重视患者主诉，有无咽喉疼痛、淋巴结肿大、皮疹等表现。

3. **对症护理**

（1）发热的护理：见第三章第一节中"发热的护理"，避免使用阿司匹林退热，以免诱发瑞氏综合征。

（2）皮疹的护理：见第三章第一节中"皮疹的护理"。

（3）口腔护理：高热患者的唾液分泌减少，机体的抵抗力下降，易导致口腔黏膜感染的发生，应做好口腔护理。

【预防】

本病毒血症可持续数月，故患者痊愈后 6 个月之内不能做供血者。目前 EBV 疫苗在努力开发中。

（王　莹）

第十节　巨细胞病毒感染

巨细胞病毒感染（cytomegalovirus infection）是由人巨细胞病毒（HCMV）引起的先天或后天获得性感染。其特征性改变为感染的细胞体积增大，细胞质和细胞核出现包涵体，可引起泌尿生殖系统、中枢神经系统、肝、肺、血液循环系统等全身各器官组织病变。

【病原学】

HCMV 属于疱疹病毒群，双链 DNA 病毒，是人类疱疹病毒组中最大的一种病毒，在人群中感染广泛。HCMV 不耐酸，不耐热。当 pH<5 时，或加热 56℃ 30 分钟，或紫外线照射 5 分钟均可被灭活。

【流行病学】

1. 传染源　人是 HCMV 的唯一宿主，患者及无症状感染者是该病唯一的传染源。

2. 传播途径　垂直传播及性传播。

3. 易感人群　人群普遍易感。年龄越小，易感性越高、症状也愈重。宫内未成熟胎儿最易感染，可导致多种畸形，甚至死亡。

【临床表现】

1. 先天感染　出生后 14 天内证实有 HCMV 感染，为先天感染。常有多系统器官受损，可出现黄疸、肝脾大等症状。合并肺炎所致的呼吸衰竭是致死的主要原因。

2. 围生期感染　出生后 14 天内证实无 HCMV 感染，在出生后 3～12 周内有感染证据，称围生期感染。大多数无症状，以神经肌肉受损为主。

3. 后天获得性感染　儿童感染后多无症状，正常成人多表现为隐性感染，或呈单核细胞增多症表现，与传染性单核细胞增多症相似。

【实验室检查】

1. 血常规　白细胞计数升高，淋巴细胞增多，出现异型淋巴细胞，常占白细胞总数的 10% 以上。

2. 生化检查　肝功能检测可出现转氨酶升高，严重者可出现胆红素升高。

3. 病原学检查

（1）病毒分离：最直接的诊断方法，可从体液如尿液、泪液、乳汁、唾液、精液及阴道或宫颈分泌物等各种组织中分离得到。

（2）抗原检测：早期抗原免疫荧光检查,可用于 HCMV 的早期快速诊断。

（3）核酸检测：可用于 HCMV 疾病的快速诊断。

4. 血清学检查 HCMV 的 IgM 抗体阳性提示有活动性感染。HCMV 的 IgG 抗体阳性说明过去有 HCMV 感染,若恢复期 HCMV IgG 抗体滴度较疾病期呈 4 倍以上升高,亦提示为急性感染。抗体检测方便、快捷,是目前临床常用的检测手段。

【诊断要点】

新生儿出现不明原因黄疸、肝脾大、严重紫癜、贫血同时伴有脑或眼损害;儿童不明原因发热、淋巴细胞增多,以及出现异型淋巴细胞,应高度怀疑本病。由于 HCMV 感染与其他病原感染的临床表现很难鉴别,故病原学检查是唯一可靠依据。

【治疗】

对于有临床症状或先天性 HCMV 感染者可进行抗病毒治疗。进行免疫抑制治疗的患者应定期监测 HCMV 激活情况,一旦激活,尽早进行抗病毒治疗。更昔洛韦是目前抗 HCMV 治疗的首选药物。缬更昔洛韦为更昔洛韦的前体,口服后迅速转化为更昔洛韦,口服利用度高,用于治疗 AIDS 患者的 HCMV 视网膜炎,以及预防高危移植受体的 HCMV 感染。膦甲酸钠常用于不能耐受更昔洛韦或用更昔洛韦治疗无效的 HCMV 患者的治疗。

【护理】

1. 一般护理

（1）隔离与休息：做好标准预防,患者多卧床休息。

（2）营养支持：给予易消化、高热量、高维生素的流质或半流质饮食,如牛奶、果汁、肉末、鱼丸等,多食用新鲜的蔬菜和水果。新生儿建议放弃母乳喂养,可选用配方乳喂养。

（3）皮肤护理：尽量穿棉质内衣,内衣宽大松软,病情允许可每日进行沐浴,不用碱性肥皂,病重身体虚弱者,用温水擦浴,及时剪短者指甲,年幼患儿戴手套以防抓挠。

2. 病情观察

（1）黄疸的观察：密切观察患儿巩膜及皮肤黄染深度和持续时间,必要时进行蓝光照射,认真做好蓝光护理。

（2）观察有无出血倾向：严密观察出血点的分布、消退情况,特别注意穿刺部位有无出血,小婴儿前囟是否隆起饱满、面色是否出现贫血貌。

（3）观察大小便的变化：密切观察患儿的大小便情况,注意量、色的变化,患儿出现大便颜色变浅呈陶土色、小便颜色变深黄及时报告医生。

3. 健康指导 多关心患儿及家属,做好用药目的、治疗过程及疗效宣教,注意个人卫生和环境卫生。出院后定期门诊随访和复查。

【预防】

鉴于 HCMV 感染广泛,传播途径不易控制,至今尚无 HCMV 疫苗,并且缺乏特别有效的治疗药物,因此积极预防十分重要。对于高危人群（孕妇,婴幼儿）进行个人卫生和手卫生的教育。对于实体器官移植后有感染 HCMV 高危风险的患者,除了避免暴露外,可采用抗病毒药物进行普遍预防和抢先治疗两种方案进行干预。

（马续威）

第十一节 脊髓灰质炎

脊髓灰质炎（poliomyelitis）是由脊髓灰质炎病毒引起的急性传染病，感染后多无症状，有症状者主要表现为发热、上呼吸道症状、肢体疼痛，少数病例可出现肢体迟缓性麻痹并留下瘫痪后遗症，俗称小儿麻痹症。

【病原学】

脊髓灰质炎病毒为小核糖核酸病毒科，肠道病毒属，属单股正链 RNA，分为三个血清型，各型间很少交叉免疫。该病毒在外界有较强生存力，污水和粪便中可存活数月，冰冻条件下可保存数年，酸性环境较稳定，耐乙醚和乙醇，但不耐热及紫外线，甲醛、2% 碘酊、各种氧化剂均能灭活。

【流行病学】

1. **传染源** 人是脊髓灰质炎病毒的唯一自然宿主，主要为隐性感染和轻症瘫痪型患者。其中隐性感染者占 90% 以上，其携带病毒一般为数周，难以被及时发现和隔离，在传播过程中具有重要作用。

2. **传播途径** 主要经消化道传播。感染初期患者的鼻咽部可排出病毒，故亦可通过空气飞沫传播，但时间短暂。

3. **人群易感性** 人群普遍易感，感染后获得持久对同型病毒株的免疫力。因新生儿自母体获得的被动免疫在出生后 6 个月逐渐消失，5 岁以上儿童及成人大多通过隐性感染获得免疫力，故该病好发于 6 个月~5 岁小儿。

4. **流行特征** 本病遍及全球，多见于温带地区，终年可见，以夏、秋季高发。

【发病机制与病理】

脊髓灰质炎病毒经消化道侵入人体后，先在鼻咽部及胃肠淋巴组织复制，后逐渐侵犯相关淋巴组织，可刺激人体产生特异性抗体，形成隐性感染。若病毒入血，先引起较轻的病毒血症，未侵犯神经系统，机体免疫系统清除病毒，为顿挫型；少数患者因病毒入血大量复制并再度入血，形成较为严重的病毒血症，病毒通过血 - 脑屏障，侵入中枢神经系统，在脊髓前角运动神经细胞中增殖，引起细胞坏死，重者可导致瘫痪。多种高危因素如受凉、过度疲劳、剧烈运动、注射刺激、扁桃体摘除术和遗传因素等可促使瘫痪的发生。

【临床表现】

潜伏期 5~35 天，一般 9~12 天，临床上可表现为多种类型：无症状型达 90% 以上，多无临床症状；顿挫型无特异性表现，一般不伴神经系统症状、体征；无瘫痪型出现脑膜刺激征阳性，脑脊液呈病毒性脑膜炎性改变，不出现瘫痪；瘫痪型虽只占 1%~2%，但临床表现明显，危害性大。瘫痪型具有典型表现，其临床过程可分为 5 期。

1. **前驱期** 主要表现为发热、乏力、多汗、咽痛、咳嗽等呼吸道症状，以及食欲减退、恶心、呕吐、腹痛等消化道症状。

2. **瘫痪前期** 可由前驱期直接进展，或症状消失后 1~6 天体温复升，颈项强直、脑膜刺激征阳性,可交感神经功能紊乱而出现面色潮红、多汗、括约肌功能障碍等表现。后期可有腱反射减弱或消失。

3. **瘫痪期** 常于病后 3~10 天出现肢体瘫痪。根据病变部位可分为脊髓型、延髓型、脑炎型、混合型。其中脊髓型最常见,病变多在颈、腰部脊髓,出现四肢瘫痪,以下肢瘫多见。近端肌群较远端受累重、出现早。麻痹型系延髓和脑桥受损所致,根据受损部位及程度出现相应的症状和体征,如呼吸、血压、脉率变化及神经损伤等。

4. **恢复期** 常从远端肌群开始恢复,持续数周至数月,或更长时间。

5. **后遗症期** 瘫痪 1~2 年后仍不恢复为后遗症。严重者肢体肌肉萎缩、畸形或瘫痪加重。

【实验室检查】

1. **血常规** 白细胞多正常,早期及继发感染时可增多,部分患者血沉增快。

2. **脑脊液** 脑脊液细胞数增加,热退后降至正常,蛋白稍增加,呈蛋白 - 细胞分离现象。部分患者脑脊液可正常。

3. **病原学检查** 起病 1 周内可从鼻咽分泌物、粪便、血液或脑脊液中分离出病毒,多次送检可增加阳性率。

4. **血清学检查** 发病 1 个月内,检测血及脑脊液中特异性 IgM 抗体,可帮助早期诊断。恢复期检测特异性 IgG 抗体,双份血清抗体滴度呈 4 倍及以上增高有诊断意义。

【诊断要点】

根据流行病学资料,未服用疫苗且接触脊髓灰质炎患者后,出现多汗、烦躁、感觉过敏、颈背疼痛及强直、腱反射消失等现象,应疑似本病,出现弛缓性瘫痪有助于诊断。病毒分离和血清特异性抗体检测可确诊。

【治疗】

本病目前尚无特效抗病毒治疗方法,主要是对症支持治疗。

1. **前驱期及瘫痪前期** 避免各种引起瘫痪发生的因素。保证补液量及热量供给。发热可使用退热药,全身肌肉痉挛和疼痛使用镇静剂,适量被动运动以减少肌肉萎缩、畸形发生。

2. **瘫痪期** 保持功能位置,促进功能恢复,使用维生素 B_1 和维生素 B_{12} 营养神经细胞、地巴唑促进神经传导、加兰他敏等药物增进肌肉张力。保证营养充足,维持电解质平衡。保持气道通畅,必要时使用呼吸机辅助通气。

3. **恢复期及后遗症期** 症状消失、瘫痪停止进展积极康复治疗,防止肌肉萎缩。可通过按摩、针灸、理疗促进功能恢复。若畸形较严重,可手术矫正。

【护理】

1. 一般护理

(1)隔离与休息:自发病日起消化道隔离 40 天,第 1 周应同时实施呼吸道隔离。卧床休息至热退后 1 周,保持室内安静、舒适、每天开窗通风 2 次,温度、湿度适宜。工作人员采取二级防护进入病房实施治疗护理等操作。

(2)饮食护理:给予清淡流质、少渣饮食,如菜汤、绿豆汤、牛奶和稀饭等;不能口服者予管饲或静脉供给营养;恢复期给予高蛋白、高热量、高维生素饮食。

2. **病情观察** 密切注意病情发展,尤其注意观察体温和瘫痪相关症状体征的变化,注意有无呼吸衰竭发生。

3. 对症护理

（1）发热的护理：见第三章第一节中"发热的护理"。

（2）瘫痪的护理：①及时评估瘫痪肢体的程度及类型；②对发生瘫痪的肢体应避免刺激、受压，可用支架保持患肢功能，防止足下垂、足外翻；③及时开始肢体的主动和被动功能锻炼及康复治疗，促进神经功能最大程度恢复，防止肌肉挛缩畸形。

（3）呼吸衰竭的护理：①密切观察呼吸频率、节律等，定时监测血气分析；②保持呼吸道通畅，定时翻身、拍背、吸痰、雾化吸入等，鼓励患者作深呼吸及有效咳嗽排痰；③保持舒适体位，卧位休息，减少机体耗氧量，减轻呼吸困难。

（4）皮肤的护理：保持皮肤清洁，预防压力性损伤，定时翻身、检查，对于压力性损伤好发部位可按摩改善局部血液循环。

4. 心理护理

患者因长期卧床丧失活动能力，情绪影响较大，对待患者及家属应亲切热情，及时解除不适，鼓励战胜疾病的信心。

【预防】

对密切接触者应医学观察 20 天，患者的粪便、呼吸道分泌物及污染物品应彻底消毒。加强水、粪便和食品卫生管理。

对所有小儿使用口服脊髓灰质炎减毒活疫苗糖丸进行主动预防，是本病最主要的预防措施。免疫功能缺陷者及接受免疫抑制剂治疗者，可使用灭活脊髓灰质炎疫苗，具有较好的免疫活性，但免疫维持时间短，需重复注射。

（杨　平）

第十二节　麻　疹

麻疹（measles）是由麻疹病毒引起的急性呼吸道传染病。主要表现为发热、咳嗽、流涕等上呼吸道卡他症状，眼结膜炎、口腔麻疹黏膜斑、全身皮肤斑丘疹及疹退后遗留色素沉着伴米糠样脱屑。好发于儿童，传染性强。

【病原学】

麻疹病毒属副黏液病毒科、麻疹病毒属，呈球状或丝状，外有脂蛋白包膜，中心是单股负链 RNA，只有一个血清型。病毒包膜含有血凝素（H）、融合蛋白（F）和基质蛋白（M）3 种结构蛋白，是主要的致病物质。可刺激机体产生相应的抗体，用于临床诊断。该病毒在体外抵抗力较弱，对热、紫外线及一般消毒剂敏感，加热 56℃ 30 分钟即可灭活。对寒冷及干燥环境有较强的抵抗力，室温下可存活数天，低温可存活数年。

【流行病学】

1. 传染源　患者是唯一的传染源。发病前 2 天至出疹后 5 天内，患者口、鼻、咽及眼结膜分泌物中都含有病毒，均具有传染性。

2. 传播途径　主要通过呼吸道飞沫传播，密切接触者亦可经污染病毒的手传播。

3. 人群易感性 人群普遍易感,病后可获得持久免疫力。6个月内婴儿可从母体获得抗体较少患病,6个月~5岁小儿发病率最高。

4. 流行特征 全年均可发病,以冬、春季多见。

【**发病机制与病理**】

麻疹病毒侵入上呼吸道黏膜和眼结膜上皮细胞后,在细胞内复制,通过局部淋巴进入血流形成初次病毒血症。病毒被单核巨噬细胞系统吞噬,并大量繁殖,5~7天后大量病毒再次入血形成第二次病毒血症,然后随血流播散至全身各组织器官。其病理特征是感染部位数个细胞融合形成多核巨细胞,麻疹黏膜斑病理改变和皮疹类似,均为真皮内毛细血管内皮细胞肿胀、增生与单核细胞浸润而导致毛细血管扩张、红细胞和血浆渗出表皮所致。皮疹消退后留有色素斑,表皮细胞坏死形成脱屑。

【**临床表现**】

潜伏期一般6~21天。

1. 典型麻疹 临床经过可分为三期。

(1)前驱期:发热到出疹一般3~5天。小儿在发热同时出现咳嗽、流涕、眼结膜充血、畏光、流泪及咽部充血等上呼吸道卡他症状。病程第2~3天,90%以上的患者在口腔两侧近第一臼齿颊黏膜上出现0.5~1mm针尖大小的白色小点,周围有红晕,可互相融合成片,即口腔麻疹黏膜斑,2~3天内消失,对早期诊断麻疹有重要的临床意义。

(2)出疹期:发热第3~4天出现皮疹,持续1周左右。皮疹先从耳后、发际,渐及额、面、颈部,自上而下至胸、腹、背及四肢,最后达到手掌与足心,2~3天皮疹出齐。皮疹早期为淡红色斑丘疹,直径2~5mm,压之退色,疹间皮肤正常。出疹高峰期时全身毒血症状加重,体温可高达40℃左右。

(3)恢复期:皮疹高峰后1~2天病情好转,体温逐渐恢复正常,全身症状明显减轻。皮疹按出疹顺序消退,有褐色色素沉着和米糠样脱屑,持续1~2周。

2. 非典型麻疹

(1)轻型麻疹:症状轻,体温多在39℃以下或热程短,麻疹黏膜斑不典型,常见于接种过麻疹疫苗者。

(2)重型麻疹:多见于继发严重感染或免疫功能低下者,病死率高。临床上分为中毒性、休克性、出血性和疱疹性麻疹四种类型。

(3)异型麻疹:发生在接种麻疹疫苗后4~6年,再接触麻疹患者时出现。表现为突起高热、头痛、肌痛,无麻疹黏膜斑。一般认为此型无传染性。

3. 并发症

(1)肺炎:麻疹最常见的并发症,发病率约10%,多见于出疹期,也是引起死亡的主要原因。常见于5岁以下、原有佝偻病和营养不良的小儿。当继发细菌、其他病毒感染或混合感染时,症状加重,表现为高热不退、气急、鼻翼扇动及口唇发绀,肺部可闻及啰音。

(2)喉炎:多见于2~3岁以下婴幼儿,一般预后较好,若继发细菌感染则病情加重,常呈声音嘶哑,犬吠样咳嗽,喉部组织水肿,分泌物增多,严重者可出现缺氧、吸气性呼吸困难等喉梗阻征象。

(3)脑炎:多见于2岁以上儿童,病死率约为15%,多见于恢复期,患者体温突然再次升高,伴有嗜睡、惊厥等神经系统症状,病程1~2周,30%的存活者有轻重不等的后遗症。

【实验室检查】

1. 血常规 白细胞减少,淋巴细胞相对增高,继发细菌感染时中性粒细胞可增加。

2. 血清学检查 皮疹出现1～2天内检出特异性IgM抗体,可作为早期临床诊断。IgM抗体恢复期较早期增高4倍以上即为阳性,也可诊断麻疹。

3. 病原学检查

(1)病毒分离:取早期患者眼、鼻、咽分泌物或血细胞、尿沉渣细胞接种于原代人胚肾细胞,分离麻疹病毒。

(2)病毒抗原检测:用免疫荧光或免疫酶法检测麻疹病毒抗原。

(3)核酸检测:采用RT-PCR测定临床标本中的麻疹病毒RNA,是敏感和特异的诊断方法。

【诊断要点】

典型麻疹不难诊断,根据麻疹患者接触史、未接种过麻疹疫苗,有急起发热、上呼吸道卡他症状、口腔麻疹黏膜斑及典型的皮疹等临床表现即可作出临床诊断。非典型患者主要依赖于病原学检查。

【治疗】

麻疹病毒目前尚无特效抗病毒药物,主要是对症治疗、加强护理及防治并发症。高热可适量使用少量退热剂,咳嗽可用止咳化痰药,烦躁不安患者可用少量镇静剂。并发肺炎予抗菌治疗,选用青霉素或头孢菌素类。喉炎选用抗生素及雾化吸入治疗,重症者可选用肾上腺皮质激素缓解喉部水肿。脑炎同一般病毒性脑炎处理。

【护理】

1. 一般护理

(1)隔离与休息:采取呼吸道隔离,隔离至体温正常或至少出疹后5天,伴有呼吸道并发症者延长至出疹后10天。卧床休息,保持室内空气清新、通风,温湿度适宜,保持室温22～28℃。

(2)饮食护理:发热期间给予清淡、易消化、营养丰富的流质或半流质饮食,少食多餐。恢复期给予高蛋白、高维生素饮食。鼓励患者多饮水。

2. 病情观察 观察生命体征及神志变化。出疹期应注意观察出疹顺序、皮疹颜色及分布情况;及早发现有无出疹不顺利、体温反复、呼吸困难、发绀、躁动不安等并发症的表现。

3. 对症护理

(1)发热的护理:见第三章第一节中"发热的护理",禁用冷敷及酒精擦浴,禁用大剂量退热剂,避免体温骤降使皮疹突然隐退。

(2)皮疹的护理:见第三章第一节中"皮疹的护理"。

4. 重型麻疹的护理

(1)注意观察全身感染中毒症状,起病即高热,达40℃以上,皮疹也较严重,伴气促、发绀等症状者,应警惕中毒性麻疹。

(2)除具有中毒症状外,出现循环衰竭或心功能衰竭,需密切观察末梢循环情况、监测心率、血压,如出现面色苍白、发绀、四肢厥冷、血压下降等休克表现,立即报告医生处理。

(3)评估并记录皮疹形态、形状,如皮疹转为出血性,形成紫斑,压之不退色,需警惕内脏出血可能,立即测量血压并报告医生。

5. **健康指导** 讲解麻疹病毒的相关知识,如病因、流行病学的特点、治疗、预防和预后等知识,以缓解患者焦虑和恐惧情绪。

【预防】

对接触麻疹的易感者医学观察 3 周。流行期间,加强儿童机构检查,及时发现患者;流行期间避免去公共场所或人群聚集处,出入戴口罩。

婴儿在出生后 8 个月需按照儿童免疫接种程序接种麻疹疫苗,18 个月再接种一次,是降低麻疹发病率的关键措施。年幼体弱者接触麻疹患者后,可在 5 天内肌内注射人血丙种球蛋白进行被动免疫,可防止发病或减轻症状。

(杨 平)

第十三节 水痘和带状疱疹

水痘(chickenpox, varicella)和带状疱疹(herpes zoster)是由同一种病毒,即水痘 - 带状疱疹病毒(varicella-zoster virus, VZV)感染所引起的两种不同临床表现的传染病,这两种疾病在临床表现与流行病学上有很大区别。

【病原学】

水痘 - 带状疱疹病毒属疱疹病毒科,呈球形,为双链 DNA 病毒,仅一个血清型,人是已知自然界中唯一宿主,病毒侵入人体后常可导致终身潜伏感染。病灶内的病变细胞肿胀变圆,出现核内嗜酸性包涵体,形成多核巨细胞。

该病毒在外界抵抗力弱,不耐热和酸,对紫外线和消毒剂敏感,不能在痂皮中存活,但在疱液中可长期存活。

【流行病学】

(一)水痘

1. **传染源** 水痘患者和带状疱疹患者,病毒存在于患者上呼吸道和疱疹液中,发病前 1~2 天至皮疹完全结痂均有传染性。

2. **传播途径** 主要通过呼吸道飞沫和直接接触传播。

3. **人群易感性** 人群普遍易感,以婴幼儿及学龄儿童发病居多,6 个月以下的婴儿较少见。病后可获得持久免疫,以后可发生带状疱疹。

4. **流行特征** 本病全年均可发生,以冬、春季高发。

(二)带状疱疹

VZV 原发感染(水痘)过后,病毒可潜伏于人体三叉神经节、胸及腰背神经节中的神经元细胞及其周围支持细胞的核内。带状疱疹由潜伏的病毒激活所致,通常发生在老年人或有免疫抑制(如患恶性肿瘤、接受免疫抑制治疗)者。很多因素可诱发带状疱疹,常见因素为外伤、感染性疾病及其他发热性疾病等。

【发病机制与病理】

水痘 - 带状疱疹病毒经口、鼻侵入人体,在呼吸道黏膜细胞中繁殖,随后进入血液,形成初次病毒血症，并在单核吞噬细胞系统内增殖后再次入血，形成第二次病毒血症。病变主要损害皮肤，偶可累及内脏，临床上皮疹出现与病毒间歇性入血有关。发病 2～5 天后，机体出现特异性抗体，病毒血症消失，症状随即好转。

人体初次感染水痘-带状疱疹病毒时，病变主要在表皮棘细胞层，细胞变性肿胀，组织液渗入形成透明的单房性疱疹，内含大量病毒，临床上表现为水痘。痊愈后，如体内的抗体不能清除潜伏在脊髓背根神经节内的病毒，待若干年后，人体抵抗力下降时病毒被再次激活，引起带状疱疹。

【临床表现】

（一）水痘

潜伏期 10～21 天，一般 14～16 天。典型水痘可分为两期：

1. 前驱期　婴幼儿常无症状或症状轻微，皮疹和全身症状多同时出现。年长儿童和成人可有发热、乏力、头痛、咽痛等症状，1～2 天后出现皮疹。

2. 出疹期　皮疹首先在躯干、头面部出现，最后达四肢，呈向心性分布。最初皮疹为粉红色小斑疹，后变为丘疹并发展成为疱疹，短者仅需数小时。疱疹 2～5mm 大小，周围有红晕，壁薄易破，疹液透明，后变混浊，皮疹处常伴有瘙痒。1～2 天后疱疹从中心开始干结，迅速结痂，1 周左右痂皮脱落，一般不留瘢痕。水痘皮疹分批出现，疾病发展过程中患者同一部位可有斑疹、丘疹、疱疹和结痂同时存在。部分患者可在口腔、咽喉、结膜和外阴等黏膜处发生疱疹，破裂后形成溃疡。

水痘多为自限性疾病，10 天左右自愈。成人易并发水痘肺炎。免疫缺陷的小儿或正在应用肾上腺糖皮质激素的患者易形成播散性水痘，病死率高。孕妇妊娠早期患水痘可引起胎儿患先天性畸形。孕妇产前数天内患水痘，可导致新生儿水痘。临床上亦可见出血型水痘、大疱型水痘，病情均较重。

（二）带状疱疹

常有轻度的前驱症状，如发热、乏力、全身不适等。随后出现沿神经节段分布的局部皮肤灼痒、疼痛、感觉异常等，最常见的为胸腹或腰部带状疱疹，其次为三叉神经带状疱疹等。皮损沿外周神经呈带状分布，多为一侧性，极少超过躯体中线。神经痛为本病特征之一，老年患者呈阵发性加剧，在皮损消退后可持续数月或更久，患儿痛感较轻或无。

【实验室检查】

1. 血常规　白细胞总数正常或稍增高，淋巴细胞增高。

2. 疱疹刮片　刮取新鲜疱疹基底组织涂片，瑞氏染色可见多核巨细胞，可用于快速诊断。

3. 血清学检查　常用酶联免疫吸附试验（ELISA）或补体结合试验检测特异性抗体，有助于早期诊断。

4. 病原学检查

（1）病毒分离：取疱疹液接种于人胚成纤维细胞，病毒分离阳性率较高。

（2）抗原检测：对病变皮肤刮取物用免疫荧光法检测病毒抗原，此方法敏感、快速，易与单纯疱疹病毒感染鉴别。

（3）核酸检测：PCR 方法检测外周血白细胞及病毒感染的组织细胞中的病毒 DNA，是敏感、快速的早期诊断方法。

【诊断要点】

根据有无与水痘或带状疱疹患者的密切接触史和典型皮疹特征可作出临床诊断。确诊有赖于疱疹刮片检测病毒抗原及核酸检测。

【治疗】

水痘为自限性疾病，一般可在 2 周内痊愈。患者应呼吸道隔离至全部疱疹干燥结痂为止，一般不需用药，加强护理即可。早期应用阿昔洛韦，已证明有一定疗效，能控制皮疹发展，促进疾病恢复，是治疗水痘 - 疱疹病毒感染的首选抗病毒药物。

带状疱疹亦呈自限性，其治疗原则是止痛、抗病毒、消炎及保护局部预防继发感染。疱疹局部可用阿昔洛韦乳剂涂抹，可缩短病程促进康复。

【护理】

1. 一般护理

（1）隔离与休息：采取飞沫和接触隔离措施，隔离至疱疹全部结痂或出疹后 7 天。居室保持安静、舒适、每天开窗通风 2 次，保持室内温度 22～28℃，湿度 50%～60%，适当休息。

（2）饮食护理：给予高热量、高蛋白、高维生素、易消化的流质、半流质饮食，忌食辛辣和刺激性食物。鼓励患者多饮水。

2. 病情观察　监测生命体征，特别是体温的变化；观察皮疹的分布、性质、颜色，是否破溃、感染、结痂；及早发现有无咳嗽、胸痛、呼吸困难等并发症的症状。

3. 对症护理

（1）发热的护理：见第三章第一节中"发热的护理"，另外，避免使用阿司匹林退热，以免诱发瑞氏综合征。

（2）皮疹的护理：见第三章第一节中"皮疹的护理"。

4. 健康指导　讲解水痘 - 带状疱疹病毒的相关知识，如病因、流行病学的特点、治疗、预防和预后等知识，帮助患者正确认识疾病，树立康复的信心。

【预防】

在集体机构中，对接触患者的易感者应医学观察 3 周。被患者呼吸道分泌物或疱疹液污染的空气、被服和用具应采用通风、紫外线照射、消毒液浸泡、暴晒、煮沸等方法消毒。

1 岁以上儿童、无水痘史的成人和青少年可皮下注射水痘减毒活疫苗，此方法能有效预防发生水痘。

（张洁利）

第十四节　风　疹

风疹（rubella）是由风疹病毒引起的急性呼吸道传染病，包括先天性的感染和后天获得性的感染。主要表现为发热、皮疹、耳后淋巴结肿大等，症状轻，病程短。

【病原学】

风疹病毒是 RNA 病毒，属披膜病毒科，正链单链 RNA 病毒，为不规则球形，直径 50～

70nm,可在胎盘或胎儿体内(以及出生后数月甚至数年)生存增殖,产生长期、多系统的慢性进行性感染。该病毒在体外的生活力弱,不耐热,对紫外线、脂溶剂等均敏感,pH<3.0可将其灭活。

【流行病学】

1. **传染源** 患者是唯一的传染源,包括亚临床型和隐性感染者。

2. **传播途径** 主要通过空气、飞沫经过呼吸道传播,人与人之间的密切接触也可以导致接触传染。

3. **人群易感性** 人群普遍易感,高发年龄在1~5岁,主要是发生在学龄前的儿童。

4. **流行特征** 本病一年四季都可以发生,以冬、春季发病为多。

【发病机制与病理】

风疹病毒通过空气飞沫传播侵入人体,在呼吸道黏膜上皮细胞内增殖后进入血液循环引起原发性病毒血症。通过白细胞到单核吞噬细胞系统,感染的单核吞噬细胞坏死,病毒释放再次入血,引起继发性病毒血症,病毒血症在出疹前达到顶点,出疹后迅速消退。病毒血症期间的妊娠妇女,病毒会随血液循环感染胎盘,在胎盘细胞中复制扩散后进入胎儿各组织器官。

【临床表现】

1. **获得性风疹** 潜伏期14~21天。

(1)前驱期:1~2天,表现有低热或中度发热、头痛、食欲减退、疲倦、乏力及咳嗽、打喷嚏、流涕、咽痛、结膜充血等轻微上呼吸道症状,偶有呕吐、腹泻、鼻出血、齿龈肿胀等,部分患者咽部及软腭可见玫瑰色或出血性斑疹,但无颊黏膜粗糙、充血及黏膜斑等。

(2)出疹期:通常于发热1~2天后出现皮疹,皮疹初见于面颈部,迅速扩展躯干四肢,1天内布满全身,但手掌、足底大都无疹。皮疹初起呈细点状淡红色斑疹、斑丘疹或丘疹,直径2~3mm。面部、四肢远端皮疹较稀疏,部分融合类似麻疹。躯干尤其背部皮疹密集,融合成片,又类似猩红热。躯干皮疹一般持续3天(1~4天)消退,可有耳后、枕后、颈部淋巴结肿,结膜炎,或伴有关节痛(关节炎)等。

2. **无疹性风疹** 只有发热、上呼吸道炎、淋巴结肿痛而无皮疹;也可在感染风疹病毒后没有任何症状、体征,血清学检查风疹抗体为阳性,即所谓亚临床型患者或隐性感染者。

3. **其他症状** 胎儿被感染后,可导致死胎、流产、早产;轻者可导致胎儿发育迟缓,甚至累及全身各系统,出现多种畸形。

【实验室检查】

1. **血常规** 大部分白细胞总数减少,淋巴细胞分类增高。

2. **血清学检查** 恢复期血清风疹 IgG 抗体或风疹血凝抑制抗体滴度较急性期升高≥4倍以上。

3. **病原学检查**

(1)病毒分离:从患者咽拭子、尿液、血液及脑脊液等可分离到风疹病毒。

(2)核酸检测:PCR方法检测咽拭子标本中的风疹病毒RNA。

【诊断要点】

主要依据流行病学资料和临床表现,出现发热、皮疹和淋巴结肿大应怀疑本病,确诊有赖于病毒分离或血清学检查。

【治疗】

尚无特效抗病毒治疗,主要以对症治疗为主。先天性风疹有明显出血者可考虑静脉免疫球蛋白,必要时输血。

【护理】

1. 一般护理

(1)隔离与休息:采取飞沫传播的隔离措施,急性期应卧床休息,恢复期可下床活动。

(2)饮食护理:给予清淡易消化富含维生素的流食或半流食,禁食奶制品、鱼虾、油腻、辛辣和刺激性食物,发热期多饮水。

2. 病情观察　定时监测体温变化、体温大于38.5℃时采用物理降温,禁用乙醇擦浴;每日观察皮疹的分布、性质、颜色,是否破溃、感染、结痂;每日观察淋巴结肿大的部位、数目、大小及压痛情况,避免挤压和碰撞肿大的淋巴结。

3. 对症护理

(1)发热的护理:见第三章第一节中"发热的护理",禁用乙醇擦浴。

(2)皮疹的护理:见第三章第一节中"皮疹的护理"。

(3)头痛的护理:将床头抬高15°～30°,限制头部活动,可进行头颈部肌肉局部按摩,促进血液循环,缓解肌肉紧张,分散注意力,必要时遵医嘱用解热镇痛药。

【预防】

日常生活中,保持良好的生活习惯,勤开窗通风,衣物、被褥要勤晒,加强锻炼身体,提高自身的免疫力。孕妇要少去人群密集的场所,以减少感染风疹的机会。

预防接种可分为主动和被动免疫。主动免疫:风疹疫苗有两类,一类是单价风疹减毒活疫苗,一类是麻风腮疫苗,两种疫苗的预防效果相似。被动免疫:接触患者后,用丙种球蛋白被动免疫,可使症状减轻,但不能阻止感染。注射风疹疫苗后3个月内不宜妊娠。

(王　莹)

第十五节　手足口病

手足口病(hand-foot-and-mouth disease,HFMD)是由肠道病毒引起的急性传染病,其中以柯萨奇病毒A组16型和肠道病毒71型感染最常见。典型临床表现为手、足、口腔等部位皮肤黏膜的皮疹、疱疹、溃疡。

【病原学】

手足口病的病原体多样,均为单股正链RNA病毒,小RNA病毒科,肠病毒属。引起发病的有EV71型、柯萨奇病毒(Cox)和埃可病毒等某些血清型。其中EV71和CoxA16为引起手足口病最常见的病原体。该病毒对外界抵抗力较强,室温下可存活数日,污水和粪便中可存活数月,低温条件下可长期保存。耐酸不耐热,能抵抗乙醇和甲酚皂溶液,对紫外线、干燥、多种氧化剂、甲醛和碘酒等较敏感。

【流行病学】

1. **传染源** 患者和隐性感染者是本病的传染源。流行期间,患者为主要传染源,以发病后 1 周内传染性最强。

2. **传播途径** 主要是经粪 - 口途径传播,其次是经呼吸道飞沫传播和密切接触传播。接触口鼻分泌物、疱疹液及被污染的手及物品等均可感染。

3. **人群易感性** 人对肠道病毒普遍易感,感染后可获一定免疫力,持续时间不明确,病毒的各型间无交叉免疫。低年龄组儿童最为易感,多发生于学龄前儿童,尤其以 3 岁以下发病率最高。成人多为隐性感染。

4. **流行特征** 四季均可发病,但以夏、秋季多见。手足口病分布极广泛,无严格地区性。流行期间,幼儿园和托幼机构易发生流行暴发。

【发病机制与病理】

肠道病毒通过呼吸道或消化道进入体内,侵入局部黏膜上皮细胞及周围淋巴细胞中停留和增殖。当增殖到一定程度,病毒侵入局部淋巴结,进入血液循环形成第一次病毒血症,此时患者无明显临床症状,但可从各种体液中分离到病毒,具有传染性。病毒经血液循环侵入单核吞噬细胞系统、淋巴结、肝、脾、骨髓等处大量繁殖,并再次进入血液循环导致第二次病毒血症,此时机体可出现典型的临床症状和体征。

【临床表现】

潜伏期多为 2~10 天,平均 3~5 天。可分为两型:

1. **普通病例** 急性起病,发热,可伴流涕、咳嗽、食欲缺乏等症状。口腔黏膜出现散在疱疹或溃疡,多见于舌、颊黏膜和硬腭等处。手、足和臀部出现斑丘疹、疱疹,疱疹周围可有炎性红晕,疱内液体较少。一般无疼痛及痒感,愈合后不留痕迹。部分患者仅表现为皮疹或疱疹性咽峡炎。个别患者可表现为单一部位的斑丘疹,多在 1 周内痊愈,预后良好。

2. **重症病例** 少数患者病情进展迅速,可出现脑膜炎、脑炎、脑脊髓炎、肺水肿、循环障碍等,极少数患者病情危重,可致死亡,存活者可留有后遗症。

(1) 神经系统表现:多发生于病程 1~5 天内,患者精神差、嗜睡、易惊、头痛、呕吐、肢体抖动、急性肢体无力、颈项强直、腱反射减弱或消失、克尼格氏征和布鲁津斯基征等中枢神经系统损害表现。

(2) 呼吸系统表现:呼吸浅促、困难或节律改变,口唇发绀,咳嗽,咳白色、粉红色或血性泡沫样痰液;肺部可闻及湿啰音或痰鸣音。

(3) 循环系统表现:心率增快或减慢,脉搏浅速或减弱甚至消失;面色苍白、皮肤花纹、四肢发凉、指(趾)发绀、毛细血管再充盈时间延长,血压升高或下降。

【实验室检查】

1. **血常规** 普通病例一般无明显改变,或白细胞计数轻度增高。重症病例白细胞计数可明显升高($>15×10^9/L$)或显著降低($<2×10^9/L$),恢复期逐渐降至正常。

2. **血生化检查** 部分病例可有轻度肝功能异常的情况,恢复期降至正常,病情危重者可有肌钙蛋白和血糖升高。

3. **脑脊液** 神经系统受累时,脑脊液外观清亮、压力增高、白细胞计数增多,蛋白正常或轻度增多,糖和氯化物正常。

4. **血气分析** 普通病例血气分析在正常范围。重症者并发肺炎、肺水肿,在呼吸频率增快时可出现呼吸性碱中毒,病情加重出现低氧血症、代谢性酸中毒。

5. 病原学检查　咽拭子、粪便或肛拭子、血液等标本检测肠道病毒特异性核酸阳性或分离到肠道病毒。

6. 影像学检查　胸片可表现为双肺纹理增多,个别病例迅速发展为白肺,提示预后极差。

【诊断要点】

根据患者的流行病学资料,如流行季节、发病年龄,有无聚集性发病,结合临床表现,口腔、手、足及臀部出现皮疹即可作出初步诊断。咽拭子、粪便或肛拭子、血液等标本检测肠道病毒特异性核酸阳性或分离到肠道病毒可确诊。

【治疗】

1. 普通病例　目前尚无特异性治疗措施,主要为对症支持治疗。适当休息,清淡饮食,做好口腔和皮肤护理。

2. 重症病例

(1) 神经系统受累:控制颅内高压,使用甘露醇、利尿剂等;使用静脉注射免疫球蛋白,酌情应用糖皮质激素,给予降温、镇静、止惊等对症治疗。

(2) 呼吸、循环衰竭:保持呼吸道通畅,给予氧疗和呼吸支持,监测生命体征、血氧饱和度;及时应用血管活性药物,保护脏器功能等。

【护理】

1. 一般护理

(1) 隔离与休息:采取接触隔离措施,避免交叉感染,应隔离至体温正常、皮疹消退,一般需2周。保持室内空气新鲜,温度、湿度适宜,定期开窗通风。

(2) 饮食护理:给予高热量、高蛋白、高维生素、清淡、易消化、无刺激性的温凉流质或半流质饮食,不能进食或进食不足者予静脉补充营养。

2. 病情观察　观察体温变化和患儿手、足、口、臀等部位皮疹数量、大小、颜色等;注意观察心、脑、肺等重要脏器功能,及早发现心肌炎、脑膜炎、肺水肿等并发症。

3. 对症护理

(1) 发热的护理:见第三章第一节中"发热的护理"。

(2) 皮疹的护理:见第三章第一节中"皮疹的护理"。

(3) 口腔的护理:对发热、口腔疼痛拒食、流涎等患者应保持口腔清洁。进食前后可用温水或生理盐水漱口,口腔溃疡处可用西瓜霜、冰硼散等涂于患处。

(4) 呼吸衰竭的护理:严密观察呼吸频率、节律,注意有无呼吸困难、咳粉红色泡沫痰、端坐呼吸等表现。遵医嘱应用镇静剂、利尿剂、强心剂、扩血管药等。保持呼吸道通畅,氧气吸入,必要时人工辅助呼吸。

(5) 循环衰竭的护理:密切观察心率、节律,注意观察有无心悸、面色苍白、四肢湿冷、意识障碍、尿量减少、血压下降等休克表现。遵医嘱抗休克治疗,维持心脏功能。

(6) 脑炎的护理:观察神志、瞳孔、生命体征变化,注意颅内压增高表现。遵医嘱应用脱水剂、激素等。

4. 健康指导　出院后仍需避免接触人群,以减少感染机会,指导家属做好患儿的卫生保健,养成良好的卫生习惯,室内要经常通风换气,保持空气新鲜。

【预防】

对密切接触者医学观察 7 天。流行期间不到人群密集、空气流通差的公共场所。做好儿童、个人、家庭和托幼机构的卫生是预防本病感染的关键。良好的生活习惯，加强营养，注意体格锻炼，有助于提高机体非特异性免疫力。

目前 EV71 灭活疫苗已应用于临床，但仅能预防 EV71 所致手足口病。

（杨　平）

第十六节　严重急性呼吸综合征

严重急性呼吸综合征（severe acute respiratory syndrome，SARS）是由 SARS 冠状病毒（SARS-CoV）而导致的急性传染病。主要临床表现为发热、头痛、肌肉酸痛、乏力、干咳少痰、腹泻等，严重者出现气促或呼吸窘迫。传染性强、病情进展快、病死率高。

【病原学】

SARS-CoV 属于冠状病毒科，单股正链 RNA 病毒，果子狸可能是病毒的中间宿主，蝙蝠可能为自然储存宿主。该病毒抵抗力和稳定性要强于其他人类冠状病毒。在干燥塑料表面最长可活 4 天，尿液中至少 1 天，腹泻患者粪便中至少 4 天以上。不耐热，低温条件下保存稳定性好。对乙醚、氯仿、甲醛和紫外线等敏感。

【流行病学】

1. **传染源**　患者是最重要的传染源。个别患者可造成数十人乃至上百人感染，被称为"超级传播者"。潜伏期传染性低或无传染性，康复后无传染性。

2. **传播途径**

（1）呼吸道传播：短距离的飞沫传播是主要传播途径，也可见于气溶胶传播。

（2）消化道传播：患者粪便中可检出病毒 RNA，所以，患者的粪便中的病毒污染了水源，可导致局部流行。

（3）接触传播：间接接触被病毒污染的物品亦可导致感染。

3. **人群易感性**　人群普遍易感，各年龄组人群均可发病，以青壮年居多，儿童和老年人较少见。患者家庭成员和接触患者的医务人员属于高危人群。

4. **流行特征**　SARS 有明显的家庭和医院聚集发病现象，主要流行于人口密集的大都市，农村地区甚少发病。

【发病机制与病理】

发病机制尚不清楚。目前认为主要与 SARS 病毒诱导机体免疫损伤有关。病毒在侵入机体后，早期可出现病毒血症，引起机体细胞免疫受损，出现异常免疫反应，造成肺部损害。

肺部的病理改变最为突出，双肺明显肿胀，镜下可见弥漫性肺泡病变，肺水肿及透明膜形成。

【临床表现】

潜伏期为 1～16 天，常为 3～5 天。典型病例分为三期：

1. 早期 一般为病初 1～7 天。起病急,通常以发热为首发症状,体温常超过 38℃,可伴有畏寒、乏力、头痛等中毒症状;3～7 天后出现干咳、少痰,偶有痰中带血丝,可有胸闷。

2. 进展期 病情多于 10～14 天达到高峰,感染中毒症状加重,并出现频繁干咳、气短或呼吸急促、呼吸困难,活动耐力下降,肺实变体征进一步加重,被迫卧床休息。

3. 恢复期 病程 2～3 周后,随着发热减退,其他症状体征也逐渐缓解,肺部炎症需在体温正常后 2 周左右才能完全吸收和恢复。

轻型患者临床症状轻,病程短。重型患者病情重,进展快,易出现 ARDS。儿童患者的病情较成人轻,孕妇在妊娠早期易导致流产,妊娠晚期孕妇的病死率增加。

【实验室检查】

1. 血常规 早期白细胞计数正常或降低,淋巴细胞计数绝对值常减少,并发细菌感染时,白细胞计数可升高。

2. 生化检查 多数患者出现肝功能异常,谷丙转氨酶(ALT)、乳酸脱氢酶(LDH)升高。

3. 血清学检查 检测血清中的 SARS-CoV 抗体。IgM 抗体发病 1 周出现,在急性期和恢复早期达高峰,3 个月后消失。IgG 抗体在起病后第 1 周检出率低或检测不到,第 2 周末检出率 80% 以上,第 3 周末 95% 以上,且效价持续升高。

4. 病原学检查

(1)分子生物学检测:使用 RT-PCR 检测患者呼吸道分泌物、血液、粪便等标本中的 SARS-CoV 的 RNA。

(2)分离培养病原体:将患者呼吸道分泌物、血液等标本接种到 Veno 细胞中进行培养,分离到病毒后用 RT-PCR 或免疫荧光法进行鉴定。

5. 影像学检查 SARS 患者的胸部 X 线检查多呈斑片状或网状改变;胸部 CT 检查可见局灶性实变,毛玻璃样改变最多见。

【诊断要点】

根据与 SARS 患者接触史、发病前 2 周内流行地区的旅居史等流行病学资料,结合症状与体征、实验室检查、胸部 X 线检查和抗菌药物治疗无明显效果等情况排除其他类似疾病后,可作出临床诊断。血清特异性抗体阳性可作为确诊依据,但阴性结果不能排除。

【治疗】

目前尚无特效治疗手段,以综合疗法、对症支持治疗为主。

1. 对症治疗 高热者可使用解热镇痛药、冰敷、酒精擦浴等物理降温。咳嗽、咳痰者给予镇咳、祛痰药。有心、肝、肾等器官功能损害,应给予相应的处理。气促明显、轻度低氧血症者应及早给予持续鼻导管吸氧。

2. 糖皮质激素的应用 对于有严重中毒症状、高热持续 3 天不退或重症患者,建议应用激素。儿童需慎用。

3. 抗感染治疗 合并细菌感染,根据临床情况选用适当的抗菌药物,如喹诺酮类、大环内酯类等。抗病毒治疗宜早,可试用蛋白酶类抑制剂类药物洛匹那韦及利托那韦等。

4. 重症病例的处理 严密动态观察病情,加强监护,及时给予呼吸支持,合理使用糖皮质激素,加强营养支持和器官功能保护,注意水电解质和酸碱平衡,预防和治疗继发感染,及时处理合并症。

【护理】

1. 一般护理

（1）隔离与休息：按甲类传染病处理，采取严密隔离措施，隔离至症状消失、体温正常后7天。患者不得离开病区，无陪护及探视。隔离房间通风良好，保持室内温度、湿度适宜。

（2）饮食护理：给予高热量、高蛋白、高维生素、易消化饮食。不能进食或进食不足者需静脉补充营养。

2. 病情观察　监测生命体征，注意有无头痛、乏力、肌肉酸痛等感染中毒症状。观察病情变化，在发病14天内病情处于进展期，要密切监测其体温、呼吸、有无呼吸道阻塞。定期复查胸片，间隔时间不宜超过3天。

3. 对症护理

（1）发热的护理：见第三章第一节中"发热的护理"。

（2）咳嗽、咳痰的护理：遵医嘱给予镇咳、祛痰药，痰液黏稠者予雾化吸入。

（3）呼吸困难的护理：出现发绀及气促时予持续鼻导管或面罩吸氧。

（4）急性呼吸窘迫综合征的护理：①收住负压重症监护病房，严密监测生命体征、出入液量、心电图及血糖变化；②及时给予呼吸支持，使用无创正压机械通气（NPPV），维持血氧饱和度＞95%，直到病情缓解；③若患者不能耐受NPPV或氧饱和度无法维持，及时进行有创正压通气治疗；④出现休克或多器官功能障碍（MODS），应及时给予相应的支持治疗。

4. 心理护理　患者隔离管理、对疾病预后未知，常出现焦虑、抑郁、烦躁及恐惧等心理。应及时与患者沟通，关心安慰患者，了解其需求，鼓励其积极配合治疗，树立战胜疾病的信心和勇气。

【预防】

做好社区综合性防控，养成良好的个人卫生习惯和社交礼仪，勤洗手、勤通风、戴口罩等，医务人员做好消毒隔离及个人防护，减少暴露，预防交叉感染。目前尚无效果肯定的预防药物可供选择。

（杨　平）

第十七节　发热伴血小板减少综合征

发热伴血小板减少综合征（severe fever with thrombocytopenia syndrome，SFTS）是由新型布尼亚病毒引起的新型出血热，临床以发热、血小板和白细胞减少、胃肠道不适为主要表现，同时伴有多器官损伤的传染性疾病。

【病原学】

新型布尼亚病毒是我国于2011年首次发现和命名的，属于布尼亚病毒科白岭病毒属，病毒为分节段的单股、负链RNA病毒。病毒颗粒呈球形，直径80～100nm，外有脂质包膜，表面有棘突。病毒对外界理化因素的抵抗力弱，不耐酸、易被热、乙醚、去氧胆酸钠和常用消毒剂及紫外线照射等迅速灭活。

【流行病学】

1. **传染源** 在 SFTS 流行地区,羊、牛、狗和鸡等动物的 SFTS 病毒感染率较高,但感染后不发病,引起的病毒血症滴度较低,且维持时间短,可能为扩散宿主。研究发现,患者的血液和血性分泌物具有传染性,有出血表现的患者可作为传染源造成感染。蜱被认为是 SFTS 病毒的主要传播媒介,长角血蜱为我国 SFTS 流行区的优势蜱种。

2. **传播途径**

(1)虫媒传播:目前认为 SFTS 病毒的主要传播途径为媒介传播。蜱虫叮咬为 SFTS 病毒传播的重要途径。

(2)接触传播:除蜱虫叮咬传播外,潜伏期和急性期患者血液或血性分泌物具有传染性,直接接触可导致感染。

3. **人群易感性** 人群普遍易感。在丘陵、山区、森林等地区从事生产生活的居民、劳动者以及赴该类地区旅游、户外活动的人群感染风险较高。中老年人好发,无性别差异。机体免疫力低以及存在基础性疾病为高发因素。

4. **流行特征** 本病全球分布,丘陵、山区等地区多见,流行季节为 3～11 月,发病高峰时间与当地气象条件及蜱分布密度有关,多出现在 5～7 月。

【发病机制与病理】

新型布尼亚病毒感染机体后能诱导机体立即产生炎症反应和免疫反应,介导免疫活性细胞及炎性因子对宿主细胞的攻击,特别是病毒进入机体后激活细胞免疫功能,引起"细胞因子风暴"。在清除病原体的同时,过激的免疫反应造成了组织损伤和严重的器官功能障碍。

【临床表现】

SFTS 临床过程分为 4 个阶段。

1. **潜伏期** 一般为 5～14 天,该期患者无明显的临床症状。

2. **发热期** 急性起病,主要临床表现为发热和非特异性症状,突然发热,体温多在 38℃以上,重者持续高热,可达 40℃以上,部分病例热程可长达 10 天以上。伴乏力明显食欲减退、恶心、呕吐等,部分病例有头痛、肌肉酸痛、腹泻等。查体常有颈部及腹股沟等浅表淋巴结肿大伴压痛、上腹部压痛及相对缓脉等非特异症状。

3. **多器官功能不全期** 患者转氨酶和心肌酶明显升高,可出现蛋白尿和血尿;严重中枢神经系统症状,包括淡漠、嗜睡、昏迷等意识障碍,肌肉抖动、抽搐以及其他神经系统症状;出血症状,包括皮肤瘀点、肺出血、柏油样便、弥散性血管内凝血、颅内出血、消化道出血等;肺部症状,如呼吸困难、呼吸衰竭、重症肺部感染等;少数重症患者可出现横纹肌溶解、血压下降等。

4. **恢复期** 进入恢复期后,所有的症状、体征和实验室检查指标逐渐恢复至正常。绝大多数患者预后良好,但老年患者、既往有基础疾病者、出现精神神经症状者、出血倾向明显者,低钠血症者等,预后较差。

【实验室检查】

1. **血常规** 白细胞计数下降,重症者可降至 1.0×10^9/L 以下。血小板降低,重症者可低于 30×10^9/L。

2. **生化检查** 可出现不同程度乳酸脱氢酶、肌酸激酶及谷草转氨酶、谷丙转氨酶等升高,尤以谷草转氨酶、肌酸激酶同工酶升高为主。

3. **尿常规** 半数以上病例出现蛋白尿(+～+++),少数病例出现尿潜血或血尿。

4. **病原学检查**

(1)检测特异性核酸:病毒核酸实时定量 PCR 检测是确诊 SFTS 的一种高度特异、敏感且快速的实验室方法。

(2)病毒分离:患者急性期血清标本经处理后,可分离到病毒,即可确诊。新型布尼亚病毒分离应在生物安全三级实验室进行。

【诊断要点】

依据流行病学史,流行季节在丘陵、林区、山地等工作、生活、旅游等,或发病前 2 周内有被蜱叮咬史,结合发热等临床表现且外周血小板和白细胞降低者可作出临床诊断。SFTS 病毒核酸检测阳性,或标本中分离到新型布尼亚病毒即可确诊。

【治疗】

本病尚无公认的特异性治疗手段。现常用治疗手段主要以对症支持治疗为主,辅以抗病毒和抗感染治疗。

1. **对症支持治疗** 患者应卧床休息,减少走动;高热者应给予物理降温,必要时进行药物降温;有明显出血或血小板明显减少者可输入血小板、血浆予以纠正;粒细胞数严重低下者,可采用粒细胞集落刺激因子治疗。基础治疗同时要特别注意对肝、肾等重要器官的保护,防止发生多器官功能衰竭。对合并有 DIC 患者,可早期使用肝素。病情较重者,还应注意保持水、电解质和酸碱平衡。

2. **抗病毒治疗** 广谱抗病毒药物包括利巴韦林、干扰素联合利巴韦林、法匹拉韦,对 SFTS 的临床疗效尚需进一步研究。继发或伴发细菌、真菌感染者,应选择敏感抗生素予以治疗。

3. **增强免疫力的治疗** 包括中和抗体血清、丙种球蛋白冲击治疗法等,其机制可能是通过增加机体非特异性 IgG 抗体从而达到阻断病毒复制的作用,起到中和毒素的效应。

【护理】

1. **一般护理**

(1)隔离与休息:采取接触隔离措施,严格限制人员的陪护和探视,患者应当卧床休息。

(2)饮食护理:给予流食或半流食,多饮水,不能进食或病情较重的患者,应当及时补充热量,保证水、电解质和酸碱平衡。

2. **病情观察** 做好入院查体。密切观察患者病情变化,加强巡视,持续监测患者的体温、脉搏、血压及氧饱和度,每隔 2～4 小时监测生命体征。重点观察患者热型特点和退热情况;对重症患者要加强监护,对患者的意识状况、出血体征、下肢水肿、肌张力、瞳孔反射、24 小时出入量、肝肾功、电解质等情况的观察也十分重要。

3. **出血护理** SFTS 最显著的临床表现是血小板计数的减少,部分患者会出现皮肤瘀点、瘀斑、牙龈出血、鼻腔出血、便血,严重者会出现颅内出血。需严密监测血压、脉搏的变化,留意观察患者皮肤、牙龈有无出血点,大便颜色,一旦发现出血要及时采取治疗措施。尽量减少静脉穿刺次数,拔针后需延长按压时间。口腔护理时动作要轻柔,以免损伤口腔黏膜,同时叮嘱患者切忌食用坚硬食物以免引起口腔黏膜和食管的出血。每次进食后用 5% 碳酸氢钠漱口,防止口腔感染。

4. **基础护理** 发热患者根据其体温选择物理或药物降温措施,严禁用乙醇或热水擦浴降温，容易诱发皮下出血；随着病情进展患者会出现血小板进行性下降，护理过程中严密观察有无出血征兆；做好皮肤护理，选用棉质衣物并及时更换，卧床者需定期翻身，注意观察肛周皮肤。

【预防】

对接触过患者血液、体液、血性分泌物或排泄物等且未采取适宜防护措施的接触者，应进行自停止接触后14天的医学观察，如出现发热等症状应立即进行诊治。加强个人防护、减少暴露部位，尤其在野外劳作或活动时，应尽量避免在蜱类主要栖息地如草地、树林等环境长时间坐卧；尽量穿长袖、浅色衣服，以便于查找有无蜱附着，并扎紧衣袖及裤管口；可使用驱虫剂如避蚊胺（推荐2岁以上年龄人群使用）或防蚊油喷涂皮肤，衣物和帐篷等露营装备用杀虫剂（氯菊酯、含避蚊胺的驱避剂等）浸泡或喷洒，减少蜱叮咬的机会。一旦发生蜱虫叮咬，禁止揉搓伤口，以免发生感染；拔除蜱虫时禁止挤压蜱虫，以免将蜱虫内容物挤压入体内引起感染；如已取出蜱虫，就医时须携带蜱虫标本。

（李自琼）

第十八节 腺病毒感染

腺病毒（adenovirus）是人类扁桃体和增殖腺组织中潜伏感染的致病因子，可导致呼吸道、胃肠道、泌尿道等部位出现相关疾病，如咽炎、肺炎、结膜炎、膀胱炎等。

【病原学】

腺病毒是一种无外壳的双链DNA病毒，核心由双股DNA及蛋白质组成，外有核壳，直径为80～110nm，属于腺病毒科，耐乙醚和氯仿等脂溶剂，耐酸，不耐热，可在56℃环境下存活30分钟，在100℃环境下存活2分钟。能感染人的腺病毒有A～G共7个组，目前已知有55个不同的血清型，其中最常见的致病型为1～8型。

【流行病学】

1. **传染源** 腺病毒患者和隐性感染者是最主要的传染源，这类人群的排泄物、分泌物具有传染性。

2. **传播途径** 腺病毒可通过飞沫传播、接触传播和经粪-口传播等途径从患者和隐性感染者传播给他人。

3. **人群易感性** 人群普遍易感，群居者容易发生群体性感染。感染腺病毒后可获得长期持续的同型特异性免疫力，一般不会复发。

4. **流行特征** 腺病毒主要感染儿童，大多无症状，成人感染少见。腺病毒的发病主要集中在冬春季节。

【发病机制与病理】

目前发病机制尚未完全阐明，认为与腺病毒本身以及诱发机体的炎症反应有关，其引起的肺部和全身炎症反应较重，可发展为多脏器功能衰竭。腺病毒和炎性介质可引起支气管和细支气管黏膜水肿、充血、坏死脱落、坏死物阻塞管腔；同时引起黏液分泌增加，阻塞管腔。支气管和细支气管周围以及管壁、肺泡壁、肺泡间隔和肺泡腔内有中性粒细胞、淋巴细胞等炎性细胞浸润。严重者可破坏弹力纤维、软骨和平滑肌，使气道失去正常结构。

【临床表现】

人感染腺病毒后有 3～8 天的潜伏期，部分患者为隐性感染，无明显临床症状，仅流行病学调查时被发现，但传染性最强。发病急性期可出现较为明显的症状。但依照不同血清型腺病毒感染部位的不同，发病急性期表现有所差异。

1. **急性上呼吸道感染** 病程一般 1～14 天，平均 5～7 天，呈自限性，是腺病毒感染的主要表现形式。多数以急性发热起病，轻者低热，高者可达 41℃。患者同时有咳嗽、咳痰，出现不同程度咽部不适、咽痛、乏力、恶心、食欲减退；少数有头痛、头晕，个别患者出现腹泻。部分患者有不同程度扁桃体肿大，表面可见点片状灰白色分泌物，双侧颈部淋巴结表现为绿豆至黄豆大。

2. **肺部感染** 20%～40% 的患者可发展为腺病毒肺炎，多数患者持续高热，咳嗽加重，咽部症状明显，同时可伴呼吸急促、胸闷；少数患者有中等程度发热、咳嗽，无明显胸闷、憋气等症状；极少部分患者无发热，仅有咳嗽、咽痛、咽部充血等症状。

3. **急性结膜感染** 病程一般为 2～4 周，患者眼部病变严重，可出现眼红、眼睛干痒等表现，从急性结膜炎开始，扩散至耳前淋巴结，随后发生角膜炎，严重者可引起视力障碍和持久的视力损伤，但此类型的发病率较低。

4. **胃肠感染** 病程为 4～8 天，多呈自限性，粪便排毒时间约 1 周，主要表现为腹泻，呈水样便或稀便，少数可排出黏液，常伴呕吐，部分患者有呼吸道症状，少数患者出现发热，个别重度失水者可致死亡。

5. **尿道炎或膀胱感染** 部分腺病毒能引起儿童急性出血性膀胱炎和男性尿道炎，患者可出现血尿表现。

【实验室检查】

1. **血常规** 白细胞总数正常或偏低。

2. **血清学检查** 采用 ELISA 法、免疫荧光试验和抗体中和试验检测血清腺病毒特异性抗体。急性期血清腺病毒特异性 IgM 抗体阳性，急性期与恢复期双份血清腺病毒特异性 IgG 抗体呈 4 倍以上升高，具有诊断意义。

3. **病原学检查**

（1）核酸检测：急性期患者采取咽拭子标本，应用巢式实时定量 PCR 法检测，腺病毒特异性核酸呈阳性，则说明存在腺病毒感染。

（2）病毒分离：用电镜从患者咽拭子、痰、尿、粪便等标本中分离出腺病毒。

【诊断要点】

具有呼吸道感染临床表现，并在发病前 8 天内与人腺病毒确诊病例有密切接触史的病例，可作出临床诊断。确诊有赖于血清学检查或病原学检查。

【治疗】

腺病毒感染属于自限性疾病，大部分患者可以自愈，部分患者出现症状后积极治疗也可治愈。目前暂无明确针对腺病毒感染的特效治疗，临床上以对症支持、提高机体免疫力和针对并发症的治疗为主，包括卧床休息，注意维持水、电解质平衡，可使用药物缩短病程、减轻症状，如使用利巴韦林静脉滴注、干扰素喷鼻剂喷鼻腔；对短期内进展迅速患者，使用甲泼尼龙等糖皮质激素治疗；合并细菌感染者，根据病原可使用阿奇霉素或三代头孢菌素等抗菌药物。

【护理】

1. 一般护理

（1）隔离与休息：采取飞沫隔离和接触隔离措施。患者症状明显者应卧床休息，待症状好转，可逐渐增加活动量。

（2）饮食护理：加强营养、合理膳食，补充高蛋白、高维生素饮食。

2. 病情观察　监测生命体征，观察有无发热、咳嗽、咳痰、咽部充血、咽痛、眼痛、眼部干涩、腹泻、呕吐等症状，发现异常及时报告医生进行治疗处理，若持续高热、呼吸困难、胸闷、心率增加等需警惕，防止休克、呼吸衰竭、弥散性血管内凝血等病变出现。

3. 对症护理　咽部不适或咽痛时可用温盐水漱口，咽部分泌物增多时，可用温生理盐水冲洗 2～3 次 /d，患者畏光时，应降低室内亮度或戴眼罩。

【预防】

暂无效果明确、可广泛接种的腺病毒疫苗。预防手段主要包括勤洗手，室内通风，避免用不洁净的手触摸眼、鼻、口，避免与患者密切接触。

（杨红丽）

165

第十一章　细菌性传染病的护理

学习目标

1. 掌握细菌性传染病的相关概念与临床表现。
2. 熟悉常见细菌性传染病的流行病学与治疗原则。
3. 了解常见细菌性传染病的实验室检查与诊断要点。
4. 具有细菌性传染病的护理理论知识和操作技能。

第一节　霍　乱

霍乱（cholera）是由霍乱弧菌引起的烈性肠道传染病，发病急，传播快，属国际检疫传染病和我国法定甲类传染病。典型临床表现为：急性起病，剧烈的腹泻、呕吐，以及由此引起的脱水、肌肉痉挛，严重者导致周围循环衰竭和急性肾衰竭。

【病原学】

霍乱弧菌革兰氏染色阴性，是呈弧形或逗点状的杆菌。WHO腹泻控制中心根据霍乱弧菌的菌体（O）抗原特异性、生化性状、致病性等不同分为三群：O1群霍乱弧菌、非O1群霍乱弧菌、O139群霍乱弧菌。霍乱弧菌的致病力包括鞭毛运动、黏蛋白溶解酶、黏附素、霍乱肠毒素、内毒素、弧菌的代谢产物以及其他毒素。

霍乱弧菌对加热、干燥、酸性环境和消毒剂均敏感。干燥2小时或55℃加热10分钟即可死亡，煮沸后立即被杀死。霍乱弧菌在胃酸中仅存活5分钟，在加有氯的自来水中可生存15分钟。在河水、海水和井水中能生存1～3周，在鱼虾或贝类食物中可生存1～2周。

【流行病学特征】

1. 传染源　患者和带菌者是主要传染源，其中轻型和隐性感染者不易确诊，因而成为重要传染源。

2. 传播途径　通过消化道传播。患者及带菌者的粪便或排泄物污染水源或食物后引起霍乱暴发流行。霍乱弧菌能通过污染鱼、虾等水产品引起传播。日常生活接触和苍蝇也起传播作用。

3. 人群易感性　人群普遍易感，本病隐性感染较多。病后可获得一定免疫力，亦可再次感染。

4. 流行特征　在我国霍乱流行季节为夏、秋季，高峰期在7～10月。流行地区主要是沿海一带省份为多。

【发病机制与病理】

人体食入霍乱弧菌后是否发病，主要取决于机体的免疫力、食入弧菌的数量和致病力。霍乱肠毒素是引起霍乱症状的主要物质。刺激肠黏膜隐窝细胞过度分泌水、氯化物及碳酸氢盐，同时抑制肠绒毛细胞对电解质的正常吸收，以致出现大量水分和电解质聚集在肠腔，形成本病特征性的剧烈水样腹泻。

霍乱肠毒素还能促使肠黏膜杯状细胞分泌黏液增多，使腹泻水样便中含大量黏液。此外，腹泻导致的失水，使胆汁分泌减少，因而腹泻出的粪便可呈"米泔水"样。

【临床表现】

潜伏期1～3天（数小时～5天）。典型病例病程分为以下三期：

1. 泻吐期

（1）腹泻：表现为无痛性剧烈腹泻，无里急后重感，无发热。大便量多，每次可超过1 000ml，起初粪便含粪质，后为黄色水样便或"米泔水"样便，有肠道出血者排出洗肉水样便，无粪臭。排便次数多，每天可达数十次，甚至排便失禁。

（2）呕吐：一般发生在腹泻后，多为喷射状，少有恶心。呕吐物初为胃内食物，后为水样，重者可呕吐"米泔水"样液体。轻者可无呕吐。

2. 脱水期 频繁的腹泻和呕吐使患者迅速出现脱水、电解质紊乱和代谢性酸中毒，严重者出现循环衰竭和急性肾衰竭。此期一般持续数小时至2～3天。循环衰竭和肾衰竭是霍乱患者死亡最主要原因。

（1）脱水：轻度脱水可见皮肤黏膜稍干燥，皮肤弹性略差。中度脱水可见皮肤弹性差、眼窝凹陷、声音轻度嘶哑、血压下降及尿量减少。重度脱水出现皮肤干皱、无弹性，声音嘶哑，可见"霍乱面容"——眼眶下陷、两颊深凹、神志淡漠或不清，患者极度无力，尿量明显减少。

（2）肌肉痉挛：吐泻使钠盐大量丧失，低钠可引起腓肠肌和腹直肌痉挛，表现为痉挛部位的疼痛和肌肉呈强直状态。

（3）低血：频繁的腹泻、呕吐使钾大量丢失，表现为肌张力减低、腱反射消失、心律失常、心电图出现异常等。

（4）尿毒症及酸中毒：表现为呼吸增快，严重者除出现深大呼吸，有时出现意识障碍，如嗜睡、感觉迟钝甚至昏迷。

（5）循环衰竭：由严重失水所致的低血容量性休克。出现四肢厥冷、脉搏细速，血压下降。继而由于脑部供血不足，脑缺氧而出现意识障碍。

3. 恢复期或反应期 症状逐渐消失，体温、脉搏、血压恢复正常。少数患者可有反应性低热，一般持续1～3天后自行消退。

【实验室检查】

1. 一般检查

（1）血常规：脱水患者可表现为红细胞和白细胞计数均升高。

（2）生化检查：可有尿素、肌酐升高，碳酸氢离子下降。电解质可受治疗因素影响，治疗前由于细胞内钾离子外移，血清钾可在正常范围，当酸中毒纠正后，钾离子移入细胞内而出现低钾血症。

（3）尿常规：可有少量蛋白，镜检有少许红细胞、白细胞和管型。

（4）粪便常规：可见黏液和少许红细胞、白细胞。

2. 病原学检查

（1）粪便涂片：显微镜下可见革兰氏染色阴性的弧菌，呈"鱼群"样排列。

（2）动力试验和制动试验：将新鲜粪便做悬滴或暗视野显微镜检，可见穿梭状运动的弧菌，即为动力试验阳性。

（3）增菌培养：所有怀疑霍乱患者的粪便，除作显微镜检外，均应进行增菌后分离培养。粪便留取应在使用抗菌药物之前，并尽快送到实验室做培养。

（4）快速抗原检测：目前使用较多的是霍乱弧菌胶体金快速检测法，此类方法的检出限为 10^5 个菌 /ml。

（5）检测特异性核酸：通过 PCR 方法识别霍乱弧菌毒素基因来诊断霍乱。

3. 血清学检查 霍乱弧菌感染后，能产生抗菌抗体和抗肠毒素抗体。抗菌抗体中的抗凝集素抗体一般在发病第 5 天出现，病程 8～21 天达高峰。血清学检查主要用于流行病学的追溯诊断和粪便培养阴性的可疑患者的诊断。

【诊断要点】

霍乱流行地区、流行季节，任何有腹泻和呕吐的患者均应疑及霍乱可能，因此，均需做排除霍乱的粪便细菌学检查。具有下列之一者，可诊断为霍乱：①有腹泻症状，粪便培养霍乱弧菌阳性；②霍乱流行期间，在疫区内发现典型的霍乱腹泻和呕吐症状，并迅速出现严重脱水、循环衰竭和肌肉痉挛者；③疫源检索中发现粪便培养阳性前 5 天内，有腹泻症状者，可诊断为轻型霍乱。

【治疗原则】

治疗关键是及时足量的补液，纠正脱水、酸中毒及电解质失衡，辅以抗菌和对症治疗。

1. 补液疗法

（1）口服补液：是治疗轻度脱水的主要方法，对中、重型脱水患者，或呕吐剧烈不能口服的患者，先进行静脉补液，待病情稳定、脱水减轻，呕吐停止后尽快开始口服补液治疗。

（2）静脉输液：原则是早期、快速、足量，先盐后糖，先快后慢，纠酸补钙，见尿补钾。适用于重度脱水，不能口服的中度及极少数轻度脱水的患者。静脉补液种类目前国内常选择 5:4:1 溶液（每 1 000ml 溶液中含氯化钠 5g，碳酸氢钠 4g，氯化钾 1g，加 50% 葡萄糖注射液 20ml；或 0.9% 氯化钠溶液 550ml，1.4% 碳酸氢钠 300ml，10% 氯化钾 10ml 加 10% 葡萄糖注射液 140ml 的比例配制），2:1 溶液（2 份 0.9% 氯化钠溶液，1 份 1.4% 碳酸氢钠溶液）及林格乳酸钠溶液等。补液量根据失水程度决定。

2. 抗菌治疗 目的是缩短病程、减少腹泻次数和迅速中清除病原菌，仅作为液体疗法的辅助治疗。常用药物有环丙沙星、诺氟沙星、多西环素、复方磺胺甲噁唑等。

3. 对症治疗 重症患者补足液体后，血压仍较低者，可加用肾上腺皮质激素及血管活性药物。出现急性肺水肿、心力衰竭、严重低钾血症者应对症处理。对急性肾功能衰竭者应纠正酸中毒及电解质紊乱。

【护理】

1. 一般护理

隔离与休息：按甲类传染病进行隔离，及时上报疫情。确诊患者和疑似患者应分别隔离，患者症状消失后，隔天粪便培养一次，连续两次粪便培养阴性方可解除隔离。建立健全肠道门诊，对患者做好流行病学调查，患者排泄物应彻底消毒。急性期患者腹泻频繁，应卧床休息,严重脱水者协助其床边排便,减少患者往返如厕对体力的消耗,避免跌倒等不良事件发生。

2. **病情观察** 观察生命体征和神志变化,观察记录呕吐物及排泄物颜色、性质、量、次数,严格记录24小时出入量。根据皮肤黏膜弹性、尿量等判断脱水程度。

3. **对症护理**

(1)腹泻护理:护理措施详见第三章第一节中"腹泻的护理"。

(2)补液治疗护理:迅速建立静脉通路,根据脱水程度和病情轻重确定输液量和速度,制订周密的输液计划,及时准确输入液体。

(3)肌肉痉挛的护理:局部用热敷、按摩等方法解除痉挛;严重者遵医嘱给予解痉镇痛药。

4. **健康指导** 给患者讲解隔离的必要性,认真倾听患者的诉求,解除心理压力。讲解霍乱的相关知识,如病因、流行病学的特点、治疗、预防和预后等知识,帮助患者树立战胜疾病的信心和勇气。

【预防】

对接触者应严密医学观察5天,留粪便培养并服药预防。加强饮水、食品、粪便的管理和灭蝇工作,建立良好的卫生设施。养成良好的卫生习惯,不饮生水、不食生冷或变质食物,饭前便后要洗手。

接种霍乱口服疫苗是预防霍乱流行的重要措施之一,包括灭活口服疫苗和减毒口服活疫苗。

(王 微)

第二节 伤寒与副伤寒

伤寒(typhoid fever)是由伤寒杆菌引起的急性肠道传染病。典型临床表现为持续发热、表情淡漠、相对缓脉、玫瑰疹、肝脾大和白细胞减少等,一般起病比较急,且呕吐和腹泻等胃肠症状明显,热型不规则,可出现肠出血、肠穿孔等严重并发症。副伤寒(paratyphoid fever)是副伤寒甲、乙、丙杆菌引起的一组细菌性传染病。

【病原学】

伤寒杆菌属于沙门菌属中的D组,革兰氏染色阴性,呈短杆状,长1~3.5μm,宽0.5~0.8μm,有鞭毛,能活动,不产生芽孢,无荚膜。伤寒杆菌的菌体抗原("O"抗原)、鞭毛抗原("H"抗原)和表面抗原("Vi"抗原)能使人体产生相应的抗体。伤寒沙门菌在自然界中生命力强,水中可存活2~3周,粪便中可存活1~2个月。对光、热、干燥及化学消毒剂的抵抗力差,加热至60℃后15分钟或加热至100℃后立即死亡。

【流行病学】

1. **传染源** 带菌者或伤寒患者为伤寒的唯一传染源。带菌者有以下几种:①潜伏期带菌者,伤寒患者在潜伏期末即可从粪便排菌;②暂时带菌者,患者以发病2~4周排菌量最多,传染性最强,至恢复期或病愈后排菌停止;③慢性带菌者,患者恢复期排菌超过 3 个月以上者。

2. 传播途径 通过粪 - 口途径传播。水源被污染是本病最重要的传播途径,常可引起暴发流行。食物被污染是传播伤寒的主要途径,可引起食物型的暴发流行。日常生活密切接触、苍蝇和蟑螂等媒介可机械性携带伤寒沙门菌引起散发流行。

3. 人群易感性 未患过伤寒和未接种过伤寒菌苗的个体均属易感人群,发病以学龄期儿童和青年多见。伤寒发病后可获得较稳固的免疫力,伤寒和副伤寒之间没有交叉免疫。

4. 流行特征 伤寒主要在饮水卫生条件较差的地区暴发或流行,可发生于任何季节,以夏秋季多见。

【发病机制与病理】

伤寒杆菌进入人体后是否发病取决于细菌的数量、毒力及机体免疫力。进入消化道后,未被胃酸杀灭的细菌进入小肠,部分被吞噬细胞吞噬,部分经淋巴管进入肠道淋巴组织及肠系膜淋巴结繁殖,由胸导管进入血流,引起第一次菌血症,进入潜伏期。细菌随血流进入肝、脾、胆囊等组织器官中大量繁殖,再次进入血流,引起第二次菌血症,释放内毒素,产生症状,进入初期。随着内毒素增多,症状逐渐加重,部分细菌随粪便排出,部分再度侵入肠壁产生严重的炎症反应,导致局部坏死、脱落。

【临床表现】

潜伏期长短与伤寒杆菌的感染量以及机体的免疫状态有关,波动范围为 3~60 天,通常为 7~14 天。

1. 典型伤寒 临床经过分为四期。

(1)初期:病程的第 1 周,起病缓慢,早期症状是发热,可伴有畏寒;热度呈阶梯形上升,在 3~7 天后逐步到达高峰,可达 39~40℃。

(2)极期:病程的第 2~3 周,出现伤寒特征性的临床表现。

1)持续发热:体温上升到达高热以后,多呈稽留热型。如果没有进行有效的抗菌治疗,热程可持续 2 周以上。

2)神经系统中毒症状:表情淡漠、呆滞、反应迟钝、耳鸣、重听或听力下降,严重者可出现谵妄、颈项强直,甚至昏迷。儿童可出现抽搐。

3)相对缓脉:成年人常见。

4)玫瑰疹:大约一半以上的患者在病程 7~14 天可出现淡红色的小斑丘疹,称为玫瑰疹(rose spots)。直径 2~4mm,压之退色,多在 10 个以下,主要分布在胸腹及肩背部,一般在 2~4 天内变暗淡、消失,可分批出现。有时可变成压之不退色的小出血点。

5)消化系统症状:便秘患者可出现右下腹或弥漫性腹部隐痛。

6)肝脾大:大多数患者有轻度的肝脾大。

(3)缓解期:病程的第 4 周。体温逐渐下降,症状逐渐减轻,但也有可能出现肠出血等并发症。

(4)恢复期:病程的第 5 周。体温恢复正常,神经、消化系统症状消失,肝脾恢复正常。

2. 复发和再燃 由潜伏在体内的病菌再度繁殖侵入血流所致,少数患者热退后 1~3 周,临床症状再现,称为复发。部分缓解期患者,体温下降还未恢复正常时,又重新上升,持续 5~7 天后退热,称为再燃,可能与菌血症尚未被完全控制有关。

3. 并发症　肠出血为最常见并发症,肠穿孔为最严重并发症,均发生于病程第 2~3 周。常有饮食不当、活动过多、腹泻及排便用力等诱因。其他还可发生中毒性肝炎、中毒性心肌炎、肺部感染、溶血性尿毒综合征等。

副伤寒甲、乙潜伏期 2~15 天,一般 8~10 天,临床表现与伤寒相似,但病情更轻、病程较短。副伤寒丙的临床表现较为特殊,可表现为轻型伤寒、急性胃肠炎或脓毒血症,出现迁徙性化脓病灶时,病程延长,以肺部、骨骼及关节等部位的局限性化脓灶为常见,肠出血、肠穿孔少见。局部化脓病灶抽脓可检出副伤寒丙杆菌。

【实验室检查】

1. 血常规　白细胞计数减少一般为$(3\sim5)\times10^9/L$,中性粒细胞减少,嗜酸性粒细胞减少或消失,随病情好转逐渐恢复,复发时再度减少或消失。

2. 尿常规　中轻度蛋白尿或少量管型。

3. 大便常规　腹泻者便常规可见少量白细胞,并发肠出血时粪便隐血试验阳性。

4. 病原学检查　血培养为最常见确诊方法,病程第 1~2 周阳性率可达 90%,后逐渐下降,再燃和复发时再度阳性。骨髓培养阳性率高,阳性持续时间长,适用于已抗菌治疗、血培养阴性患者。粪便培养、尿培养早期诊断价值不高。十二指肠引流液和玫瑰疹刮取液培养亦可获得伤寒杆菌,但不作为常规检查。

5. 血清学检查

(1) 肥达试验:又称伤寒血清凝集反应,该试验应用"O"抗原和"H"抗原,通过凝集反应监测患者血清中相应抗体的凝集效价。当"O"抗体效价≥1:80、"H"抗体≥1:160,有辅助诊断价值。恢复期血清中特异性抗体效价较急性期血清特异性抗体效价增高 4 倍以上,有助于确定诊断。

(2) 其他:可用酶联免疫吸附试验(ELISA)、间接血凝试验(IHA)等,主要检测伤寒杆菌 IgM、IgG 等。

【诊断要点】

根据当地的伤寒疫情,伤寒患者接触史,以及夏秋季发病等流行病学资料,特征性临床表现,如持续发热 1 周以上,伴全身中毒症状,胃肠道症状以及相对缓脉、玫瑰疹和肝脾大等体征可作出临床诊断,如并发肠穿孔或肠出血对诊断更有帮助。血和骨髓细菌培养阳性有确诊意义。

【治疗】

1. 病原治疗　第三代喹诺酮类药物是目前治疗伤寒的首选药物,具有抗菌谱广、杀菌作用强、细菌对其产生突变耐药的发生率低、体内分布广、组织体液中药物浓度高以及口服制剂使用方便等优点。但因其影响骨骼发育,孕妇、儿童、哺乳期妇女慎用。第三代头孢菌素在体外有强大的抗伤寒杆菌作用,临床应用效果良好。

2. 并发症治疗

(1) 肠出血:禁食,绝对卧床休息,注射镇静药及止血药。大出血者酌情多次输新鲜血,注意水、电解质平衡;内科治疗无效时,应考虑手术处理。

(2) 肠穿孔:禁食,胃肠减压,应用抗菌药物,尽快手术治疗。

副伤寒甲、乙、丙的治疗与伤寒相同,当副伤寒丙出现脓肿形成时,应进行外科手术排脓,同时加强抗菌治疗。

【护理】

1. 一般护理

（1）隔离与休息：执行接触隔离措施，症状消失后 5 天和 10 天各做尿、粪便培养，连续 2 次阴性才能解除隔离。患者的排泄物、呕吐物需严格消毒处理。发热期患者绝对卧床休息至退热后 1 周，以减少消耗，避免肠道并发症的发生。

（2）饮食护理：①初期给予高蛋白、高维生素、营养丰富、清淡、易消化软食。②极期给予营养丰富、清淡的流质饮食，少量多餐，避免过饱。③缓解期给予易消化的高热量、高蛋白、高维生素、少渣或无渣的流质或半流质饮食，避免刺激性和产气的食物，观察进食后胃肠道反应。④恢复期可由流质、半流质少渣饮食逐渐恢复至正常，但仍应节制饮食。

2. 病情观察

（1）生命体征：严密监测患者的生命体征，观察体温的升降特点，判断热型变化，注意观察体温下降后是否有再度升高的情况，及时识别再燃、复发等导致的体温再次上升。

（2）消化道症状：评估患者有无腹痛、腹胀、腹泻、便秘等症状出现。注意观察粪便颜色、性状、量及粪便隐血试验。

（3）并发症：及早识别肠道并发症的征象，血压下降、脉搏增快、出冷汗、肠蠕动增快、便血提示肠出血征兆；突发右下腹剧痛、腹肌紧张，伴有恶心、呕吐、面色苍白、体温和血压下降等提示肠穿孔的可能，应立即报告医生并配合处理。

3. 对症护理

（1）发热的护理：给予冰帽、冰袋冷敷头部，温水擦浴等物理降温。擦浴时避免在腹部加压用力，以免引起肠道并发症；有皮疹者禁忌乙醇擦浴；避免选用大剂量退热药。鼓励患者少量、多次饮水，保证液体摄入量。

（2）腹胀的护理：调节饮食，减少或停止易产气食物的摄入；使用松节油腹部热敷、肛管排气，但禁用新斯的明，以免引起剧烈肠蠕动，诱发肠道并发症。

（3）腹泻的护理：注意评估腹泻次数，粪便的颜色、性状、量，持续时间，有无便血，注意检查大便隐血。遵医嘱补液，监测水、电解质、酸碱平衡状况。注意排泄物的处理。

（4）便秘的护理：嘱便秘患者在排便时切忌过分用力，必要时用生理盐水 200～300ml 低压灌肠，忌用泻药。由于便秘可引起患者腹胀，缓解腹胀除调节饮食外，如减少或停止易产气食物的摄入，还可用松节油腹部热敷、肛管排气。

4. 潜在并发症的护理　①避免诱因，常见诱因包括病程中过早、过多下床活动或随意用力起床、饮食不当、用力排便、腹胀、腹泻、治疗性灌肠或用药不当等。②密切监测生命体征，及早识别肠道并发症的征象。③肠出血患者应绝对卧床休息，保持安静，必要时给镇静药。出血时禁食，给予止血药物，严禁灌肠治疗。

【预防】

慢性携带者应调离饮食业，并给予治疗，接触者医学观察 15 天。做好水源管理、饮食管理、粪便管理和消灭苍蝇等卫生工作。要避免饮用生水，避免进食未煮熟的肉类食品，进食水果前应洗净或削皮。

对易感人群进行伤寒和副伤寒甲、乙三联菌苗预防接种，皮下注射 3 次，间隔 7～10 天，每年可加强一次。

（赵　霞）

第三节　细菌性痢疾

细菌性痢疾（bacillary dysentery）简称菌痢，是由志贺菌属（也称痢疾杆菌）引起的肠道传染病。其主要病理变化为直肠、乙状结肠的炎症与溃疡，主要表现为腹痛、腹泻、里急后重和黏液脓血便等，可伴有发热及全身毒血症状，严重者可有感染性休克和/或中毒性脑病。

【病原学】

志贺菌也称痢疾杆菌，革兰氏阴性杆菌，兼性厌氧，但最适于需氧生长。志贺菌抵抗力弱，60℃加热10分钟可被杀死，对酸和一般消毒剂敏感。

【流行病学】

1. 传染源　主要为急性、慢性患者及带菌者。而非典型患者、慢性患者及带菌者由于症状不典型而容易误诊或漏诊，易被忽略，流行病学意义更大。

2. 传播途径　主要经消化道传播。志贺菌通过污染食物、水、生活用品，经口传播，亦可通过苍蝇污染食物而传播。健康人的手接触痢疾杆菌，亦可导致经口感染。

3. 易感人群　人群普遍易感。病后可获得一定的免疫力，但短暂且不稳定，且不同菌群、血清型之间多无交叉保护性免疫，故易复发和重复感染。

4. 流行特征　菌痢主要集中在温带和亚热带地区，多见于卫生条件差的区域。我国各地区全年均有发生，但夏秋季多发。

【发病机制与病理】

志贺菌进入消化道，少量未被杀死的细菌黏附并侵入乙状结肠与直肠黏膜上皮细胞和固有层中繁殖，导致肠黏膜炎症、坏死及溃疡。由黏液、细胞碎屑、中性粒细胞，渗出液和血形成黏液脓血便。由于病变部位有大量吞噬细胞，而志贺菌易被吞噬细胞所吞噬，因而细菌很少侵入黏膜下层，故本菌一般不侵入血流引起菌血症或败血症。

【临床表现】

潜伏期为数小时至7天，多数为1~2天。根据病程长短和轻重分为急性菌痢和慢性菌痢。

1. 急性菌痢　根据毒血症状及肠道症状轻重分为4型。

（1）普通型（典型）：起病急，畏寒、寒战继而出现高热，体温可高达39℃，伴头痛、乏力、食欲减退，并出现腹痛、腹泻，多先为稀水样便，1~2天后转为黏液脓血便，每天10余次至数十次，量少，里急后重明显。常有左下腹压痛及肠鸣音增强。自然病程为1~2周，多数可自行恢复，少数转为慢性。

（2）轻型（非典型）：全身毒血症状轻微，不发热或低热。肠道症状较轻，排便次数较少，每天10次以内，粪便糊状或稀便，病程为7天，可自愈，少数亦可转为慢性。

（3）重型：急起发热，腹泻每天30次以上，为稀水脓血便，可排出片状假膜，甚至大便失禁，腹痛、里急后重明显。

（4）中毒性菌痢：多见 2～7 岁儿童，成人偶尔发生。根据其主要临床表现，可分为以下 3 型：

1）休克型（周围循环衰竭型）：较多见，以感染性休克为主要表现。

2）脑型（呼吸衰竭型）：以中枢神经系统症状为主要表现。表现为脑水肿、颅内压增高，甚至脑疝，患者出现剧烈头痛、呕吐，烦躁、惊厥、昏迷、瞳孔大小不等、对光反应迟钝或消失等，严重者可出现中枢性呼吸衰竭。此型较为严重，病死率高。

3）混合型：此型兼有以上两型的表现，病情最为凶险，病死率 90% 以上。该型会出现循环系统、呼吸系统及中枢神经系统等多脏器功能损害及衰竭。

2. 慢性菌痢　病程反复发作或迁延不愈达 2 个月以上，即为慢性菌痢。根据临床表现可以分为 3 型。

（1）急性发作型：有菌痢病史，常因进食生冷食物或受凉、过度劳累等因素诱发急性发作，出现急性菌痢表现，但发热等全身毒血症状常不明显。

（2）慢性迁延型：最为多见。急性菌痢发作后，迁延不愈，长期有腹痛、腹泻或腹泻与便秘交替、稀黏液便或脓血便的表现。

（3）慢性隐匿型：较少见。有急性痢疾史，而无明显临床症状。粪便培养可检出志贺菌，结肠镜检查可发现肠黏膜有炎症或溃疡等病变。

【实验室检查】

1. 血常规　急性期外周血白细胞数可轻度至中度增高，以中性粒细胞升高为主。慢性菌痢可有贫血表现。

2. 大便常规　粪便检查外观多为黏液脓血便，镜检可见白细胞（≥15 个 / 高倍视野）、脓细胞和少数红细胞，如有吞噬细胞有助于诊断。

3. 病原学检查

（1）细菌培养：粪便培养出痢疾杆菌为确诊依据。发病早期、在抗菌治疗前，连续多次采新鲜粪便的脓血部分可提高培养阳性率。

（2）特异性核酸检测：采用核酸杂交或聚合酶链反应可直接检测出粪便中的痢疾杆菌核酸。

【诊断要点】

根据当地菌痢流行情况，夏秋多发季节，曾有进食不洁食物史，结合典型临床表现，如有发热、腹痛、腹泻、黏液脓血便，里急后重等症状及大便常规可作出临床诊断，确诊依赖于粪便中培养出痢疾杆菌。

【治疗】

治疗原则为病原治疗的同时配合对症治疗，积极防治各种并发症。

1. 病原治疗

（1）急性菌痢：自抗生素广泛应用以来，志贺菌呈多重耐药。故用药时应参考药物敏感试验，选择易被肠道吸收的口服药物，病情重或口服吸收不良时，加用肌内注射或静脉滴注抗生素。喹诺酮类药物抗菌谱广，对耐药菌株亦有较好的疗效，是目前成人菌痢首选用药。常用诺氟沙星，亦可选用环丙沙星、氧氟沙星。小檗碱（黄连素）因其有减少肠道分泌的作用，故可与抗生素同时使用。头孢曲松可应用于任何年龄组，同时对多重耐药菌株有效。

（2）慢性菌痢：根据药敏试验结果选择有效抗菌药物，可联合应用 2 种不同类型的抗菌药物,亦可行药物保留灌肠疗法,并在灌肠液内加用少量糖皮质激素,以此提高疗效。

（3）中毒性菌痢:选用环丙沙星、氧氟沙星等喹诺酮类或三代头孢菌素类抗生素进行静脉滴注,病情好转后改为口服。

2. 对症治疗

（1）急、慢性菌:高热者可用退热药及物理降温,腹痛剧烈者可用解痉药如阿托品、颠茄合剂。毒血症状严重者,可酌情小剂量应用糖皮质激素。出现肠道菌群失调者,可用微生态制剂如乳酸菌或双歧杆菌制剂。

（2）中毒性菌痢:①降温、镇静,如高热伴反复惊厥者,可用亚冬眠疗法,争取短时间内使体温降至36～37℃;②休克型患者应积极抗休克治疗;③脑型患者应脱水治疗,防治呼吸衰竭。

【护理】

1. 一般护理

（1）隔离与休息:执行消化道隔离措施,患者的排泄物、呕吐物须严格消毒处理。发热期患者绝对卧床休息至退热后1周,以减少消耗,避免肠道并发症的发生。

（2）饮食护理:①初期给予高蛋白、高维生素、营养丰富、清淡、易消化软食。②极期给予营养丰富、清淡的流质饮食,少量多餐,避免过饱。③缓解期给予易消化的高热量、高蛋白、高维生素、少渣或无渣的流质或半流质饮食,避免刺激性和产气的食物,观察进食后胃肠道反应。④恢复期可由流质、半流质少渣饮食逐渐恢复至正常,但仍应节制饮食。

2. 病情观察

（1）生命体征:严密监测患者的生命体征,观察体温的升降特点,判断热型变化,注意观察体温下降后是否有再度升高的情况。

（2）消化道症状:评估患者有无腹痛、腹胀、腹泻、便秘等症状出现。注意观察粪便颜色、性状、量及粪便隐血情况。

（3）并发症:及早识别肠出血、肠穿孔等肠道并发症的征象,如血压下降、脉搏增快、出冷汗、肠蠕动增快、便血提示肠出血征兆;突发右下腹剧痛、腹肌紧张,伴有恶心、呕吐、面色苍白、体温和血压下降等提示肠穿孔可能,应立即报告医生并配合处理。

3. 对症护理

（1）高热的护理:见第三章第一节中"发热的护理"。擦浴时避免在腹部加压用力,以免引起肠道并发症。

（2）腹胀的护理:调节饮食,减少易产气食物的摄入;可热敷腹部、肛管排气,但禁用新斯的明,以免引起剧烈肠蠕动,诱发肠道并发症。

（3）便秘的护理:切忌过度用力排便,必要时可用开塞露或生理盐水低压灌肠,禁用泻药。

（4）腹泻的护理:评估腹泻次数,粪便的颜色、性状、量及持续时间等。遵医嘱补液,监测水、电解质、酸碱平衡状况。

4. 健康指导　向患者及家属说明及时隔离、治疗的重要性,遵医嘱按时、按量、按疗程坚持服药,争取急性期彻底治愈,以防转变为慢性菌痢。慢性菌痢患者可因进食生冷食物、暴饮暴食,过度紧张和劳累、受凉、情绪波动等诱发急性发作,注意避免诱发因素。

【预防】

急、慢性患者和带菌者应及时隔离和彻底治疗。对从事饮食业、保育及自来水厂工作的人员应定期体检。切断传播途径,搞好"三管一灭",即管水、管粪、管理饮食及消灭苍蝇。饭前便后洗手。

口服多价痢疾减毒活疫苗,免疫期可维持6～12个月。

（王 微）

第四节 细菌感染性腹泻

细菌感染性腹泻(bacterial diarrhea)是指因感染病原菌引起,以腹泻为主要表现的肠道传染病,一般为急性表现,也有病程超过14天的为迁延性腹泻,常伴有脱水和/或电解质紊乱。本节是指除霍乱、细菌性痢疾、伤寒、副伤寒以外的细菌感染性腹泻。该疾病流行于世界各地。临床表现以胃肠道症状为主,轻重不一,多为自限性,但少数可发生严重并发症,甚至导致死亡。

【病原学】

细菌感染性腹泻的常见的致病菌有大肠埃希菌、耶尔森菌、弯曲菌、金黄色葡萄球菌、副溶血性弧菌、艰难梭菌等。

【流行病学】

1. **传染源** 患者及病原携带者,一些动物可成为贮存宿主。

2. **传播途径** 经消化道传播,可通过食用污染的食品、水而传播,引起食源性细菌性腹泻。人与动物的密切接触也可传播。通过医务人员的手或污染的公共物品可造成医院的感染。

3. **人群易感性** 普遍易感,可侵犯各年龄组,最易感染的是抵抗力弱的儿童和老年人。患病后可获得免疫力,但持续时间较短。

4. **流行特征** 广泛流行于世界各地,我国各个地区的报道结果差异较大,沿海地区以副溶血性弧菌常见。全年均可发病,好发于夏秋季。耶尔森菌肠炎好发于冬季。一般为散发感染,也可发生暴发流行,危害非常大。

【发病机制与病理】

1. **分泌性腹泻** 病原菌进入肠道后,仅在小肠内繁殖,黏附于肠黏膜,刺激肠黏膜分泌过多的水和Na^+到肠腔,当分泌量超过吸收能力时可导致腹泻,故称为分泌性腹泻。

2. **侵袭性腹泻** 细菌通过菌毛等直接侵入肠上皮细胞,生长繁殖并分泌外毒素,造成细胞功能障碍和黏膜坏死、溃疡形成以及炎性渗出,从而使电解质、溶质和水的吸收发生障碍,刺激分泌,增加肠动力,引起腹泻。

【临床表现】

潜伏期数小时至数天、数周。多急性起病,少数起病较缓慢。临床表现轻重不一,以胃肠道症状突出,出现食欲缺乏、恶心、呕吐、腹胀、腹泻、可伴有里急后重。

1. **大肠埃希菌感染** 急性起病,轻者水样泻,严重者突起剧烈腹痛、水样便,数天后出现血便,可伴有腹痛、腹泻、低热或不发热。1周后可合并溶血性尿毒综合征、血栓性血小板减少性紫癜、脑神经障碍等,严重者可导致死亡,病死率达 5%~10%。

2. 耶尔森菌感染 本菌易在低温下生长。婴幼儿及儿童胃肠炎症突出,成人以肠炎为主。起病急,以发热、腹痛、腹泻为主要表现。

3. 变形杆菌感染 变形杆菌属于条件致病菌,是医院感染的常见机会致病菌,特别是抵抗力下降后使用广谱抗菌药物者,主要表现为发热、恶心、呕吐、腹痛、腹泻,一定条件下可引起多种类型和部位的感染,如化脓性感染、尿路感染。

4. 艰难梭菌感染 是医院感染性腹泻的主要病因。大多数表现为轻到中度水样腹泻、发热、腹胀,下腹或全腹散在痉挛性疼痛。

【实验室检查】

1. 血常规 白细胞总数升高或正常,中性粒细胞增多或伴核左移。

2. 粪便常规 不同细菌感染后粪便可呈稀水样便、洗肉水样便、脓血便、血便黏液便等性状。

3. 病原学检查

(1)粪便培养:是疾病的确诊依据,但一般培养阳性率低。

(2)免疫学检查:用于粪便中细菌及毒素、血清中特异性抗原的检测。

(3)核酸检测:基因探针技术和聚合酶链反应技术,检测病原菌特异性基因片段。

【诊断要点】

根据流行病学资料,有进食可疑污染的食物史,或者与传染源接触史等,结合发病症状、体征、病程及腹泻次数、性状等考虑可能的病原菌,确诊有赖于粪便病原菌培养及特异性检查。

【治疗】

1. 对症治疗 腹泻伴有呕吐或腹痛剧烈者,可予阿托品类药物,但慎用或禁用阿片制剂,因其能强烈抑制肠蠕动,使肠毒素易被吸收而加重中毒或诱发中毒性巨结肠。

2. 补充水和电解质 包括口服补液盐治疗和静脉补液疗法。补锌可以降低腹泻的病程和严重程度,以及脱水的危险。

3. 抗菌治疗 不同病原所使用抗菌药物不同,耶尔森菌感染的轻症患者多为自限性,不必应用抗菌药物治疗,重症或并发败血症者根据药物敏感试验选用,疗程 2~3 天。大肠埃希菌引起的腹泻一般可选用氟喹诺酮类或磺胺类药物口服,疗程 3~5 天。

4. 微生态疗法 近年来细菌感染性腹泻的治疗中推广的微生态疗法,目的是恢复肠道正常菌群,重建肠道生物屏障,拮抗病原菌定植侵袭有利于腹泻的控制。

【护理】

1. 一般护理

(1)隔离与休息:执行接触隔离措施。处理好污物、污水,对患者的呕吐物、排泄物加入 1/5 粪便量的漂白粉或等量的 10% 漂白粉乳剂,处理后倒入便池。患者加强卧床休息,房间通风每日 2 次。

(2)饮食护理:腹泻时一般不禁食,可进流食或半流食,忌多渣、油腻和刺激性食物,暂时停饮牛奶及其他乳制品,避免引起高渗性腹泻。腹泻频繁,伴有呕吐和高热等严重感染中毒症状者,应卧床休息、禁食,并鼓励多饮水。

2. 腹泻的护理 准确记录 24 小时出入液量,避免发生水、电解质平衡失调。注意大便的量、次数及性状,及时送检大便以查找病原体,密切观察生命体征。

3. 皮肤护理 注意肛门周围的皮肤,每日用温水或 1∶5 000 高锰酸钾溶液坐浴,之后局部涂以消毒凡士林油膏,保护局部皮肤。

【预防】

对于暴发疫情要立即隔离患者,采样做病原学检查,尽快查明病原菌,确定传染源。养成良好个人卫生习惯,加强饮食、饮水卫生管理,冰箱内食品应充分加热煮熟后食用。对于重点人群、集体单位、临时大型工地,要积极采取综合性预防措施预防暴发和流行。

(赵　霞)

第五节　细菌性食物中毒

细菌性食物中毒(bacterial food poisoning)指由于食用被细菌或细菌毒素污染的食物而引起的急性感染中毒性疾病,按临床表现可分为胃肠型与神经型两类。胃肠型食物中毒在临床上最为多见,本节主要阐述此型。

【病原学】

引起胃肠型食物中毒的细菌很多,常见的有溶血弧菌、变形杆菌、金黄色葡萄球菌、蜡样芽孢杆菌等。引起神经性食物中毒的细菌为肉毒杆菌,本菌主要存在于家畜及土壤中。

【流行病学】

1. 传染源

(1)胃肠型食物中毒:①溶血弧菌主要传染源为海产品,患者和带菌者作为传染源意义不大;②变形杆菌在人粪便中常携带,其次,在腐败食物、垃圾中亦可检出;③金黄色葡萄球菌主要传染源为皮肤化脓性病灶和葡萄球菌上呼吸道感染的患者和带菌者;④蜡样杆菌食物中毒主要由保存的剩米饭所致,其次是被污染的蔬菜、牛奶、鱼肉冷盘所引起。

(2)神经型食物中毒:肉毒杆菌主要寄生于食草动物的肠道,一般对成人不致病,但对婴儿可能致病。

2. 传播途径 进食被细菌及其毒素污染的食物而致病。

3. 人群易感性 人群普遍易感,病后通常不产生明显的免疫力,且致病菌血清型多,可反复感染发病。

4. 流行特征 本病有明显的季节性,多发生于夏秋季。有共同的传染源,发病者往往食用被细菌或毒素污染的同一食物,未食者不发病。发病比较集中,多以暴发和集体发病的形式出现。

【发病机制与病理】

细菌或毒素随受污染的食物进入人体,是否发病和病情轻重与食物受细菌和毒素污染的程度、进食的活菌数和毒素量、机体抵抗力等因素有关。肠毒素可激活肠上皮细胞膜上的腺苷酸环化酶,抑制肠上皮细胞对钠和水的吸收,促进肠液和氯离子的分泌,导致水样腹泻。

【临床表现】

潜伏期短,常在进食后数小时发病。病程短,以先吐后泻的急性胃肠炎症状为主要表现,为自限性疾病。临床症状大致相似,以急性胃肠炎症状为主,起病急,有恶心、呕吐、腹痛、腹泻等。腹痛以上、中腹部持续或阵发性绞痛多见,呕吐物多为进食之食物。腹泻严重者可致脱水、酸中毒甚至休克。

【实验室检查】

1. 血常规　副溶血弧菌及金黄色葡萄球菌感染者,白细胞数可增高达 $10×10^9/L$ 以上,中性粒细胞比例增高。

2. 粪便常规　稀水样便镜检可见少量白细胞,血水样便镜检可见多数红细胞,少量白细胞;血性黏液便可见多数红细胞及白细胞。

3. 血清学检查　早期及病后2周的双份血清特异性抗体4倍升高者,可明确诊断。

4. 病原学检查　对可疑食物,患者呕吐物粪便等作细菌培养,如分离到同一病原菌即可确诊。

【诊断要点】

根据流行病学资料,进食可疑被污染食物,如已变质的食物、海产品等,共餐者在短期内集体发病有重要的诊断参考价值,同食者在短时间内出现相似胃肠炎症状可作出食物中毒的临床诊断。对可疑食物、患者呕吐物及粪便做细菌培养,各种标本获得相同病原菌,有助于确定诊断。

【治疗】

由于病原菌和肠毒素多于短期内排出体外,病程短,故以对症治疗为主。有酸中毒者补充5%碳酸氢钠注射液。休克者给予抗休克治疗。腹痛剧烈者可用解痉药。

【护理】

1. 一般护理

(1)隔离与休息:执行接触隔离措施,直至急性期症状消失,粪便培养连续2次阴性方可解除隔离,注意粪便、便器和尿布的消毒处理。急性期严格卧床休息。

(2)饮食护理:严重腹泻伴呕吐者可暂禁食,静脉补充所需营养,使肠道得到充分休息。能进食者,以进食高热量、高蛋白、高维生素、少渣、少纤维素,易消化清淡流质或半流质饮食为原则,避免生冷、多渣、油腻或刺激性食物。少量多餐。

2. 病情观察　观察患者的血压、神志、面色、皮肤弹性及温湿度,及时识别周围循环衰竭的征象。严密观察呕吐和腹泻次数、性质、量,及时协助将呕吐物和粪便送检。注意观察伴随症状。及时发现脱水、酸中毒、周围循环衰竭等征象以配合处理。

3. 对症护理

(1)呕吐的护理:应帮助患者清理呕吐物、清水漱口,保持口腔清洁和床单位整洁。呕吐严重者应暂时禁食,待呕吐停止后给予易消化、清淡流质或半流质饮食。

(2)腹痛的护理:应注意腹部保暖,禁食冷饮;剧烈吐泻、腹痛者遵医嘱口服颠茄合剂或皮下注射阿托品,以缓解疼痛。

(3)腹泻的护理:鼓励患者多饮水或饮淡盐水,以补充丢失的水分、电解质。呕吐明显者应少量多次饮水,有脱水者应及时口服补液盐,或医嘱静滴生理盐水和葡萄糖盐水。休克者迅速协助抗休克处理。

【预防】

一旦发生可疑食物中毒后应立即报告当地卫生防疫部门及时进行调查、分析、制订防疫措施,及早控制疫情。对广大群众进行卫生宣传教育,不吃不洁、变质食物或未煮熟的肉类食物。

(赵　霞)

第六节　百　日　咳

百日咳(pertussis)是由百日咳杆菌引起的急性呼吸道传染病,病程较长,未经治疗,咳嗽症状可持续2~3个月,故名"百日咳"。本病在不同年龄组均有发病,但多发生于儿童,尤其是5岁以下的小儿。百日咳尚未能在全球得到控制,近年来有复燃趋势。

【病原学】

百日咳杆菌,又称百日咳鲍特菌,为短杆状或椭圆形,长0.3~0.5mm两端着色较深,革兰氏染色阴性,需氧菌。百日咳杆菌含有耐热的菌体("O"抗原)和不耐热的荚膜("K"抗原)。前者为鲍特氏菌属共同抗原,后者仅存于百日咳杆菌。

本菌对理化因素抵抗力弱。56℃加热30分钟或干燥3~5小时、日光照射1小时可致死亡。对紫外线和一般消毒剂敏感。对多黏菌素、氯霉素、红霉素、氨苄西林等敏感,对青霉素不敏感。

【流行病学】

1. **传染源**　百日咳患者、隐性感染者为本病的传染源。从潜伏期开始至发病后6周均有传染性,尤以潜伏期末到病后卡他期2~3周内传染性最强。

2. **传播途径**　主要由呼吸道飞沫传播,咳嗽、说话、打喷嚏时分泌物散布在空气中形成气溶胶,通过吸入传染,所以家庭内传播较为多见,间接传染的可能性小。

3. **人群易感性**　人群对百日咳普遍易感,5岁以下小儿易感性最高。

4. **流行特征**　百日咳无明显季节性。全年均可发病,但较多见于冬春季节。地理分布以温寒带多发。一般散发,在集体机构中可发生流行。

【发病机制与病理】

百日咳鲍特菌侵入易感者呼吸道后,产生毒素并导致纤毛运动障碍,使炎症产生的黏稠分泌物排出障碍,滞留的分泌物刺激呼吸道末梢神经,反射性地引起连续痉挛性咳嗽,直至分泌物排出为止。百日咳杆菌主要引起支气管和细支气管黏膜的损害,但鼻咽部、喉和气管亦可见到病变。并发脑病者脑组织可出现水肿、充血和弥散性出血点、神经细胞变性等,预后差。

【临床表现】

潜伏期2~21天,平均7~10天。典型临床经过可分为以下三期:

1. **痉咳前期(卡他期)**　此期传染性最强。起病时有咳嗽、打喷嚏、流涕、低热,类似感冒症状。3~4天后热退,但咳嗽加剧,尤以夜间为重。持续7~10天。

2. **痉咳期** 此期已不发热,咳嗽加重,有明显的阵发性、痉挛性,一般持续2～6周。痉咳特点为成串的、接连不断的痉挛性咳嗽后,伴一次深长吸气,由于大量空气急促通过狭窄的声门,会发出一种类似"鸡鸣"样吸气性吼声,随后反复多次,直至咳出大量黏稠痰液,同时伴有呕吐。痉咳一般以夜间为多,可自发,也可因情绪波动、进食、劳累、检查咽部等诱发。此期体温多正常,若出现明显的发热,提示可能合并其他病原感染。成人或年长儿童主要表现为干咳,无阵发性痉咳,易被误诊为支气管炎或上呼吸道感染。

3. **恢复期** 阵发性痉咳次数减少至消失,持续2～3周后咳嗽好转痊愈。若有并发症,病程可长达数月。

【实验室检查】

1. **血常规** 白细胞总数增高,多为成熟的小淋巴细胞。

2. **病原学检查**

(1)细菌培养:目前常用鼻咽拭子培养法,卡他期及痉咳早期采集标本,培养越早阳性率越高。

(2)检测特异性抗原:用鼻咽拭子分泌物图片,以荧光抗体法检测特异抗原,注意有假阳性。

3. **血清学检查** ELISA检测特异性IgM,可作早期诊断。还可检测患者鼻咽分泌物的百日咳鲍特菌DNA,敏感度、特异度均高。

【诊断要点】

结合流行病学史,若患儿有发热,体温下降后咳嗽反而加剧,尤以夜间为甚,且无明显肺部体征,结合白细胞计数和淋巴细胞分类明显增高可以作出临床诊断。确诊需靠细菌培养或血清学检查。

【治疗】

保持室内安静、空气新鲜和适当温度、湿度。百日咳鲍特菌对大环内酯类抗生素较敏感,治疗的目的是清除鼻咽部的病原体,减少传播,通常不能缩短病程。

【护理】

1. **一般护理**

(1)隔离与休息:执行飞沫隔离措施,通常隔离至有效抗生素治疗5天后,如果没有使用抗生素治疗,需隔离至发病后40天。痉咳频繁、体质虚弱或有并发症者应卧床休息,避免冷风、情绪激动、烟尘等刺激,恢复期无并发症者可逐渐增加活动量。

(2)饮食护理:给予高维生素、营养丰富、清淡、易消化食物。食物温度适宜,避免因进食太烫或太急引起呕吐。

2. **病情观察** 注意观察痉咳次数、发作时的表现及痉咳发作诱因;排痰情况;呕吐次数、量及性状;有无呼吸暂停及并发症的出现,一旦发现异常,及时报告医生并配合处理。

3. **对症护理**

(1)痉咳的护理:患儿痉咳时,协助侧卧或坐起,轻拍背部,按压腹部或使用腹带包腹,以减轻因腹肌扩张所引起的腹痛,而且有助于痰液排出。

(2)口腔的护理:保持口腔清洁,每天口腔护理2～3次,若有呕吐,应在呕吐后及时漱口。

4. **用药护理** 红霉素或罗红霉素属于大环内酯类药物,可引起胃肠道反应、肝毒性、过敏、心律不齐等不良反应,患者使用过程中要密切观察。

5. 健康指导 向患者及家属介绍百日咳的疾病知识，告知可能出现的并发症及表现。患者出院后也应注意休息，避免疲劳及受凉等，以防百日咳疾病复发。如有不适，应及时就医。

【预防】

对密切接触者应医学观察至少 3 周，若有前驱症状应尽早治疗。日常咳嗽、打喷嚏注意使用纸巾遮挡，勤洗手，出入人员密集的公共场所戴口罩。家庭中若有类似感冒症状的成员，应避免接触儿童。

预防百日咳最重要的手段是接种百日咳疫苗。目前我国常采用百白破三联疫苗，免疫程序共 4 剂，即婴儿出生后 3、4、5 月龄和 18～24 月龄间各 1 剂。可对年长儿、成人以及孕前进行必要的加强免疫，提高其抵抗力。

（赵 霞）

第七节 白 喉

白喉（diphtheria）是由白喉杆菌引起的急性呼吸道传染病。临床特征为咽、喉部灰白色假膜和全身毒血症症状，严重者可并发心肌炎和周围神经麻痹。

【病原学】

白喉杆菌属棒状杆菌属，革兰氏阳性菌，具有明显的多形性，呈杆状或稍弯曲，一端或两端稍肥大。白喉杆菌侵袭力较弱，其分泌的外毒素是致病的主要物质。外毒素不稳定，可用于预防接种或制备抗毒素血清。白喉杆菌对冷冻、干燥抵抗力强，在玩具、衣物上可存活数天。对湿热及化学消毒剂敏感，阳光直射下仅能存活数小时。

【流行病学】

1. 传染源 患者和病原携带者是传染源。在潜伏期末就开始从呼吸道分泌物中向外排菌，具有传染性。

2. 传播途径 主要经呼吸道飞沫传播，也可经食物、玩具及物品间接传播。偶可经破损的皮肤传播。

3. 人群易感性 人群普遍易感，儿童易感性最高，患病后有持久免疫力。新生儿经胎盘及母乳获得免疫力，抗体水平在出生 3 个月后明显下降，1 岁后基本消失。

4. 流行特征 本病见于世界各地，以散发为主。一年四季均可发病，以冬春季多发。居住拥挤、卫生条件差容易发生该病。

【发病机制与病理】

白喉杆菌侵入上呼吸道后，在黏膜表层组织内繁殖，其分泌的外毒素渗入局部，可引起细胞破坏、纤维蛋白渗出、白细胞浸润。大量渗出的纤维蛋白与白喉性坏死组织、炎症细胞、细菌等凝结而形成特征性白喉假膜，假膜覆盖于病变表面，与组织粘连紧密不易脱落，强行剥脱易出血。喉及气管假膜易脱落引起梗阻窒息。喉及气管黏膜感染白喉，毒素吸收较少，全身症状较轻；鼻感染白喉毒素吸收量最大，症状最重。

【临床表现】

潜伏期1～7天，多为2～4天。按假膜所在部位可将其分为以下类型：

1. **咽白喉** 最常见，约占白喉的80%。按假膜大小及病情轻重将其分为普通型、轻型、重型、极重型。极重型假膜较重且范围更广泛，污黑色，伴有腐败口臭味。颈部因软组织水肿而似"牛颈"。体温可高达40℃，伴有呼吸急促、烦躁不安、面色苍白、口唇发绀。可有心脏扩大、心律失常或中毒性休克等，抢救不及时常易死亡。

2. **喉白喉** 特征性表现为"犬吠样"咳嗽，声音嘶哑或失声，甚至吸气时有喉梗阻，表现为鼻翼扇动、"三凹"现象、发绀等。假膜可延至气管、支气管，假膜脱落可因窒息而死亡。

3. **鼻白喉** 多见于婴幼儿，继发性鼻白喉多来自咽白喉，原发性鼻白喉较少见。表现为鼻塞，浆液血性鼻涕，鼻孔周皮肤受累发红、糜烂、结痂，鼻前庭可有假膜。

4. **其他部位白喉** 皮肤白喉多见于热带地区，伤口白喉、眼结膜白喉及耳、口腔、食管、外阴、新生儿脐带等部位均可发生白喉。常表现为局部假膜，而全身症状轻。

5. **并发症**

（1）中毒性心肌炎：最常见，是本病死亡的主要原因。多发生在病程第2～3周，常见于重型白喉。严重者可有周围循环衰竭或急性心力衰竭的表现。

（2）周围神经麻痹：多发生在病程第3～4周，主要侵犯脑神经，以舌咽神经受损引起的腭咽肌瘫痪最为常见，一般可在2～3个月内恢复，多无后遗症。

【实验室检查】

1. **血常规** 外周血白细胞升高，多在（10～20）×10^9/L，中性粒细胞增高明显时可出现中毒颗粒。

2. **病原学检查** 取假膜与黏膜交界处标本涂片可见排列不规则的两端着色较深的棒状杆菌。荧光标记特异性抗体染色查白喉杆菌，阳性率和特异性均较高，可用于早期诊断。

【诊断要点】

根据未接受过白喉预防接种、发病年龄、季节等流行病学特征，结合假膜等典型临床表现，可作出临床诊断。咽部分泌物培养或涂片找到白喉杆菌即可确诊。

【治疗】

早期使用抗毒素和抗生素治疗是治疗成功与否的关键。

1. **抗毒素治疗** 抗毒素（DTA）治疗是本病的特异性治疗方法。由于白喉抗毒素不能中和进入细胞内的外毒素，宜尽早使用。用量按假膜部位、中毒症状、治疗早晚而定。注意用DAT后假膜很快脱落可堵塞气道，DAT静脉注射30分钟达血峰浓度，肌内注射需24小时。注射前皮试过敏者采用脱敏疗法。

2. **抗生素治疗** 首选药物为青霉素G，它对各型白喉均有效。或用红霉素、阿奇霉素或头孢菌素治疗。

3. **对症治疗** 并发心肌炎或中毒症状重者可用肾上腺皮质激素，并酌情用镇静剂。喉梗阻或脱落假膜堵塞气道者可行气管切开或喉镜取膜。咽肌麻痹者予鼻饲。

【护理】

1. **一般护理**

（1）隔离与休息：执行飞沫隔离措施，至临床治愈、两次（隔天1次）咽拭子培养阴性者可解除隔离。患者鼻咽分泌物及所用物品应严格消毒。患儿卧床休息，对并发中毒性心肌炎者，需卧床到症状体征消失，避免患儿啼哭、挣扎，防止猝死。

（2）饮食护理：急性期给予高热量、丰富维生素、易消化的流质或半流质饮食，对有吞咽困难者给予鼻饲供给营养。注意补充足够的液体，必要时可静脉输液，维持水、电解质平衡。

2. 病情观察　密切监测生命体征情况，观察患儿有无心肌炎表现；有无呼吸困难窒息表现；有无肾功能损害；有无神经麻痹现象。

3. 对症护理

（1）发热的护理：见第三章第一节中"发热的护理"。

（2）咽痛的护理：疾病初期可以用冰硼散或锡类散吹入咽喉病变处；中期可用锡类散吹入病变处；后期可用珠黄散。

（3）口腔护理：保持口腔清洁，不能含漱的患者给予口腔护理，擦洗时要轻柔，避免擦破口腔黏膜继发感染。

（4）喉梗阻的护理：关键是保持呼吸道通畅。轻度梗阻者给予氧疗，准备好负压吸引装置、气管插管或气管切开用物；严重梗阻者应立即行气管切开术，用吸痰器吸出脱落的假膜或钳取假膜。

4. 健康指导　患者出院后注意休息，避免疲劳、受凉等，室内注意通风。对并发心肌炎患者应特别强调休息的重要性，严重心肌炎患者1年内禁止剧烈活动，定期复查。

【预防】

接触者医学观察7天，病原携带者隔离7天，并用青霉素或红霉素治疗。劳逸结合，加强户外运动和体育锻炼，增强体质，提高抵抗力。

白喉是通过接种疫苗可预防的传染病，按国家规定的免疫程序及时预防接种百白破三联疫苗。

（郑丽花）

第八节　猩　红　热

猩红热（scarlet fever）是一种由A组β型链球菌引起急性呼吸道传染。其临床特征为发热、咽峡炎、全身弥漫性鲜红色皮疹和疹后明显脱屑。少数患者病后可出现变态反应性心、肾、关节损害。

【病原学】

A组β型链球菌为链球菌属，革兰氏染色阳性，呈球形或卵圆形链状排列。其致病力来源于细菌本身及其产生的毒素和蛋白酶类，主要包括：M蛋白，具有黏附作用；红疹毒素，可引起发热、皮疹及抑制吞噬系统功能；溶血素，可溶解红细胞，杀伤白细胞、血小板；透明酶与链激酶，能溶解组织间的透明质酸，利于细菌扩散。

该菌对热及干燥的抵抗力较弱，不耐热，56℃加热30分钟或用一般消毒剂均可将其杀灭，但在患者及带菌者的痰液及脓液中可生存数周。

【流行病学】

1. 传染源 患者和带菌者是主要传染源。A组β型链球菌引起的咽峡炎患者,排菌量大且不易被重视,是重要的传染源。

2. 传播途径 主要经飞沫传播,也可经污染的玩具、书籍、饮料等接触传播。经皮肤创伤处或产妇产道而引起的猩红热,称为"外科型猩红热"或"产科型猩红热"。

3. 人群易感性 人群普遍易感,多见于小儿,尤以5~15岁居多,感染后可产生抗菌免疫力和抗毒素免疫力,两者均为机体产生的特异性抗体,但不同类型间无交叉免疫,再感染A组链球菌亦可不发疹,仅引起咽峡炎。

4. 流行特征 本病多见于温热带,全年均可发生,冬春季多发。

【发病机制与病理】

病原体侵入人体后,在咽部黏膜及局部淋巴组织不断增殖产生毒素和细胞外酶,使机体发生3种病变:①化脓性病变,细菌侵入咽部后黏附于上皮细胞,使局部产生化脓性炎症反应,通过M蛋白保护细菌不被吞噬,在透明质酸酶、链激酶、溶血素作用下,使炎症扩散和引起组织坏死。②中毒性病变,细菌产生的红疹毒素等经咽部丰富的血管进入血流,引起发热、头痛、食欲缺乏等全身中毒症状,并使皮肤充血、水肿、白细胞浸润,形成典型的猩红热样皮疹。肝、脾、淋巴结、心、肾等有不同程度的充血和脂肪变性,严重者可有坏死。③变态反应性病变,仅发生于个别病例,在病程第2~3周时出现心、肾、滑膜组织等处的变态反应性病变。

【临床表现】

潜伏期为1~7天,一般为2~3天。

1. 普通型 流行期间大多数患者属于此型。

(1)发热:多为持续性,体温可达39℃左右,可伴有寒战、头痛、全身不适、食欲缺乏等全身中毒症状。

(2)咽峡炎:可与发热同时出现,表现为咽痛、吞咽痛,咽峡部黏膜可局部充血、水肿,并可有脓性渗出物。

(3)皮疹:多数自起病后第2天开始出疹,始于耳后、颈部及上胸部,24小时内迅速蔓延全身。典型皮疹为在全身皮肤充血发红的基础上散布针尖大小、密集而均匀的点状充血性丘疹,疹间无正常皮肤,压之退色,常感瘙痒。部分患者在皮肤皱褶处,如肘窝、腋窝、腹股沟等易受摩擦的部位皮疹密而多,且可有皮下出血,形成紫红色线条样折痕,称为"线状疹"或"帕氏线"。面部充血明显,与面部相比口鼻周围充血不明显,显得发白,称为"口周苍白圈"。病程初期舌覆盖白苔、舌乳头红肿,突出于白色舌苔上,形似草莓称为"草莓舌"。第3天起,白苔脱落,舌面光滑呈肉红色,可有裂纹,乳头仍突起,形似杨梅,称为"杨梅舌"。皮疹于48小时达高峰,然后按出疹顺序消退,2~3天退尽。退疹后皮肤脱屑,手掌足底皮厚处可见指套、手套状脱皮。

2. 脓毒型 较罕见,一般见于营养不良、免疫功能低下及卫生习惯较差的儿童。

3. 中毒型 毒血症明显,可有高热、头痛、剧烈呕吐,甚至神志不清、中毒性心肌炎及感染性休克。咽峡炎不重,但皮疹很明显。

4. 外科型 包括产科型,患者通常没有咽峡炎。皮疹首先出现在伤口周围,然后向全身蔓延。一般症状较轻,预后也较好。

5. 并发症　初期可出现如化脓性淋巴结炎、中耳炎、中毒性心肌炎、中毒性肝炎等。病程第 2～3 周，可出现变态反应性并发症，如急性肾小球肾炎、风湿热等。

【实验室检查】

1. 血常规　白细胞总数升高可达（10～20）×10^9/L，中性粒细胞在 80% 以上。出疹后嗜酸性粒细胞增多占 5%～10%。

2. 血清学检查　咽拭子标本免疫荧光法检测进行快速诊断。

3. 病原学检查　咽拭子或其他病灶的分泌物培养溶血性链球菌。

【诊断要点】

根据猩红热特征性表现，实验室检查白细胞明显升高，胞质内可见中毒颗粒，结合病史中有与猩红热或咽峡炎患者接触史或当地有流行的流行病学史，可作出临床诊断。咽拭子、脓液培养获得 A 组链球菌为确诊依据。

【治疗】

早期病原治疗可缩短病程，减少并发症。病原治疗首选青霉素，根据病情选择肌内注射或静脉给药，疗程 5～7 天。严重病例应加大用药剂量并延长疗程。对青霉素过敏者可选用红霉素、罗红霉素、阿奇霉素等。

【护理】

1. 一般护理

（1）隔离与休息：执行飞沫隔离措施，隔离至连续咽拭子培养 3 次阴性（自治疗日起不少于 7 天）；如有并发症者，应隔离至痊愈。急性期卧床休息，保持病室清洁、安静。

（2）饮食护理：清淡饮食，多吃富含蛋白质和维生素的食物，如水果、蔬菜、谷物、豆类和奶制品，保持充足的营养。咽喉痛时，食物应以半流质及流质饮食为主，如粥、面汤、蛋汤、牛奶、菜汤、果汁等，少量多餐，多饮水。恢复期间应逐渐过渡到高蛋白、高热量的半流质饮食，避免食用油腻、辛辣、刺激的食物。

2. 病情观察　监测生命体征，尤其注意观察体温、心率及意识状态。观察皮疹分布、颜色，是否破溃、感染、结痂。观察咽痛的程度，咽部分泌物的情况。注意是否出现关节疼痛、心率增快等风湿病的表现；注意监测尿量，观察尿液颜色、有无水肿等肾脏损害的表现，定时检查尿常规。

3. 对症护理

（1）发热的护理：见第三章第一节中"发热的护理"，另外避免使用冷水擦拭或者乙醇擦浴。

（2）皮疹的护理：见第三章第一节中"皮疹的护理"。

（3）咽痛的护理：注意咽痛的程度，保持口腔卫生，协助患者饭后、睡前漱口，可用温生理盐水或朵贝尔溶液。多饮温凉的流质饮食，避免刺激性的食物和饮料。可遵医嘱使用锡类散、西瓜霜喷雾剂消炎止痛。

4. 健康指导　本病除急性期症状较重者需住院治疗外，一般可在家中护理治疗，向患者及家属介绍疾病特点，对发热及皮疹的护理方法给予指导。

【预防】

对猩红热患者做到早发现、早隔离、早治疗。对集体生活密切接触的儿童，应进行医学观察 7 日。居室注意通风换气，打喷嚏、咳嗽时要遮掩口鼻，疾病流行期间应避免到人群密集的公共场所,接触患者应戴口罩,勤洗手,不交叉使用生活用品、玩具等。目前尚无猩红热疫苗。

(郑丽花)

第九节 肺 结 核

肺结核(pulmonary tuberculosis)是由结核分枝杆菌引起的肺部慢性感染性疾病,病理特点是结核结节和干酪样坏死,易形成空洞。临床上多呈慢性过程,少数可急起发病,常有低热、乏力等全身症状和咳嗽、咯血等呼吸系统表现。

【病原学】

结核分枝杆菌简称结核杆菌,属放线菌目、分枝杆菌科、分枝杆菌属,为细长直或稍弯曲、两端圆钝的杆菌,长 1~4μm,宽 0.3~0.6μm,耐酸染色呈红色,故又称抗酸杆菌。该菌含类脂质、蛋白质,多糖类。类脂质占 50%~60%,与结核病的组织坏死、干酪液化、空洞发生及结核变态反应有关;菌体蛋白质诱发皮肤变态反应;多糖类与血清反应等免疫应答有关。

结核杆菌对酸、碱、冷、干燥等抵抗力强;但对湿热、光照、酒精和紫外线敏感,加热至 62~63℃后 30 分钟死亡,阳光下暴晒 2~7 小时、75% 乙醇接触 5~30 分钟均可将其杀死;5% 石炭酸在无痰时 30 分钟可杀死结核杆菌,有痰时需要 24 小时;焚烧是处理肺结核患者痰液最简便、最有效的方法。

【流行病学】

1. **传染源** 排菌的开放性肺结核患者是主要传染源。传染性的大小取决于痰内结核杆菌数量的多少。

2. **传播途径** 飞沫传播为主。患者咳嗽、喷嚏排出的结核分枝杆菌在悬浮的飞沫核中,当被人吸入后即可引起感染;痰干燥结核杆菌随尘埃吸入也可感染。经消化道感染、垂直传播及经皮肤伤口感染均少见。

3. **人群易感性** 人群普遍易感。高危人群包括生活贫困、居住拥挤、营养不良者,婴幼儿、老年人、HIV 感染者、糖皮质激素和免疫抑制剂使用者、糖尿病和尘肺等慢性疾病患者。

4. **流行特征** 全球 1/3 的人(约 20 亿)曾受到结核分枝杆菌的感染。结核病仍是危害我国人民健康和生命的主要传染病。

【发病机制与病理】

结核分枝杆菌初次进入人体后,机体免疫力强可防止发病,若细菌未被吞噬细胞完全清除,可在肺泡巨噬细胞内外生长繁殖,这部分肺组织即出现炎性病变,称为原发病灶。由于机体缺乏特异性免疫及变态反应,原发病灶中的结核菌被吞噬细胞沿淋巴管携至肺门淋巴结,引起肺门淋巴结肿大。原发病灶继续扩大,细菌可直接或经血液播散至邻近组织器官,引起相应部位的结核感染。随着机体对结核杆菌的特异性免疫力加强,原发病灶炎症迅速吸收或留下少量钙化灶,肿大淋巴结逐渐缩小,播散到全身各器官的结核杆菌大部分

187

被消灭。但仍有少量结核杆菌没有被消灭,长期处于休眠状态,成为继发性结核的潜在病灶,当人体免疫功能降低时,潜在病灶中的细菌可重新生长、繁殖,发生继发性结核病。

结核病的基本病理变化是炎性渗出、增生和干酪样坏死三种,病理过程特点是破坏与修复常同时进行,故上述三种病理变化多同时存在,也可以某一种病变为主,而且可互相转化。

【临床表现】

活动性肺结核按病变部位分为原发性肺结核、血行播散性肺结核、继发性肺结核、气管/支气管结核、结核性胸膜炎五种类型。各型肺结核临床表现多种多样。

1. **全身症状** 发热为结核最常见的全身性症状,多为长期午后低热。可伴有疲倦、盗汗、食欲下降、体重减轻等,女性患者可伴有月经失调或闭经。

2. **呼吸系统症状** 主要表现为咳嗽、咳痰、咯血和胸痛等。咳嗽是肺结核的常见症状,一般咳嗽轻微、干咳或少量黏液痰。有空洞形成时痰量增加,继发细菌感染时痰呈脓性。1/3～1/2 的肺结核患者可有不同程度的咯血。当炎症波及壁层胸膜时,相应胸壁有刺痛,一般并不剧烈,可随呼吸和咳嗽加重。若合并支气管结核,可出现刺激性咳嗽。渗出性胸膜炎常有发热、胸痛、咳嗽等;大量积液者呼吸困难,呼吸运动受限,胸部语颤及呼吸音减弱或消失等。

3. **体征** 早期肺部体征不明显,当病变累及范围较大时,局部叩诊呈浊音,听诊可闻及管状呼吸音,合并感染或合并支气管扩张时,可闻及湿性啰音;病变累及气管、支气管,引起局部狭窄时,听诊可闻及固定、局限性的哮鸣音;病变累及胸膜时,可闻及胸膜摩擦音,胸膜粘连,气管向患侧移位,患侧胸廓塌陷;原发性肺结核可伴有浅表淋巴结肿大,血行播散性肺结核可伴肝脾大、眼底脉络膜结节,儿童患者可伴皮肤粟粒疹。

4. **并发症** 可并发自发性气胸、脓气胸、支气管扩张症、慢性肺源性心脏病。结核杆菌可随血行播散并发淋巴结、脑膜、骨及泌尿生殖器官等肺外结核。

【实验室检查】

1. **病原学检查**

(1)细菌学检查:是确诊肺结核病的主要方法,可进行痰涂片找抗酸杆菌检查或痰结核分枝杆菌培养。为提高检出率,应收集患者深部痰液并连续多次送检。

(2)分子生物学检查:使用 PCR 检测结核分枝杆菌核酸,较涂片、培养检查敏感。

2. **免疫学检测**

(1)结核菌素试验:目前 WHO 推荐使用结核菌素为纯化蛋白衍化物(PPD),在左前臂掌侧前 1/3 中央皮内注射 5IU PPD,以局部出现 7～8mm 大小的圆形橘皮样皮丘为宜。PPD 注射后 72 小时,观察皮肤硬结直径大小。硬结平均直径 <5mm 或无反应者为阴性;硬结平均直径 5～9mm 为弱阳性;硬结平均直径 10～14mm 为阳性反应;硬结平均直径≥15mm 或局部出现双圈、水疱、坏死及淋巴管炎提示强阳性。

(2)γ 干扰素释放试验:比结核菌素试验有更高的敏感性与特异性,且不受卡介苗接种及机体免疫状态的影响。

(3)结核分枝杆菌抗体阳性。

3. **病理学检查** 对不排菌的肺结核以及与外界不相通的脏器结核病,可通过吸取病变部位的少量体液及细胞标本进行病理学诊断。

4. **影像学检查**　诊断肺结核的重要手段,包括 X 线胸片、CT、磁共振成像(MRI)及增强 MRI 等。

5. **支气管镜**　可直接观察气管和支气管病变,也可以抽吸分泌物、刷检及活检。

【诊断要点】

以病原学和病理学检查为主,结合流行病学史、临床表现、免疫学与胸部影像学结果及鉴别诊断等进行综合分析判断作出诊断。按照诊断级别分疑似诊断、临床诊断、确诊。

【治疗】

结核病的治疗主要包括抗结核化学药物治疗、对症治疗和手术治疗,其中化学治疗是治疗和控制疾病、防止传播的主要手段。

1. **化学治疗**　原则为早期、规律、全程、适量、联合。常用的抗结核药物有异烟肼、利福平、吡嗪酰胺、乙胺丁醇、链霉素等。整个治疗方案分强化期和巩固期两个阶段。初治患者方案分为 2 个月强化期,4~6 个月巩固期,强化期通常联用 4 种抗结核药(异烟肼、利福平、吡嗪酰胺、乙胺丁醇),巩固期可联用异烟肼和利福平。

2. **对症治疗**　对高热、咯血、胸痛、失眠及盗汗者,给予相应处理。急性粟粒型肺结核合并浆膜渗出伴严重毒血症状,在有效抗结核治疗的同时,使用肾上腺皮质激素有助于改善症状、促进渗出液吸收,减少粘连。手术适应证仅限于出现严重并发症(如大咯血、张力性气胸)、化学治疗失败导致持续痰菌阳性、病灶将来复发可能性较大的患者。

【护理】

1. **一般护理**

(1)隔离与休息:采取飞沫隔离措施。合理休息可以调整新陈代谢,使机体各器官功能可以调节与平衡,并使机体耗氧量减低,呼吸次数和深度亦降低,使肺获得相对休息,有利于病灶愈合。肺结核活动期、咯血、有高热等严重结核毒性表现或大量胸腔积液者,应卧床休息;恢复期可适当增加户外活动,如散步、打太极拳等,加强体质锻炼,增强免疫功能。轻症患者在坚持化学治疗的同时,可照常工作,但应避免劳累和从事重体力劳动,保证充足的睡眠和休息,做到劳逸结合。

(2)饮食护理:肺结核是一种慢性消耗性疾病,宜给予高热量、高蛋白、富含维生素和易消化饮食,忌烟酒及辛辣刺激食物。蛋白质可增加机体的抗病能力及机体修复能力,建议每天蛋白质摄入量为 1.5~2.0g/kg,其中鱼、肉、蛋、牛奶、豆制品等优质蛋白摄入量占一半以上;多进食新鲜蔬菜和水果,以补充维生素及促进食欲。食欲减退者可少量多餐,膳食能量摄入不足可给予口服营养补充。

2. **病情观察**　抗结核药物常见的不良反应包括胃肠道反应(恶心、呕吐、腹泻等)、肝肾毒性、精神神经系统影响(眩晕、头痛、失眠、抑郁等),还可能会发生电解质紊乱、听觉损害、过敏、血液系统损害、心脏毒性等不良反应,应注意观察。

3. **对症护理**

(1)发热的护理:见第三章第一节中"发热的护理"。

(2)咯血的护理:见第三章第一节中"咯血的护理"。

4. **健康指导**　嘱患者保证充足的睡眠和休息,适当活动,避免劳累、情绪波动和呼吸道感染;保证营养的摄入,戒烟酒,养成良好的卫生习惯,促进身体康复。用药方面强调坚持规律、全程、合理用药的重要性,定期复查胸片和肝、肾功能,了解治疗效果和病情变化,有利于治疗方案的调整，直到疾病痊愈。

【预防】

尽早发现、彻底治愈肺结核患者。患者严禁随地吐痰，有痰时将痰吐在盛有消毒液的容器中经灭菌处理后弃去；不可面对他人咳嗽或打喷嚏，以防飞沫传播；在咳嗽或打喷嚏时，要用双层纸巾遮住口鼻；患者外出时戴口罩，探视者应规范佩戴口罩。

预防接种卡介苗可使未受过结核杆菌感染者获得特异性免疫力，其接种对象主要为新生儿及未被感染过的儿童、青少年。对于高危人群，如 HIV 感染者、糖尿病患者等，可预防性使用异烟肼或利福平预防性化学治疗。

（郑丽花）

第十节　鼠　　疫

鼠疫（plague）是由鼠疫耶尔森菌引起的烈性传染病，鼠疫传染性强，如果不治疗，病死率高达 30%～60%。鼠疫属国际检疫传染病和我国法定的甲类管理传染病。

【病原学】

鼠疫耶尔森菌也称为鼠疫杆菌（见文末彩图 11-1），为两端钝圆、两极浓染椭圆形小杆菌，革兰氏阴性菌，在动物体内或在弱酸性含血的湿润培养基上可形成荚膜。鼠疫菌含有内毒素，并能产生鼠毒素和一些有致病作用的抗原成分，已证实有 19 种抗原，主要为荚膜 FI 抗原和与毒力有关的 V、W 抗原。

对外界抵抗力较弱，对光、热、干燥及一般消毒剂均敏感。但在潮湿、低温与有机物内存活时间则较久，在痰和脓液中可存活 10～20 天，在蚤粪中可存活 1 个月，在尸体中可存活数周至数月。

【流行病学】

1. **传染源**　主要以鼠类、和其他啮齿动物、各型患者为传染源，肺鼠疫患者是人间鼠疫的重要传染源。鼠疫耶尔森菌贮存宿主以旱獭和黄鼠最常见。

2. **传播途径**　鼠蚤传播是主要传播途径，也可经皮肤伤口而感染。肺鼠疫患者痰中的鼠疫耶尔森菌可通过飞沫进行人与人之间的传播，并可引起人间的大流行。

3. **人群易感性**　人群对鼠疫耶尔森菌普遍易感，病后可获持久免疫力。预防接种可获一定免疫力，降低易感性。

4. **流行特征**　本病为自然疫源性疾病，在野鼠自然疫源地中长期持续存在，本病多由疫区通过交通工具向外传播，形成外源性鼠疫，人间鼠疫流行均发生于动物间鼠疫之后，多由野鼠传至家鼠，由家鼠传染于人引起。鼠疫流行有一定的季节性，人间鼠疫多发生在 6～9 月，肺鼠疫多在 10 月以后流行，这与鼠类的活动和跳蚤的繁殖情况有关。

【发病机制与病理】

人体被携带鼠疫耶尔森菌的跳蚤叮咬后，鼠疫杆菌经皮肤进入人体，首先沿淋巴管到达局部淋巴结，在其中繁殖，引起出现性坏死性淋巴结炎，感染的腺体高度肿胀，充血坏死，周围组织水肿和出血，即为"腺鼠疫"。鼠疫杆菌可突破局部淋巴屏障，沿淋巴系统扩散，侵犯淋巴系统进入血循环，引起败血症，出现严重中毒症状，包括严重的皮肤黏膜出血。然后侵入肺组织引起"继发性肺鼠疫"。当人体吸入一定数量的鼠疫杆菌后，可引起"原发性肺鼠疫"。鼠疫的基本病理改变为淋巴管、血管内皮细胞损害和急性出血坏死性炎症。

【临床表现】

潜伏期：腺鼠疫 2～3 天，预防接种后可延长至 9～12 天；腺鼠疫和皮肤型鼠疫的潜伏期 2～8 天；原发性肺鼠疫和败血型鼠疫潜伏期 1～3 天。

鼠疫的主要临床表现为：急性起病、寒战、高热、体温突然上升至 39～41℃，呈稽留热。剧烈头痛，有时出现中枢性呕吐、呼吸急促、心动过速、血压下降。重症患者早期即可出现血压下降、意识不清、谵妄等。

1. 腺鼠疫　最常见，主要特点是发热的同时受侵部位所属淋巴结迅速肿大。典型表现为淋巴结明显触痛而坚硬，与皮下组织粘连，失去移动性，周围组织显著水肿，可有充血和出血。

2. 肺鼠疫

（1）原发性肺鼠疫：起病急骤，以突然发热、头痛、肌痛、虚弱、恶心、呕吐和头晕为特征。咳嗽、呼吸困难、胸痛和咳血痰等呼吸道表现通常在 24 小时后出现。

（2）继发性肺鼠疫：在腺鼠疫或败血症型鼠疫症状基础上，病情突然加剧，出现原发性呼吸系统症状。

3. 败血症型鼠疫　最凶险的一型，可原发或继发。表现为寒战高热或体温不升、神志不清、谵妄或昏迷，进而出现感染性休克。病情进展异常迅猛，常于 1～3 天死亡。因皮肤广泛出血、瘀斑、发绀、坏死，死亡后尸体呈紫黑色，俗称"黑死病"。

4. 轻型鼠疫　发热轻，局部淋巴结肿大，轻度压痛，偶见化脓。血培养阳性。

5. 其他类型鼠疫　如皮肤鼠疫、肠鼠疫、眼鼠疫、脑膜炎鼠疫、扁桃体鼠疫等，均少见，病程通常 1 周左右。

【实验室检查】

1. 常规检查　外周血白细胞总数多升高，初为淋巴细胞增高，后中性粒细胞显著增高，红细胞、血红蛋白与血小板减少；有蛋白尿及血尿；粪便潜血可阳性；纤维蛋白原浓度减少，凝血酶原时间和部分凝血酶时间明显延长。

2. 病原学检查　血、尿、粪及脑脊液涂片阳性率 50%～80%。动物脾、肝等脏器或患者的淋巴结穿刺液、脓、痰、血、脑脊液等，可培养分离出鼠疫耶尔森菌。

3. 血清学检查　可采用间接血凝法和酶联免疫吸附法检测 FI 抗体、荧光抗体法标记特异性血清检测可疑标本。

【诊断要点】

根据流行病学资料，起病前 10 天内到过鼠疫流行区，有可疑鼠疫动物或患者接触史。起病急骤，病情迅速恶化的高热患者，且有相关临床表现之一者，应作出鼠疫的疑似诊断。从淋巴结穿刺液、脓、痰、血、脑脊液等标本中检出鼠疫耶尔森菌或血清学检查阳性即可确诊。

【治疗】

早发现、早隔离和早治疗是预防和救治的关键。

1. 病原治疗　早期、联合、足量使用敏感抗菌药物是降低病死率的关键，首选链霉素治疗，常联合其他类型抗生素治疗，以达到更好的预后，如喹诺酮、多西环素、β- 内酰胺类或磺胺类药物等。若因过敏等原因不能用链霉素者，可考虑选用庆大霉素、氯霉素、四环素、多西环素、环丙沙星等。

2. 对症处理　烦躁不安、局部淋巴结疼痛者，给予镇静、止痛药物。呼吸困难者予吸氧，出现休克、DIC、心力衰竭者应作出相应处理。腺鼠疫肿大淋巴结禁忌挤压，皮肤病灶可用 0.5%～1% 链霉素软膏涂抹，必要时可在肿大淋巴结周围注射链霉素并湿敷，足量抗菌药物使用 24 小时后，病灶软化，可切开引流。

【护理】

1. 一般护理

（1）隔离与休息：凡确诊或疑似鼠疫患者，均应严密隔离。入院前对患者做好卫生消毒，比如更衣、灭蚤等。病室内应做到无鼠和蚤，定期进行消毒，患者排泄物和分泌物应用含氯石灰或甲酚皂液彻底消毒。绝对卧床休息，定期通风换气，保持空气流通。

（2）饮食护理：急性期予营养丰富、高热量、易消化流质或半流质饮食，必要时鼻饲或肠外营养。

2. 病情观察　严密监测生命体征和神志的变化，记录 24 小时出入量。腺鼠疫患者观察局部淋巴结病变及程度；肺鼠疫患者观察有无咯血、呼吸困难及窒息的表现；败血型鼠疫的患者观察有无高热、谵妄、昏迷，气急、脉搏细速、血压下降等感染性休克的征象，还要密切监测皮肤黏膜有无瘀点、瘀斑，皮肤坏死、呕血、便血等 DIC 表现，一旦发现，应立即报告医生及时救治处理。

3. 对症护理

（1）发热的护理：见第三章第一节中"发热的护理"。

（2）淋巴结炎的护理：患者因局部淋巴结炎引起剧痛而使肢体不能活动，应给予软垫或毛毯等适当衬垫，以缓解疼痛。遵医嘱应用药物局部外敷，缓解疼痛，切忌挤压淋巴结。如果肿大的淋巴结化脓应切开引流，破溃者应及时清创，做好创口护理及消毒、隔离处理。

（3）皮肤的护理：指导患者选择柔软、宽松的内衣裤，勤换洗，大小便后应及时清洗，防止浸渍，保持皮肤清洁干燥。保护瘀点、瘀斑处皮肤，尽可能避免受压和摩擦，剪短患者指甲，以免抓破。皮肤如有破溃，应及时用无菌生理盐水清洗局部后涂以抗生素软膏，以防继发感染。

4. 用药护理　遵医嘱使用有效抗菌药物，观察药物疗效及不良反应。使用氯霉素时，应遵医嘱定期送检血常规，观察血象变化，注意有无骨髓造血抑制等不良反应。使用磺胺类药物时，应鼓励患者多饮水，每日饮水至少 2 000ml，保证尿量每日在 1 000ml 以上，以防结晶析出。使用链霉素时，应注意观察有无耳鸣及听力下降，若出现耳鸣，则应立即停用，并通知医生。

5. 心理护理　患者因严密隔离而不能与外界联系，所以在护理患者时，应积极主动关心患者，说明所采取的各种消毒、隔离措施的具体要求、目的和必要性，以取得患者的理解与配合。鼓励患者配合各种治疗。可通过电话、视频与家人、朋友进行交流等。

【预防】

灭鼠、灭蚤、监测鼠间鼠疫。加强国际检疫与交通检疫，对可疑旅行者隔离检疫。

预防用药可选用四环素、多西环素、磺胺、环丙沙星等，必要时肌内注射链霉素 7 天预防性治疗。疫区及周围的人群,参加防疫工作人员及进入疫区的医务人员可以接种鼠疫疫苗,包括鼠疫灭活疫苗、鼠疫减毒活疫苗等。使用鼠疫减毒活疫苗皮下注射,亦可用划痕法,通常于接种后 10 天产生抗体,1 个月后达到高峰,免疫期为 1 年,需每年加强接种 1 次。非流行区人员应在鼠疫疫苗接种 10 天后方可进入疫区。

（林秀如）

第十一节　炭　　疽

炭疽(anthrax)是由炭疽杆菌引起的一种人兽共患急性传染病,属于自然疫源性疾病。主要多发于食草动物,如牛、马、羊等,人因接触病畜及其排泄物、食用病畜的肉类或吸入含炭疽杆菌芽孢的尘埃而感染。临床上以皮肤炭疽多见,其次为肺炭疽和肠炭疽。

【病原学】

炭疽杆菌为需氧芽孢杆菌,革兰氏染色阳性。细菌在宿主体内可形成荚膜,在体外可形成芽孢。荚膜抗原具有抗吞噬作用和很强的致病性,与细菌的生长、扩散和侵袭力有关;芽孢抗原有免疫原性及血清学诊断价值。细菌在生长繁殖过程中能产生外毒素,具有很强的毒力,可引起组织水肿、坏死和全身毒血症。

炭疽杆菌在有利环境下以繁殖体的形式存在,在外界不利条件下形成芽孢。繁殖体抵抗力不强,对热和普通消毒剂都非常敏感。而芽孢抵抗力强,在动物尸体、土壤中及干燥的室温环境中可存活数十年,煮沸 10 分钟或干热 140℃条件下 3 小时可将芽孢杀死。

【流行病学】

1. **传染源**　患病的牛、马、骆驼等食草动物,动物的皮、毛、肉和畜产品均可携带细菌。炭疽患者的分泌物和排泄物可检出细菌,但人与人之间的传播极少见。

2. **传播途径**　接触感染是本病流行的主要途径。皮肤直接接触病畜及其皮毛可引起皮肤炭疽,经呼吸道吸入带炭疽芽孢的尘埃、气溶胶可引起肺炭疽,进食染菌肉类、乳制品可发生肠炭疽。

3. **易感人群**　人群普遍易感,病后可获较持久的免疫力。动物饲养、屠宰、制品加工、销售,以及兽医等行业的从业人员为高危人群。

4. **流行特征**　全年均有发病,但多发生于经济比较落后、卫生条件较差和从事畜牧业的国家和地区。我国以西部地区发病较为严重。

【发病机制与病理】

炭疽杆菌通过伤口及破损皮肤侵入人体皮下组织后,炭疽芽孢迅速繁殖,产生并释放外毒素和荚膜物质。外毒素可引起明显的细胞水肿和组织坏死,形成原发性皮肤炭疽,同时引起全身毒血症状。荚膜抗吞噬使细菌更易于扩散。局部吞噬细胞吞噬细菌后使之播散至局部淋巴结,细菌经淋巴管或血管扩散,引起局部出血、坏死、水肿,形成淋巴结炎,甚至侵入血液循环引起败血症,进而引起各组织器官的炎症坏死,甚至并发感染性休克和 DIC。

特征性病理改变为受侵袭组织和脏器的出血、坏死和水肿。皮肤炭疽呈痈样肿胀、溃痂和出血性焦痂,周围形成凝固性坏死区,其周围组织呈高度水肿和渗出。肺炭疽表现为小叶出血性肺炎,常累及胸膜和心包。肠炭疽主要病变在回盲部,肠壁表现为出血性炎症伴周围组织高度水肿,以及肠系膜淋巴结炎,腹腔有血性浆液性渗出液。

【临床表现】

皮肤炭疽潜伏期一般1~5天;肺和肠炭疽潜伏期短,一般都在几个小时内。

1. **皮肤炭疽**　占90%,为最常见的临床类型。多见于裸露部位皮肤,如面、颈、肩、手和足等。感染初期表现为红斑,继而形成斑疹或丘疹,数日后发展为含黄色液体的水疱,损害发展,形成溃疡,血性分泌物形成黑色坚硬焦痂,痂下有肉芽组织形成炭疽痈。病程中,有发热、头痛和全身不适等中毒症状。

2. **肺炭疽**　较少见,但病死率高。病初有短暂非特异流感样表现,2~4天后出现严重呼吸困难、高热、发绀、咯血、喘鸣、胸痛和出汗。肺部闻及散在细小湿啰音,或有胸膜炎体征。可发生休克并在24小时内死亡。

3. **肠炭疽**　极罕见,主要表现为发热、腹胀、腹痛、腹泻,通常为血样便或血水样便、恶心、呕吐,呕吐物中可含血丝及胆汁。可伴有消化道外症状和体征。

4. **炭疽败血症**　常继发于肺炭疽、肠炭疽和严重皮肤炭疽。除局部症状加重外,全身毒血症状更为严重,表现为高热、寒战、感染性休克和弥散性血管内凝血等。

【实验室检查】

1. **血常规**　白细胞增高,中性粒细胞显著增多。

2. **病原学检查**　病灶渗出物、痰液、呕吐物、粪便、血液、脑脊液细菌培养阳性是确诊依据。

3. **血清学检查**　主要用于流行病学调查和回顾性诊断。血清抗荚膜抗体和PA外毒素抗体的免疫印迹试验,是特异和敏感的方法。

【诊断要点】

根据流行病学史,患者多从事与动物及其产品接触的工作或有与受感染的动物接触史,结合各炭疽的临床表现,皮肤炭疽表现为皮肤出现无痛性非凹陷性水肿、水疱和焦痂、溃疡等典型改变;肺炭疽表现为淋巴结肿大、咳嗽、胸痛、咳痰带血及呼吸困难等肺部受累表现;肠炭疽特点为出血性肠炎。有以上特征者可作出临床诊断。细菌培养阳性可确定诊断。

【治疗】

青霉素G是首选治疗药物,尚未发现耐药菌株。皮肤炭疽用青霉素G每天240万~320万U静脉注射,疗程7~10天;肺炭疽、肠炭疽和并发败血症者,则用大剂量青霉素G 400万~800万U,每6小时静脉滴注1次。还可用头孢菌素和氨基糖苷类抗生素。

【护理】

1. **一般护理**

(1)隔离与休息:按照甲类传染病管理肺炭疽患者,乙类传染病管理皮肤炭疽和肠炭疽患者。患者应隔离至痊愈、粪便培养2次阴性(间隔5日)。分泌物和排泄物按杀灭芽孢的方法进行灭菌。急性起病、全身症状明显者应卧床休息。

(2)饮食护理:鼓励进食流质、半流质、富含维生素B和维生素C的食物,维持电解质及热量平衡。

2. **病情观察**　监测生命体征,观察患者呼吸节律与频率,判断呼吸困难类型并动态评估患者呼吸困难的严重程度,监测血氧饱和度变化。

3. 对症护理

(1)发热的护理:见第三章第一节中"发热的护理"。皮肤炭疽患者不宜使用乙醇擦浴。

(2)皮肤炭疽的护理:局部病灶切忌挤压、触摸和切开引流,以避免发生败血症。每日创面用 1∶2 000 高锰酸钾冲洗后,敷红霉素或四环素软膏,再无菌纱布包扎,并观察记录创面情况。

(3)肺炭疽的护理:根据呼吸困难类型、严重程度不同,进行合理氧疗或机械通气,以缓解呼吸困难症状。

4. 心理护理

向患者及家属介绍疾病相关知识,鼓励患者树立战胜疾病的信心,积极配合医护人员治疗,缓解患者焦虑的情绪。

【预防】

加强病原监测,严格管理传染源。高危行业从业人员应严格进行劳动保护,加强对牛羊等动物的检验检疫。患者分泌物和排泄物、污染的敷料及用品等应严格消毒处理或焚烧。

高危人群、疫区人群和流行区动物进行预防接种是最重要的预防措施。我国使用的是"人用皮上划痕炭疽减毒活疫苗",接种 2 天后产生免疫力,可维持 1 年,在疫情时期可进行应急接种。

(林秀如)

第十二节　布鲁氏菌病

布鲁氏菌病(brucelosis)又称波状热,是由布鲁氏菌引起的人兽共患传染病。临床特点为长期发热、多汗、关节痛及肝脾大等。本病一般预后良好,经正规、足疗程的治疗可完全康复,未经抗生素治疗的患者 1~3 个月可自行缓解,但易复发。

【病原学】

布鲁氏菌是一组微小的球状、球杆状、短杆状细菌。不活动,无鞭毛、无芽孢,光滑型菌株有荚膜,革兰氏染色阴性,专性需氧,在严格厌氧环境中不生长。可分为 6 个生物种、19 个生物型。临床上以羊、牛、猪、犬 4 个种对人类致病,其中以羊种菌致病力最强,对人兽危害最大。在自然环境中布鲁氏菌生命力较强,在乳及乳制品、皮毛中能长期存活,病畜分泌物、排泄物及死畜脏器中存活 4 个月。加热 60℃ 或日光下暴晒 10~20 分钟可被杀死,对常用化学消毒剂敏感。

【流行病学】

1. 传染源　患病的羊、牛、猪及犬是本病的主要传染源,病畜的分泌物、排泄物、流产物及乳类含有大量病菌。目前已知有 60 多种家畜家禽及野生动物是布鲁氏菌的宿主。

2. 传播途径　有多种途径传播。①经皮肤黏膜接触传播:直接接触病畜的排泄物、分泌物,或在屠宰、加工皮毛等过程中未加防护,经皮肤伤口或眼结膜而感染。②经消化道传播:进食被布鲁氏菌污染的水、食物或病畜的生奶、未熟的肉或内脏而受染。③经呼吸道传播：病原菌污染环境，形成气溶胶经吸入感染。④其他：苍蝇携带、蜱叮咬、母婴垂直、性接触等方式传播。

3. 人群易感性　人群普遍易感，感染后可获一定免疫力。高危人群主要包括兽医、畜牧者、屠宰工人、皮毛加工工人、进食被污染的动物产品或制品者。

4. 流行特征　春末夏初多见；主要流行于西北、东北、青藏高原及内蒙古等牧区；大城市可见散发病例；我国以牛种菌和羊种菌为主要病原体。

【发病机制与病理】

布鲁氏菌可同时引起体液和细胞介导的免疫反应。病菌自皮肤或黏膜侵入人体，随淋巴液到达淋巴结，被吞噬细胞吞噬。如吞噬细胞未能将其杀灭，则细菌在胞内生长繁殖，形成局部原发病灶，继而在吞噬细胞内大量繁殖导致吞噬细胞破裂，并随血流扩散至全身，在肝、脾、淋巴结、骨髓等处的单核巨噬细胞系统内繁殖，形成多发性病灶。在机体各因素的作用下，病原菌释放出内毒素及菌体其他成分，可导致菌血症、毒血症和败血症的发生。

【临床表现】

潜伏期1～4周，平均2周，少数患者感染数月或1年以上发病。临床上可分为急性感染、亚急性感染和慢性感染，急性感染指病程在3个月以内，亚急性感染指病程在3个月至1年，慢性感染指病程超过1年。

1. 急性和亚急性感染

(1) 发热：典型病例表现为波状热，已不多见。目前以不规则热型多见，发热前多有畏寒、寒战，高热时可无明显不适，但体温下降时自觉症状加重，这种现象为布鲁氏菌病所特有。

(2) 多汗：为病的突出症状之一，夜间或凌晨热退时大汗淋漓，不发热时亦有多汗，大汗后软弱无力，易发生虚脱。

(3) 肌肉和关节疼痛：全身肌肉和多发性、游走性大关节疼痛。一些病例还可有脊柱（腰椎为主）骨关节受累，表现为疼痛、畸形和功能障碍等。

(4) 肝脾及淋巴结肿大：多数患者可见，淋巴结肿大常见于腋下或腹股沟处，肿大的淋巴结一般无明显疼痛，可自行消散。

(5) 神经系统症状：患者常出现神经痛，以坐骨神经和腰骶神经疼痛多见，少数患者还可发生脑膜炎、脊髓炎。

(6) 其他：男性病例可伴有睾丸炎，女性病例可见卵巢炎等。

2. 慢性感染　多由急性或亚急性感染发展而来，也可无急性病史。症状多不明显，主要表现为长期低热或无热、乏力、多汗、头痛，有固定或反复发作的关节和肌肉疼痛，常伴有失眠、注意力不集中等精神症状。

【实验室检查】

1. 血常规　白细胞计数通常正常或降低，淋巴细胞相对或绝对增加。血沉在急性期加快，慢性期正常或偏高。

2. 病原学检查　从血液、脑脊液、骨髓关节液、组织抽吸物或活检样本中分离到布鲁氏菌可明确诊断，骨髓培养的阳性率较血培养高。

3. 血清学检查　一般实验室常用试管法，平板法适用于筛查。急性感染中，IgM抗体产生较早，IgG、IgA随后产生。

【诊断要点】

根据流行病学资料,有流行地区居住史,与病畜接触史,或进食未严格消毒的乳制品及未煮熟的畜肉史。急性期发热反复发作,伴有多汗、游走性关节痛等表现,可作出临床诊断。布鲁氏菌培养阳性即可确诊。

【治疗】

治疗原则为抗菌治疗,采用早期、彻底、足疗程、联合用药,以减少复发,防止耐药菌株的产生,提高疗效。WHO推荐联合应用利福平和多西环素作为首选方案,有神经系统受累者应选用四环素加链霉素。高热患者用物理降温;剧烈头痛、关节痛者用镇痛药;有明显中毒症状和睾丸炎者可短期内应用糖皮质激素。

【护理】

1. 一般护理

(1)隔离与休息:采取接触隔离措施,急性期疼痛明显时应卧床休息,注意保暖,协助患者保持关节的功能位。间歇期可进行日常活动,但不宜过劳。

(2)饮食护理:给予高热量、高蛋白、富含维生素、易消化的食物,成人每天摄入3 000ml左右的水量,保证足够的水分。

2. 病情观察 严密监测患者的生命体征,每2~4小时测体温1次,观察体温的升降特点,判断热型变化。观察有无肝、脾、淋巴结肿大,了解关节、肌肉疼痛的程度、部位及伴随症状。

3. 对症护理

(1)发热的护理:见第三章第一节中"发热的护理"。避免选用大剂量退热药,鼓励患者少量、多次饮水,保证液体摄入量。

(2)疼痛的护理:每天用5%~10%硫酸镁热敷疼痛部位2~3次,也可用短波透热疗法、水浴疗法、针刺疗法等以减轻疼痛。神经痛明显者,遵医嘱使用消炎止痛药或采用0.25%~0.5%普鲁卡因20~40ml局部封闭。对睾丸胀痛不适者,可用"十"字吊带托法。慢性患者,可采用深呼吸、听音乐、肌肉放松等方法,以缓解疼痛。

4. 用药护理 观察抗菌药物疗效及不良反应。利福平为半合成广谱抗菌药,可引起肝损害,分泌物、排泄物变成橘黄色,对严重肝肾功能不全、胆管堵塞患者及妊娠3个月以内的妇女禁用,小于5岁的儿童慎用。多西环素可致骨发育不良、胃肠道反应、肝损害、过敏反应等。四环素可引起恶心、呕吐、腹部不适、腹痛等,应指导患者饭后服用;链霉素可致唇周或指端麻木感及耳鸣、听力减退、平衡失调等。

5. 健康指导 帮助患者和家属认识此病,说明急性期彻底治疗的重要性,以免复发和慢性化。

【预防】

对牧场、乳厂和屠宰场的牲畜定期卫生检查,发现病畜及时隔离治疗,必要时宰杀。加强畜牧产品的卫生监督,禁食病畜肉及乳品;病畜的流产物及死畜必须深埋;皮毛消毒后需放置3个月以上方可运出疫区;病畜用过的牧场须经3个月自然净化后才能重新使用。

对有可能感染的人员或牲畜进行预防接种,以减毒活菌苗做皮下注射或气溶胶吸入,保护期1年。

(林秀如)

第十三节　流行性脑脊髓膜炎

流行性脑脊髓膜炎（meningococcal meningitis）简称为流脑，是由脑膜炎奈瑟菌引起的急性化脓性脑膜炎。其主要临床表现为突发高热、剧烈头痛、频繁呕吐、皮肤黏膜瘀点、瘀斑及脑膜刺激征，严重者可有败血症休克和脑实质损害，常可危及生命。

【病原学】

脑膜炎奈瑟菌又称脑膜炎双球菌，属奈瑟菌，革兰氏染色阴性，为专性厌氧菌。脑膜炎奈瑟菌具有以下抗原：血清群特异性荚膜多糖、主要外膜蛋白、脂寡糖及菌毛抗原等。按表面特异性荚膜多糖抗原不同分为 13 个群。人是本菌唯一的天然宿主。脑膜炎奈瑟菌对干燥、湿热、寒冷、阳光、紫外线及一般消毒剂均敏感，在体外易自溶死亡。

【流行病学】

1. 传染源　带菌者和流脑患者是本病的传染源。本病隐性感染率高，带菌者作为传染源的意义更重要。

2. 传播途径　飞沫传播。因本菌在外界生活力极弱，故间接传播的机会较少。但密切接触如同睡、怀抱、哺乳、亲吻等，对 2 岁以下婴幼儿传播有重要意义。

3. 人群易感性　人群普遍易感。5 岁以下儿童，尤其是 6 个月～2 岁婴幼儿的发生率最高。人感染后产生持久免疫力。

4. 流行特征　本病遍布全球，温带地区可出现地方性流行；大城市发病较少，中小城市和乡镇发病较多；全年均可发病，多见于冬春季节。

【发病机制与病理】

病原菌自鼻咽部侵入人体，细菌和宿主间的相互作用决定是否发病以及病情的轻重。致病物质包括荚膜、菌毛和内毒素。荚膜可抵抗宿主体内吞噬细胞的吞噬作用，增强细菌对机体的侵袭力。菌毛介导细菌黏附在宿主易感细胞表面，有利于细菌在宿主体内定居、繁殖，脑膜炎奈瑟菌释放的内毒素是脑膜炎奈瑟菌的主要致病物质。内毒素作用于小血管或毛细血管，引起血栓、出血，表现为皮肤出血性瘀斑；作用于肾上腺，导致肾上腺出血。大量内毒素可引起弥散性血管内凝血，导致休克，预后不良。

败血症期主要病变是血管内皮细胞损害，血管壁炎症、坏死和血栓形成，血管周围出血，可表现为皮肤黏膜局灶性出血或心、肺等脏器广泛出血。脑膜炎期主要病变部位在软脑膜和蛛网膜，表现为血管充血、出血、炎症和水肿，颅底部可出现脑神经损害。暴发型脑膜脑炎病变主要为脑实质损害，脑组织坏死、充血、出血及水肿。

【临床表现】

潜伏期一般为 2～3 天，最短 1 天，最长 7 天。按病情可分为以下各型：

1. 普通型　约占发病者的 90%。

（1）前驱期（上呼吸道感染期）：主要表现为上呼吸道感染症状，持续 1～2 天。

（2）败血症期：此期表现为高热、寒战、体温高达 40℃以上，伴全身中毒症状，精神极度萎靡。70%以上的患者皮肤黏膜出现瘀点，初呈鲜红色，迅速增多，扩大，常见于四肢、软腭、眼结膜及臀等部位（见文末彩图11-2）。本期持续1～2天后进入脑膜炎期。

（3）脑膜炎期：除败血症期高热及中毒症状外，同时伴有剧烈头痛、喷射性呕吐、烦躁不安以及脑膜刺激征，重者谵妄、抽搐及意识障碍。本期经治疗通常在2～5天内进入恢复期。

（4）恢复期：体温逐渐下降至正常，瘀点、瘀斑消失，神经系统检查恢复正常。病程中约有10%的患者可出现口周疱疹。患者一般在1～3周内痊愈。

2. 暴发型　起病急骤，病情变化迅速，如不及时治疗可于24小时内危及生命，病死率高。儿童多见。又可分为以下三种类型：

（1）休克型：严重中毒症状，短时间内出现瘀点、瘀斑，可迅速增多融合成片。随后出现面色苍白、唇周及肢端发绀，四肢厥冷、脉搏细速、呼吸急促。病情可迅速恶化，周围循环衰竭症状加重，血压显著下降，尿量减少，昏迷。

（2）脑膜脑炎型：主要表现为脑膜及脑实质损伤，常于1～2天内出现严重的中枢神经系统症状，迅速出现昏迷。颅内压增高，脑膜刺激征阳性，可有惊厥、锥体束征阳性，严重者可发生脑疝。

（3）混合型：可先后或同时出现休克型和脑膜脑炎型的症状。

3. 轻型　表现为低热、轻微头痛及咽痛等上呼吸道症状，可见少量出血点。

4. 慢性型　不多见，成人患者较多，病程可迁延数周甚至数月。

【实验室检查】

1. 血常规　白细胞总数明显增加，一般在$(10\sim20)\times10^9/L$以上，中性粒细胞升高80%～90%。并发DIC者血小板减少。

2. 脑脊液　病初或休克型患者，脑脊液多无改变，应12～24小时复查。典型的脑膜炎期，压力增高，外观呈混浊米汤样甚或脓样；白细胞数明显增高至$1\,000\times10^6/L$以上，以多核细胞为主；糖及氯化物明显减少，蛋白含量升高。

3. 病原学检查

（1）涂片：瘀点、瘀斑涂片简便易行，阳性率为60%～80%，应用抗生素早期亦可获得阳性结果，是早期诊断的重要方法。

（2）细菌培养：取瘀斑组织液、血或脑脊液进行培养。应在使用抗菌药物前收集标本。如有脑膜炎奈瑟菌生长，应做药物敏感性试验。

4. 血清免疫学检查　常用对流免疫电泳法、乳胶凝集试验、反向间接血凝试验、ELISA法等进行脑膜炎奈瑟菌抗原检测。

【诊断要点】

根据有无流脑流行病学史和典型的临床表现及脑积液检查符合化脓性脑膜炎，伴有皮肤瘀点、瘀斑作出临床诊断。在临床诊断基础上，细菌学或流脑特异性血清免疫学检查阳性可确诊。

【治疗】

1. 普通型　一旦高度怀疑流脑，应在30分钟内给予抗菌治疗。尽早、足量应用对细菌敏感并能透过血脑屏障的抗菌药物，目前青霉素对脑膜炎球菌仍为一种高度敏感的杀菌药物。第三代头孢菌素对脑膜炎球菌抗菌活性强，易透过血脑屏障，且毒性低。

2. 暴发型流脑

（1）休克型治疗：尽早应用抗菌药物，可联合用药。迅速纠正休克，抗 DIC 的治疗，应用肾上腺皮质激素，保护重要脏器功能。

（2）脑膜脑炎型治疗：治疗关键是及早发现脑水肿，积极脱水治疗，预防脑疝，保持呼吸道通畅，必要时气管插管、使用呼吸机治疗。

（3）混合型：积极抗休克治疗同时注重脑水肿的治疗。

【护理】

1. 一般护理

（1）隔离与休息：采取飞沫隔离措施，隔离至症状消失后 3 天，一般不少于病后 7 天。密切接触者应医学观察 7 天。患者应绝对卧床休息，治疗护理操作集中进行，尽量减少搬动患者，避免诱发惊厥。剧烈头痛时，注意避免强光刺激以免诱发惊厥。呕吐时，将患者头偏向一侧，防止误吸。颅内高压的患者需抬高头部。腰椎穿刺后，协助患者去枕平卧 4～6 小时。

（2）饮食护理：进食高糖、高蛋白、高维生素、易消化的流食或半流食。鼓励患者少量、多次饮水，成人保证每日液体入量 2 000～3 000ml。频繁呕吐不能进食者给予静脉补液。

2. 病情观察
严密监测生命体征、意识状态，记录 24 小时出入量。当患者出现意识障碍、烦躁不安、剧烈头痛、喷射性呕吐等征象时，提示有颅内压增高的可能。当患者呼吸频率和节律出现异常、瞳孔对光反射迟钝或消失、两侧瞳孔不等大不等圆时，提示有脑疝的可能。注意全身皮肤有无瘀点、瘀斑，其部位、范围、程度、进展或好转情况。当患者皮肤瘀点、瘀斑迅速增多或有鼻、消化道出血等症状时，考虑有 DIC 的可能。

3. 对症护理

（1）发热护理：见第三章第一节中"发热的护理"。

（2）皮肤护理：重点保护出现瘀点瘀斑部位，避免搔抓，防止继发感染，昏迷患者加强皮肤管理，避免出现压疮。

（3）呼吸衰竭患者：加强呼吸道管理，意识障碍者加强生活护理、基础护理及安全管理。

（4）抗休克的护理：迅速建立静脉通路，根据血压、尿量随时调整输液速度，注意有无肺水肿及心衰等输液反应的发生，应用血管活性药物，注意观察疗效及副作用。

4. 用药护理
使用青霉素治疗，应注意观察有无青霉素过敏反应。应用氯霉素治疗，应注意有无胃肠道反应、骨髓抑制现象等。

5. 健康指导
给患者讲解流脑的临床特点及预后，指导出现神经系统损害后遗症患者和家属做功能锻炼、按摩等，提高患者自我管理能力及生活质量。

【预防】

搞好环境卫生，保持室内通风。流行期间加强宣教，避免大型集会或集体活动，避免携带儿童到人多拥挤的公共场所，体质虚弱者做好自我防护，外出佩戴口罩。

疫苗预防以 15 岁以下儿童为主要对象，新兵入伍及免疫缺陷者均应注射。国内多年来应用脑膜炎奈瑟菌 A 群流脑多糖疫苗，保护率达 90% 以上。近年由于 C 群流行，我国开始接种 A＋C 群流脑多糖疫苗，也有很高的保护率。A 群流脑多糖疫苗接种 2 剂次（6 月龄、9 月龄各接种 1 剂）；A＋C 群流脑多糖疫苗接种 2 剂次（3 周岁、6 周岁各接种 1 剂）。

（王　微）

第十二章　立克次体传染病的护理

学习目标

1. 掌握立克次体传染病的相关概念与临床表现。
2. 熟悉常见立克次体传染病的流行病学与治疗原则。
3. 了解常见立克次体传染病的实验室检查与诊断要点。
4. 学会立克次体传染病的护理理论知识与健康指导。

第一节　流行性斑疹伤寒

流行性斑疹伤寒(epidemic typhus)又称虱传斑疹伤寒,是由普氏立克次体引起的,通过人虱传播的急性传染病。临床上以持续高热、头痛、皮疹与神经系统症状为主要特征,病程2～3周。

【病原学】

普氏立克次体属于立克次体属、斑疹伤寒群,呈多形性球杆状,革兰氏染色阴性。普氏立克次体耐冷不耐热,56℃加热30分钟或37℃加热5～7小时即可灭活,对紫外线及一般消毒剂均较敏感,但对干燥有抵抗力,干燥虱粪中可存活数月。

【流行病学】

1. **传染源**　患者是唯一的传染源,病程第1周传染性最强,一般不超过3周。

2. **传播途径**　人虱是本病的传播媒介,以体虱为主,头虱次之。主要的传播方式是"人—虱—人"传播,虱粪中的立克次体偶可随尘埃经呼吸道、口腔或眼结膜感染。

3. **人群易感性**　人群普遍易感,病后可获较持久免疫力。

4. **流行特征**　本病流行与人虱密切相关,故多发生于寒冷地区的冬春季节。战争、灾荒及卫生条件不良易引起流行。

【发病机制与病理】

主要为病原体所致的血管病变、毒素引起的毒血症及变态反应。立克次体侵入人体后,先在小血管内皮细胞内繁殖,细胞破裂后,立克次体释放入血形成立克次体血症,侵袭全身小血管内皮细胞,病原体死亡,释放大量毒素可引起全身中毒症状。病程第2周随着机体抗感染免疫的产生出现变态反应,使血管病变进一步加重。

典型病理变化是增生性、血栓性、坏死性血管炎及血管周围炎性细胞浸润所形成的斑疹伤寒结节,多见于皮肤、心肌、中枢神经系统。

【临床表现】

潜伏期 5～24 天，平均 10～14 天。

1. 典型斑疹伤寒

（1）发热：起病多急骤，伴畏寒及寒战，体温于 1～2 日内达 39～40℃，多呈稽留热型。高热持续 2～3 周后，体温迅速降至正常。伴剧烈头痛、烦躁不安、面部及眼结膜高度充血等全身毒血症症状。

（2）皮疹：90% 以上患者有皮疹，为本病的重要特征。在病程第 4～5 日出现皮疹。先见于躯干、很快蔓延至四肢，数小时至 1 日内遍及全身。初起充血性斑疹或丘疹、压之退色，继之转为暗红色或出血性斑丘疹，压之不退色，皮疹持续 1 周左右消退。

（3）中枢神经系统症状：有剧烈头痛，伴头晕、耳鸣及听力减退。随着病情的加重，可出现烦躁不安、谵妄、反应迟钝等脑膜炎表现。

（4）循环系统：可有中毒性心肌炎，严重者可休克。

（5）其他：肝脾大，有少数患者发生支气管炎或支气管肺炎。

2. 轻型斑疹伤寒　其特点为：①全身中毒症状轻，但全身酸痛，头痛仍较明显；②热程短，持续 7～14 日，体温一般 39℃ 左右，可呈弛张热；③皮疹少，胸腹部出现少量充血性皮疹，1～2 天即消退；④神经系统症状较轻；⑤肝脾大少见。

3. 复发型斑疹伤寒　又称布 - 津病，指初次感染流行性斑疹伤寒病后因复发所引起的疾病。其特点为：①病程短，7～10 日；②发热不规则，病情轻；③皮疹稀少或无皮疹；④外斐反应常为阴性或低效价。

【实验室检查】

1. 血、尿常规　白细胞计数多正常，嗜酸性粒细胞减少或消失，血小板减少。尿蛋白常阳性。

2. 血清学检查

（1）外斐反应：凝集效价 1∶160 以上或双份血清效价递增 4 倍及以上者有诊断意义，但不能与地方性斑疹伤寒鉴别。

（2）立克次体凝集试验：以普氏立克次体为抗体与患者血清中的抗原做凝集反应，特异性强、阳性率高，可与地方性斑疹伤寒鉴别。

（3）其他：补体结合试验、间接血凝试验等，可用于进行疾病的流行病学调查。

3. 病原学检查

（1）核酸检测：采用 PCR 方法从患者血液标本扩增出普氏立克次体 DNA 片段。

（2）病原体分离：有条件的实验室可采集患者血液标本直接接种豚鼠，分离普氏立克次体。

【诊断要点】

当地有斑疹伤寒流行或 1 个月内去过流行区，有虱叮咬史或患者接触史，出现发热、皮疹、中枢神经系统症状，外斐反应凝集效价达到 1∶160 以上或双份血清效价递增 4 倍及以上即可诊断。

【治疗】

病原治疗是本病的主要治疗措施，可用多西环素，成人每天 0.2～0.3g，顿服或分 2 次服用。也可选择喹诺酮类、四环素、氯霉素治疗，疗程 3～6 天。剧烈头痛者可用止痛镇静剂；

中毒症状严重者可应用肾上腺皮质激素，慎用退热剂，以防大汗虚脱。

【护理】

1. 一般护理

（1）隔离与休息：采取接触隔离措施，早期隔离患者，灭虱是控制流行及预防本病的关键。个人卫生状况差的患者入院后应尽快进行卫生整顿、彻底灭虱，剃除身体毛发，洗澡、更衣，剃下的毛发包好烧掉，换下的衣服可高压消毒或使用化学药物如敌百虫等进行灭虱，24 小时后观察灭虱效果，必要时须重复灭虱。病室每日开窗通风 2 次，每次 30 分钟，皮疹较重，伴有发热等症状者应卧床休息。

（2）饮食护理：给予高热量、适量维生素的流质或半流质饮食。避免进食辛辣刺激性食物，多饮水。

2. 病情观察　密切观察患者的生命体征、皮疹、神志精神症状的变化。严密观察患者皮疹出现的时间、部位、颜色、范围和变化情况等。注意观察患者有无咳嗽、胸痛、呼吸急促、脉搏加快、心音低钝、心律失常等症状，以便及时发现心肺并发症。

3. 对症护理　对高热者可物理降温，成人每天补液量 3 000ml 左右；皮疹的护理，见第三章第一节中"皮疹的护理"。

4. 健康指导　指导患者养成良好的个人卫生习惯，勤洗澡、勤更换衣物，告知患者在恢复期及出院后均要注意休息，避免劳累，逐渐恢复体力。有疾病复发的可能，如再次出现与初次患病相似的临床表现，需要及时就医。

【预防】

密切接触者医学观察 21 天。防虱、灭虱是关键，发现患者同时，对患者及其接触者均应进行灭虱处理。

对疫区居民、准备进入疫区者可进行疫苗接种，国内常用鼠肺灭活疫苗。

（侯绪娜）

第二节　地方性斑疹伤寒

地方性斑疹伤寒（endemic typhus）亦称鼠型斑疹伤寒，由莫氏立克次体引起，以鼠蚤为媒介传播的急性传染病。其临床特征与流行性斑疹伤寒相似，但症状较轻，病程较短，病死率低。

【病原学】

莫氏立克次体的形态、染色特点、生化反应、培养条件及抵抗力均与普氏立克次体相似，区别在于：①莫氏立克次体接种雄性豚鼠腹腔后，豚鼠除发热外，阴囊高度水肿，称之为豚鼠阴囊现象；普氏立克次体仅引起轻度阴囊反应；②莫氏立克次体可引起大白鼠发热或致死，并在其脑内存活数月，故可用之保存菌种或传代；普氏立克次体仅使大白鼠形成隐性感染；③莫氏立克次体接种于小白鼠腹腔内可引起致死性腹膜炎及败血症。

莫氏立克次与普氏立克次体因具有相同的可溶性抗原而有交叉反应，但两者的颗粒性抗原不同,故可用凝集反应和补体结合试验加以区别。

【流行病学】

1. **传染源** 家鼠为本病的主要传染源。以鼠 - 鼠蚤 - 鼠的循环形式在鼠间传播。鼠蚤在鼠死亡后离开鼠体叮咬人而使人受感染。此外,患者及牛、羊、猪、马等有可能作为传染源。

2. **传播途径** 主要通过鼠蚤的叮咬传播。鼠感染后,立克次体在其血内循环,此时鼠蚤吸血,莫氏立克次体随血入蚤肠繁殖,由蚤粪通过搔抓的伤痕,立克次体侵入人体,或病原体以气溶胶方式经呼吸道、眼结膜而致感染。人食入被鼠尿、粪污染物的食物亦可受染。

3. **人群易感性** 人群普遍易感,病后可获持久免疫力,与流行性斑疹伤寒有交叉免疫力。

4. **流行特征** 本病属自然疫源性疾病。散布全球,温带及热带较多,我国夏秋季节有散发病例。

【发病机制】

同流行性斑疹伤寒,但程度较轻。

【临床表现】

潜伏期1～2周,症状、体征与流行性斑疹伤寒相似,但病情轻、病程短。

1. **发热** 起病多急骤,发热为稽留热或弛张热型,体温多在39℃左右,持续9～14天,伴全身酸痛、头痛、结膜充血等表现。

2. **皮疹** 50%～80%患者有皮疹。皮疹出现的时间差异很大,一般皮疹从胸、腹部开始,然后向肩、背及四肢扩散,皮疹也可从四肢扩散到躯干,但是脸和颈部、手掌、足底一般无皮疹。早期皮疹为粉红色的斑疹,按之即退;随后皮疹发展为暗红色的斑丘疹,压之不退。

3. **中枢神经系统症状** 大多表现为头痛、头晕、失眠等轻度神经系统症状,谵妄、嗜睡、颈项强直及脑膜刺激症状等少见。

4. **其他** 消化系统有食欲减退、恶心、呕吐、腹胀等,约50%患者脾脏轻度大,有部分患者发生支气管炎。

【实验室检查】

1. **血常规** 白细胞计数多正常,少数出现血小板减少。

2. **血清学检查** 外斐反应亦阳性,但滴度较低。间接免疫荧光试验的莫氏立克次体血清抗体效价 IgM≥1:40 或 IgG≥1:160 效价,或两次血清标本的抗体效价提高4倍或4倍以上为斑疹伤寒现症感染抗体检测阳性。

3. **病原学检查**

(1)核酸检测:采用 PCR 从患者血液标本扩增出莫氏立克次体 DNA 片段核酸检测阳性。

(2)病原体分离:有条件的实验室可采集患者血液标本,直接接种豚鼠分离莫氏立克次体。

【诊断要点】

结合居住地区流行情况,有鼠及蚤叮咬史及典型临床表现可诊断;外斐反应有筛选价值,确诊有赖于病原体分离。

治疗与护理可参照"流行性斑疹伤寒"。

【预防】

灭鼠、灭蚤,做好室内环境和个人卫生为重要措施。尽早隔离患者,做好患者卫生工作。进入疫区工作时要做好防护。

疫苗接种对象为灭鼠工作人员及与莫氏立克次有接触的实验室工作人员,可采用普氏立克次体灭活疫苗对高风险人群进行免疫接种。

(侯绪娜)

第三节　恙　虫　病

恙虫病(tsutsugamushi disease)又名丛林斑疹伤寒,是由恙虫病东方体引起的一种急性自然疫源性疾病。临床上以火山口样焦痂、发热、皮疹、肝脾淋巴结肿大以及周围血液白细胞数减少为特征。

【病原学】

恙虫病东方体呈球状或球杆状,专性细胞内寄生,在细胞质内靠近细胞核旁成堆排列,革兰氏染色阴性。恙虫病东方体可分为不同血清型,相互之间有一定的交叉免疫作用。恙虫病东方体的抵抗力弱,可自然失活,不易保存,对一般消毒剂敏感,加热56℃ 10分钟或0.5% 苯酚均可杀灭,对氯霉素、四环素和红霉素类均敏感,但能耐受青霉素、头孢菌素和氨基苷类抗生素。

【流行病学】

1. 传染源　鼠类是主要传染源,国内以褐家鼠、黄毛鼠等为主。患者虽然血液中也有恙虫病东方体,但被恙螨叮咬的可能性极小,故作为传染源的意义不大。

2. 传播途径　本病通过携带恙虫病东方体的恙螨幼虫叮咬传播。恙螨多生活于温度较高、湿度较大的丛林边缘、草莽地带、河湖岸边及农田的土壤中,这些地区常是鼠类活动场所。恙螨生活周期包括卵、幼虫、蛹、稚虫和成虫五期,其中只有幼虫是寄生性,当幼虫叮咬带有恙虫病东方体的动物时受感染并在体内繁殖,经卵传代,到第二代幼虫,仍带有该病原体,如该幼虫再叮咬人或动物时,即可将病原体传染,如此不断循环。

3. 人群易感性　人群普遍易感,野外工作者、较多接触丛林杂草者等因暴露机会多而发病率较高。

4. 流行特征　本病一般为散发。我国南北流行的季节有差异,南方多发生于夏秋季,与降雨集中引起地面恙螨扩散有关;北方多发于秋冬季,与螨及野鼠的密度增加有关。

【发病机制和病理】

病原体从叮咬处侵入人体,先在叮咬局部组织细胞内繁殖,引起局部皮损,继而直接或经淋巴系统进入血液循环,形成恙虫病东方体血症。恙虫病东方体死亡后所释放的毒素是引起全身毒血症状和多脏器病变的主要因素。

本病的基本病理变化为全身小血管炎、血管周围炎及单核吞噬细胞增生。叮咬的局部,皮肤先有充血、水肿,形成小丘疹,继成小水疱,水疱中央坏死、出血,形成圆形或椭圆形的黑色痂皮,称为焦痂。痂皮脱落可呈溃疡。

【临床表现】

潜伏期4～21天,一般为10～14天。

205

1. 全身表现　一般无前驱症状，起病急，体温 1～2 天内可高达 41℃，多呈弛张热型，常伴有寒战、剧烈头痛、全身酸痛、食欲下降、恶心、呕吐等，颜面及颈胸部潮红、结膜充血、淋巴结肿大、皮疹、肝脾大等。重者可有谵妄，昏迷、抽搐、脑膜刺激征等中枢神经系统症状；心率快、心音弱、心律紊乱等心肌炎表现；咳嗽、胸痛、气促等肺炎症状。少数患者可有广泛出血、多器官衰竭，如未及时得到有效的病原治疗，部分患者可病重死亡。

2. 特征性体征　对于诊断有重要价值。

（1）焦痂与溃疡：可见于 70% 以上的患者。焦痂呈圆形或椭圆形，直径 2～15mm，焦黑色，边缘突起，如堤围状，周围有红晕，无继发感染则不痛不痒。痂皮脱落后形成溃疡，常有血清样渗出液，偶有继发性化脓现象。多数患者仅有 1 个焦痂或溃疡，由于恙螨喜好叮咬人体湿润、气味较浓以及被压迫的部位，故焦痂多见于腋窝、外生殖器、腹股沟、肛周和腰背等处。

（2）淋巴结肿大：焦痂附近的局部淋巴结常明显肿大，有压痛，不化脓，消退较慢。

（3）皮疹：常出现于病程第 4～6 天，为暗红色斑丘疹，直径 2～5mm。多为充血性，少数呈出血性，不伴瘙痒，散在分布于躯干和四肢，面部很少，手掌和足底缺如。

【实验室检查】

1. 血常规　白细胞计数多减少或正常，常有中性粒细胞核左移、淋巴细胞数相对增多。

2. 血清学检查

（1）外斐反应：外斐反应最早可于发病第 4 天出现阳性，第 4 周阳性率开始下降，效价在 1∶160 或以上有诊断意义。

（2）补体结合试验：阳性率较高，特异性较强。

（3）免疫荧光试验：用间接免疫荧光试验检测血清中特异性抗体 IgM 或 IgG，在病程的第 1 周末开始出现阳性，第 2～3 周末达高峰，2 个月后效价逐渐下降，但可持续数年。

（4）特异性抗体检测：检测患者血清中的特异性 IgM 或 IgG 抗体，其中特异性 IgM 抗体的检测有早期诊断价值。

3. 病原学检查

（1）病原体分离：可分离恙虫病东方体。

（2）分子生物学检查：可检测细胞、血液等标本中的恙虫病东方体基因。

【诊断要点】

结合发病前 3 周内是否到过恙虫病流行区，流行季节有无户外工作、野营情况等流行病学特征及特征性体征可作出临床诊断。确诊有赖于补体结合实验、特异性抗体及病原学检查。

【治疗】

多西环素有特效，每日 0.2g，连服 5～7 天。氯霉素、四环素和红霉素对本病有良好疗效，四环素对儿童、孕妇的不良反应较多，宜慎用。红霉素的成人剂量为 1g/d。烦躁不安者可适量应用镇静药物。重症患者可给予糖皮质激素，以减轻毒血症状。

【护理】

1. 一般护理

（1）隔离与休息：采取接触隔离措施。患者宜卧床休息，居室保持安静、舒适、指导患者及家属注意保持个人和环境卫生。

（2）饮食护理：给予进食易消化、富含维生素、足够热量及蛋白质的流质或软食，少量多餐，以补充机体营养需求。嘱患者多饮水。昏迷患者鼻饲饮食。

2. 病情观察

（1）监测生命体征：若有心率增快、心律失常、咳嗽频繁伴胸痛、气促、神志改变等表现时，可能并发心肌炎、肺炎、脑膜炎等，应及时通知医生，配合处理。

（2）观察皮肤受损情况：①对疑诊恙虫病的患者应仔细观察皮肤有无皮疹或溃疡，注意焦痂和溃疡的部位、大小、形状，是否继发感染；②观察皮疹的性质、形态、分布及消长情况。

3. 对症护理

（1）发热护理：体温超过39℃给予物理降温，酌情使用退热药物，但慎用大量退热药。

（2）皮肤护理：如患者无不适，皮疹无须特殊处理。保持局部皮肤清洁，防止继发感染是护理焦痂、溃疡的关键，可用75%乙醇涂擦溃疡周围皮肤，用过氧化氢溶液、生理盐水涂擦溃疡面，之后用庆大霉素注射液湿敷创面，每天3次，直至痊愈。

4. 用药护理 多西环素易与牛奶、钙、镁、铁、铝、铋等生成不溶性的络合物时，故不宜与上述食物或药物同服，服用多西环素时应观察有无消化道症状及过敏反应。

【预防】

预防本病的关键是灭鼠，避免恙螨叮咬。在野外工作活动时，必须扎紧衣袖口和裤脚口，并可涂上防虫剂，减少恙螨的附着或叮咬。

（侯绪娜）

第四节　斑　点　热

斑点热（spotted fever）是由斑点热群立克次体感染所致的人兽共患的自然疫源性疾病。临床多有发热、皮疹、肌肉酸痛及头痛等，蜱是重要传播媒介。

【病原学】

斑点热群立克次体属于立克次体属，呈短杆状或球形，革兰氏染色呈阴性，其类脂含量高于一般细菌，对干燥及低温抵抗力较强，但对热、一般化学消毒剂敏感。

【流行病学】

本病呈世界性分布，多数经蜱、螨叮咬在动物间流行。

1. 传染源 斑点热群立克次体的主要宿主为啮齿类动物及某些脊椎动物，啮齿类动物中鼠最常见，人作为传染源罕见。

2. 传播途径 多数斑点热立克次体在宿主间主要通过蜱/螨叮咬传播，形成"宿主-蜱/螨-宿主"的传播方式。

3. 易感人群 人群普遍易感，感染后可获得一定免疫力。

【发病机制和病理】

斑点热群立克次体经破损的皮肤黏膜进入机体后，首先在局部淋巴管或小血管等的内皮细胞内增殖，经血管入血形成斑点热群立克次体血症，到达不同器官导致不同病理改变，主要累及单核吞噬细胞,包括血管、肺部、肝脏、肾脏及脾脏等。

【临床表现】

潜伏期多为2～14日,平均为1周。

1. **发热** 多为急性起病,体温可高达40℃,多呈弛张热,发热期间可伴畏寒、乏力、食欲减退、头痛及肌肉酸痛等不适。

2. **皮疹** 大部分患者在发热的2～4日开始出现皮疹,开始为斑丘疹。

3. **焦痂** 多有无痛性溃疡或焦痂形成,伴周围淋巴结肿大、疼痛。

4. **神经系统症状** 患者多有明显头痛、肌肉酸痛及全身不适等。

5. **并发症** 可并发中毒性肝炎,转氨酶升高,可出现黄疸;本病主要累及血管,形成不同程度的血管炎,重者血管阻塞,可导致组织缺氧坏死,累及肢体末端时可能出现坏疽,继发感染性休克等。

【实验室检查】

1. **常规检查** 白细胞计数正常或减少,肝功能转氨酶ALT、AST水平升高。

2. **血清学检查** 斑点热群立克次体外斐试验结果各异。酶联免疫吸附试验(ELISA)、补体结合试验及间接免疫荧光法(IFA)检测具有相对特异性,能区分不同斑点热立克次体。

3. **病原学检查**

(1)分子生物学检测:采用实时定量PCR方法扩增后检测相应基因,在病程第1周即可检出阳性,但其结果受到抗生素使用的影响。

(2)病原体分离培养:采取患者血液经腹腔注入豚鼠培养分离斑点热立克次体,亦可联合间接免疫荧光法检测对应斑点热群立克次体抗原,达到早期诊断的目的。

【诊断要点】

患者发病前2～3周内曾到过疫区,有蜱、螨叮咬史,有典型发热、头痛、乏力及肌肉酸痛等表现,实验室检查发现血常规无明显异常,伴转氨酶轻度升高要考虑本病可能。结合补体实验等检测特异性抗体,或分离斑点热立克次体明确诊断。

【治疗】

常用的药物包括四环素类、大环内酯类、氯霉素类和喹诺酮类。其中四环素类多西环素可作为本病首选,还可选用罗红霉素、阿奇霉素,总疗程为8～10天。有肝功能损害、8岁以下婴幼儿、孕妇或哺乳期妇女禁用多西环素。斑点热患者禁用磺胺类药物,因其有促发立克次体生长繁殖风险。

【护理】

1. **一般护理**

(1)隔离与休息:采取接触隔离措施,给予洗澡、更衣,衣物做好消毒除蜱螨工作。严重时卧床休息,居室保持安静、舒适、每天开窗通风2次。

(2)饮食护理:给予高热量、高蛋白、富含B族和C族维生素、易消化的流质、半流质饮食,忌食辛辣和刺激性食物,鼓励患者多饮水。

2. **病情观察** 监测生命体征,特别是体温的变化;观察皮疹的分布、性质、颜色,是否破溃、感染、结痂;及早发现有无头痛、乏力、黄疸、休克等并发症的症状。

3. **对症护理**

(1)发热的护理:见第三章第一节中"发热的护理"。

（2）皮疹的护理：见第三章第一节中"皮疹的护理"。

【预防】

防鼠、灭鼠是关键，同时蜱、螨既是宿主，又是传播媒介，故应清除杂草，减少蜱、螨等滋生，必要时予以杀虫剂喷洒，做好消灭蜱、螨工作。从事野外活动人群做好个人防护，尽量扎紧袖口、裤口，身体外露部位涂擦防虫剂。

（侯绪娜）

第十三章　螺旋体传染病的护理

学习目标

1. 掌握螺旋体传染病概念与临床表现。
2. 熟悉螺旋体传染病流行病学与治疗。
3. 了解螺旋体传染病实验室检查与诊断要点。
4. 具有螺旋体传染病护理、预防指导能力。

第一节　钩端螺旋体病

钩端螺旋体病（leptospirosis）简称钩体病，是由致病性钩端螺旋体（简称钩体）引起的急性自然疫源性传染病。临床以高热、头痛、结膜充血、腓肠肌压痛及浅表淋巴结肿大为特征，严重者出现肝、肾、中枢神经系统损害和肺弥漫出血，危及生命。

【病原学】

钩体呈细长丝状，有 12～18 个螺旋，菌体的一端或两端弯曲成钩状。革兰氏染色阴性，在光学显微镜下，银染色易查见。有较强的穿透力。电镜观察到的结构包括圆柱形菌体、轴丝和外膜三部分，外膜具有抗原性和免疫原性，其相应抗体为保护性抗体。目前全球已发现 25 个血清群和 200 多个血清型，新血清型仍在不断发现中。常见的有黄疸出血群、波摩那群、犬群、流感伤寒群等，其中波摩那群分布最广，黄疸出血群毒力最强。

钩体抵抗力弱，在干燥环境下数分钟死亡，对常用的各种消毒剂均敏感，极易被稀盐酸、含氯石灰、苯酚和肥皂水灭活，但在 pH 7.0～7.5 的潮湿土壤和水中可存活数月。

【流行病学】

1. **传染源**　钩体的动物宿主相当广泛，已证实我国有 80 多种动物是钩体的传染源，其中主要是鼠类和猪。钩体可在感染动物的肾小管生存达数月至数年之久而不引起发病，但可随尿液排出体外污染水及土壤。因患者尿中排出钩体数量少，且人尿为酸性，钩体不宜生存，故患者作为传染源的意义不大。

2. **传播途径**　直接接触传播是主要传播方式。易感者通过下田劳作、下河捕鱼、游泳等途径，接触被钩体污染的水、泥土后，钩体经裸露的皮肤、黏膜，尤其是破损的皮肤、黏膜进入人体而感染。此外，摄入被感染的动物尿液污染的食物和水，也可感染。

3. **人群易感性**　人群普遍易感，病后对同型钩体有较强的免疫力，部分群间或型间有一定交叉免疫力。

4. 流行特征 本病几乎遍及世界各地,热带、亚热带地区流行较为严重,我国以西南和南方各省多见。全年均有发生,多流行于夏、秋季,6～10月发病最多,非流行期间常为散发。本病流行形式主要为稻田型、洪水型和雨水型三个类型,南方以稻田型为主要流行形式,发病高峰时间与水稻栽种、收割时间吻合,北方以洪水型、雨水型为主要流行形式,发病高峰时间与洪水雨季时间吻合。

【**发病机制与病理**】

本病的临床表现复杂,病情轻重主要与入侵钩体的血清型和机体免疫力有关。钩体经皮肤、黏膜侵入人体,经淋巴管或直接进入血流繁殖产生毒素,形成钩体败血症。其后,钩体侵入内脏器官造成损伤。多数患者为单纯败血症,内脏器官损害轻,少数出现肺出血、黄疸、肾衰竭、脑膜脑炎等。发病10天左右,机体发生免疫反应并产生相应的抗体,病情逐渐好转,部分患者可出现眼及中枢神经系统后发症。

本病的基本病理改变是毛细血管中毒性损伤,其突出特点是严重的器官功能障碍与轻微的组织形态变化的不一致性,即临床表现极为严重的病例,其组织病变仍相对较轻,这种轻微的组织结构变化如及时治疗可迅速恢复。

【**临床表现**】

潜伏期一般7～14天,可长达28天,短至2天,典型临床病程可分早期、中期和后期。

1. 早期(钩体败血症期) 起病后3天内,急性起病,表现为发热和全身感染中毒症状。

(1)症状:急性发热,伴畏寒或寒战,体温39℃左右,多为稽留热。头痛症状比较突出,肌肉酸痛明显,以腓肠肌为主。全身乏力、肢体软弱,腿软明显,甚至不能站立和行走。

(2)体征:发病第1天即可出现结膜充血,后迅速加重,无分泌物;并出现腓肠肌疼痛和浅表淋巴结肿大、压痛,以腹股沟和腋下淋巴结群常见。

2. 中期(器官损伤期) 起病后3～10天,为症状明显阶段。分为以下几型:

(1)流感伤寒型:最多见,病情较轻,仅有早期感染中毒症候群或咽痛、咳嗽等上呼吸道感染症状,无明显脏器损害无内脏损害。病程5～10天,发热渐退而愈。

(2)肺出血型(见文末彩图13-1):起病3～5天开始出现,在早期中毒表现的基础上病情加重,出现不同程度的肺出血。轻度出血仅表现为痰中带血或轻度咯血,肺部听诊有少许湿啰音,X线检查可见散在点状、小片状阴影,及时诊治较易痊愈。肺弥漫性出血则病情危重,进展极快,表现为极度呼吸困难、大咯血,继而神志模糊甚至昏迷,双肺满布湿啰音,X线检查见双肺广泛点片状阴影及大片融合影。本型常在24小时内因肺弥漫性出血而死亡,为钩体病的主要死亡原因。

(3)黄疸出血型(见文末彩图13-2):于病程4～8天出现进行性加重的黄疸、出血和肾损害。本型严重者可出现肝衰竭、出血性休克及急性肾衰竭,其中,急性肾衰竭是本型的常见死因。

(4)肾衰竭型:可有不同程度肾损害,主要表现为蛋白尿、细胞和管型。单纯出现少尿、无尿、氮质血症及尿毒症者少见,往往与各型钩体病并存,其中合并黄疸出血型最为突出。

(5)脑膜脑炎型:少见,病程2～3天出现头痛、呕吐、颈项强直等脑膜炎表现和/或嗜睡、昏迷、抽搐、瘫痪、病理反射阳性等脑炎征象,重者可发生脑水肿、脑疝与呼吸衰竭危及生命。

3. 后期(恢复期或后发症期) 起病10天后,多数患者热退后症状逐渐消失,趋于痊愈。少数退热后于恢复期再次出现症状和体征,称钩体后发症。

(1)后发热:热退后 1～5 天再次出现发热,体温 38℃左右,无须治疗自行退热,后发热与青霉素治疗剂量、疗程无关。

(2)眼后发症:热退后 1 周至 1 个月出现,以葡萄膜炎、虹膜睫状体炎常见。

(3)反应性脑膜炎:少数患者在后发热同时出现脑膜炎表现,但脑脊液钩体培养阴性,预后良好。

(4)闭塞性脑动脉炎:病后半个月至 5 个月出现偏瘫、失语、反复短暂肢体瘫痪。

【实验室检查】

1. **一般检查** 血常规白细胞轻度增高或正常,病情严重者血小板减少,血沉增快是本病的一个特征,一般可持续 2～3 周。多数患者尿常规可见红细胞、白细胞、蛋白尿、管型尿。

2. **病原学检查** ①取患者的血液、尿液或脑脊液直接镜检,在暗视野显微镜下可见活动的钩端螺旋体。②PCR 可检测出患者血液、尿液、脑脊液中的钩端螺旋体核酸,具有特异、敏感、快捷等特点,用于钩体病的早期诊断。③病原体分离培养:发病 1 周内外周血中存在大量钩体,在柯氏培养基内培养,阳性率为 20%～70%,但需时较长,至少 1 周时间,不适合做早期诊断。

3. **血清学检查** ①显微凝集试验:目前国内最常用的诊断方法,患者恢复期血清中钩端螺旋体抗体效价较早期血清有 4 倍或 4 倍以上升高,或单份血清抗体效价≥1∶400。②酶联免疫吸附试验(ELISA):检测患者血清、脑脊液中特异性 IgM 抗体,特异性和敏感性较高。

4. **其他检查** 肾衰竭者有肾功能异常;肺出血型者的 X 线片可见片状或点状出血影;黄疸出血型有肝功能严重异常;脑膜脑炎型者可见脑脊液压力增高,蛋白增加、白细胞增多、糖及氯化物正常,多数患者能分离到钩体。

【诊断要点】

根据流行病学资料,在流行地区、流行季节,发病前 4 周接触疫水或接触病畜史,结合钩体血症的 3 个症状(急性畏寒发热、疼痛、乏力)和 3 个体征(结膜充血、腓肠肌压痛、浅表淋巴结肿大与压痛)及多脏器损害等表现,可作出临床诊断,确诊有赖于病原学及血清学检查。

【治疗】

治疗原则为"三早一就",即早发现、早诊断、早治疗,就地或就近治疗。早期使用敏感抗生素可缩短疗程,减轻内脏损害。

青霉素为治疗钩体病首选药物。用大剂量青霉素时,短时间内大量钩体被杀死会释放毒素引起临床症状加重,称为赫氏反应,多在首剂青霉素后半小时至 4 小时发生。青霉素过敏者可改用庆大霉素、四环素、第三代头孢菌素和喹诺酮类等。对较重钩体病患者宜给予镇静剂,肺出血型应给予激素,黄疸出血型加强护肝、解毒、止血治疗。

【护理】

1. 一般护理

(1)隔离与休息:采取接触隔离措施,早期卧床休息,操作尽量集中进行,待病情稳定后,继续休息 2～3 周。恢复期不宜过早活动,活动量视体力恢复情况渐增。

(2)饮食护理:给予高热量、高维生素、易消化的流质或半流质饮食,鼓励多饮水,以补充足量的液体。高热、频繁呕吐者,除注意补充液体外,还要注意防止水电解质及酸碱平衡紊乱。有严重肝、肾功能损害者，限制蛋白质。

2. 病情观察　观察生命体征、皮肤、黏膜有无出血点及瘀斑，有无鼻出血、呕血、便血、血尿等。做好疼痛评估，观察有无肺弥漫性出血、肝肾衰竭、脑膜脑炎等并发症出现，有无钩体后发症发生。

3. 对症护理

（1）发热护理：以物理降温为主，不宜酒精擦拭，以免诱发或加重出血。诊断未明确之前，不宜使用退热剂，若体温过高，可遵医嘱酌情使用氢化可的松。

（2）皮肤黏膜护理：保持皮肤清洁、干燥，防止压疮；及时清理口腔中残留的血液及呕吐物，保持口腔黏膜清洁，用软毛牙刷刷牙，避免剔牙，以免引起或加重牙龈出血。

（3）肺出血的护理：①绝对卧床休息，保持病房环境安静，尽量集中操作，减少不必要的检查操作或搬动，安慰患者，减轻其紧张、焦虑的情绪，以利于安静休息；②及时清理呼吸道分泌物，保持呼吸道通畅，当有大量血液或血块阻塞呼吸道时，患者立即取头低足高45°俯卧位，轻拍背部，以迅速排出气道内及口咽部的血块；③吸氧，遵医嘱给予镇静剂、止血剂、肾上腺皮质激素等，输液速度不宜过快，以免诱发心力衰竭或加重出血。

4. 用药护理　预防及抢救赫氏反应是本病用药护理的重点。首次使用青霉素后12小时内密切观察患者的生命体征，倾听患者主诉；备好镇静剂、激素、抗过敏药等抢救药物，一旦发生赫氏反应，及时通知医生，就地抢救。

5. 健康指导　让患者及家属了解钩体病的治疗原则，告知患者出院后仍需避免过度劳累，注意加强营养，若出现发音不清、视力障碍、肢体运动障碍等，可能是"后发症"的表现，应及时就诊。

【预防】

消灭田鼠，管理好猪圈、犬舍，减少疫水接触。

对易感人群进行多价钩体菌苗的预防接种。接触疫水但未注射疫苗者，可口服多西环素；对高度怀疑已被钩体感染者，可预防应用青霉素。

（王翠梅）

第二节　梅　毒

梅毒（syphilis）是由梅毒螺旋体感染人体所引起的一种慢性传染病，可引起人体多系统多器官损害，产生多种临床表现，导致组织破坏、功能失常，甚至危及生命。

【病原学】

梅毒螺旋体又称苍白螺旋体，属于密螺旋体属，其抵抗力极弱，在体外不易生存，煮沸、干燥、肥皂水及一般消毒剂易将其杀死，但耐寒力强，在低温（-78℃）下可存活数年，对青霉素敏感。

【流行病学】

1. 传染源　梅毒患者是唯一传染源，其皮损、血液、精液、乳汁和唾液均含有梅毒螺旋体,95%患者感染1～2年内具有强传染性,感染4年以上患者基本无传染性。

2. 传播途径　①性接触传播;②垂直传播:妊娠4个月后梅毒螺旋体可通过胎盘及脐静脉由母体传染给胎儿,分娩过程中皮肤擦伤处可发生接触性感染;③其他途径:少数可经医源性途径、亲吻、哺乳或接触污染衣物、用具而感染。

3. 人群易感性　人群普遍易感,性乱行为者、吸毒者等为高危人群。

【发病机制与病理】

梅毒螺旋体对皮肤、主动脉、眼、胎盘、脐带等富含黏多糖的组织有较高亲和力,可借其表面的黏多糖酶吸附到细胞表面,分解黏多糖造成血管塌陷、血供受阻,导致管腔闭塞性动脉内膜炎、动脉周围炎,甚至出现坏死、溃疡等。

【临床表现】

1. 潜伏梅毒　感染后无明确症状和体征,除血清学检查阳性外无任何阳性体征、脑脊液检查正常者,又称隐性梅毒,其发生与机体免疫力较强或治疗暂时抑制梅毒螺旋体有关。

2. 获得性梅毒

(1)一期梅毒:主要表现为硬下疳和硬化性淋巴结炎。

1)硬下疳:好发于外生殖器,男性多见龟头、冠状沟、包皮及系带,女性见于大小阴唇。初起小红斑,后发展为无痛性丘疹,继而糜烂,形成无痛性溃疡,质地为软骨样硬度。

2)硬化性淋巴结炎:硬下疳出现1～2周后,部分患者出现腹股沟或患处附近淋巴结肿大,质硬无痛,无红肿破溃。

(2)二期梅毒:一期梅毒未治疗或治疗不彻底,梅毒螺旋体由淋巴系统进入血液循环形成菌血症播散全身,引起皮肤黏膜及系统性损害,称二期梅毒,常发生于硬下疳消退3～4周后,表现为梅毒疹、扁平湿疣、梅毒性脱发及黏膜损害,也可引起骨、眼、神经损害、多发性硬化性淋巴结炎等。

(3)三期梅毒:早期梅毒未经治疗或治疗不充分,经过3～4年,约1/3患者发生三期梅毒。此期可造成皮肤黏膜损害或内脏器官肉芽肿病变,梅毒性树胶肿是三期梅毒的标志,好发于肩胛、四肢,表现为2～10cm的马蹄形溃疡,边缘锐利,表面有黏稠的树胶状分泌物。

3. 先天性梅毒　特点是不发生硬下疳。

(1)早期先天性梅毒:患儿常早产,发育营养差、消瘦、脱水、皮肤松弛,貌似老人,哭声低弱嘶哑,躁动不安,可见皮肤黏膜损害、梅毒性鼻炎和骨梅毒,常伴有全身淋巴结肿大、肝脾大、脑膜炎、血液系统损害等表现。

(2)晚期先天性梅毒:一般5～8岁发病,13～14岁相继出现多种表现,以角膜炎、骨骼和神经系统损害常见。

【实验室检查】

梅毒螺旋体血清学试验是主要的检查方法,脑脊液检查用于神经梅毒的检查,X线、超声、CT和MRI检查分别用于骨关节梅毒、心血管梅毒和神经梅毒的辅助检查。

【诊断要点】

根据流行病学史中不洁性交史、婚姻配偶或性伴侣有无梅毒及特殊部位皮疹可作出诊断,确诊有赖于梅毒血清学试验。

【治疗】

及早发现,及时正规治疗,越早治疗效果越好;剂量足够,疗程规则,不规则治疗可增加复发风险及促使晚期梅毒损害提前发生；治疗后要经过足够时间的追踪观察；患者所有性伴应同时进行检查和相应治疗。首选青霉素，常用苄星青霉素、普鲁卡因青霉素 G、水剂青霉素 G，青霉素过敏者优选替代药物为头孢曲松。

【护理】

1. 消毒隔离 采取接触隔离措施，早期梅毒尤其伴皮肤黏膜损害患者传染性强，血压计袖带、体温计专人专用，落实安全注射，做到"一人一针一管一用一弃"。如发生职业暴露按血源性职业暴露处置流程处理，并给苄星青霉素进行预防性用药。

2. 用药护理 首次应用青霉素注意吉海反应，吉海反应是患者体内梅毒螺旋体突然被杀死，释放出大量异种蛋白质引起的急性变态反应，表现为寒战、高热、全身不适及原发疾病加重，多发生在首次用药后 24 小时内，可应用小剂量泼尼松预防。使用苄星青霉素需分两侧臀部肌内注射，必要时用 0.2% 利多卡因做溶媒，采用 Z 字形肌内注射法减轻疼痛，提高一次性注射成功率。

3. 健康指导 指导患者及早、足量、规则治疗，尽可能避免心血管梅毒、神经梅毒等严重并发症的发生。妊娠妇女严格产前检查，消除胎传梅毒儿，减少胎儿死亡率。治疗后应定期随访观察，早期梅毒建议随访 2～3 年，第 1 次治疗后隔 3 个月复查，以后每 3 个月复查 1 次，1 年后每半年复查 1 次。经过正规治疗，大多数一期梅毒在 1 年内血清学试验转阴，二期梅毒在 2 年内转阴。

【预防】

加强宣传教育，普及防治知识，提高重点及高危人群防范意识。及时发现，积极治疗，切断传染源。洁身自爱，杜绝性乱交，正确使用安全套，采取安全性行为；提倡婚检，加强产检；减少血液传播危险因素，严禁共用注射器，避免去非正规场所文身、文眉等；养成良好卫生习惯，不与他人共用剃须刀、牙刷、浴巾、毛巾等。

（王翠梅）

第三节 莱 姆 病

莱姆病（Lyme disease）由伯氏疏螺旋体引起的自然疫源性疾病，是一种全身性、慢性炎性病变，临床上表现为皮肤、心血管、神经及关节等多脏器、多系统受损。

【病原学】

伯氏疏螺旋体属于螺旋体的一种，是单细胞螺旋体，革兰氏染色阴性，由表层、外膜、鞭毛和原生质柱组成，不含脂多糖。伯氏疏螺旋体微嗜氧，对潮湿、低温有较强抵抗力；对热、干燥、紫外线和常用化学消毒剂如乙醇、戊二醛、含氯石灰（漂白粉）等敏感。

【流行病学】

1. 传染源 主要传染源和保持宿主是啮齿类小鼠，我国以黑线姬鼠、大林姬鼠、黄鼠、褐家鼠等为主。此外，还发现 30 余种野生哺乳类动物包括兔、狗、狐等和 49 种鸟类等可作为本病保存宿主。患者仅在感染早期血液中有伯氏疏螺旋体，作为传染源的意义不大。

2. **传播途径** 主要通过硬蜱叮咬传播，也可因蜱粪中螺旋体污染皮肤伤口而传播。

3. **人群易感性** 人群普遍易感，无年龄及性别差异，可反复感染。

4. **流行特征** 本病在世界各地分布广泛，全年均可发病，6～10月高发。

【发病机制与病理】

莱姆病发病机制复杂，蜱叮咬人体时，伯氏疏螺旋体随唾液进入宿主皮肤，病原体在皮肤中由原发性浸润灶向外周迁移，并经淋巴或血液蔓延到各器官或其他皮肤及部位，病原体游走至皮肤导致慢性游走性红斑，同时螺旋体入血引起全身中毒症状。早期皮肤为特异性的组织病理改变，后期可见神经系统、循环系统和关节病变等。

【临床表现】

潜伏期为3～32天，平均为7天。临床表现多样性，根据病程经过可将莱姆病分为三期，患者可仅有一个期的表现，也可同时具有三个期的临床表现。

1. **第一期（局部皮肤损害期）** 莱姆病皮肤损害的三大特征是游走性红斑（见文末彩图 13-3）、慢性萎缩性肢端皮炎和淋巴细胞瘤。蜱虫叮咬处慢性游走性红斑常为首发症状，也是本病独特的临床特征，初为充血性红斑，由中心逐渐向四周呈环形扩大，边缘色鲜红而中心色淡，扁平或略隆起，表面光滑，偶有鳞屑，有轻度灼热和瘙痒感，多见于腋下、大腿、腹部和腹股沟等部位，儿童多见于耳后发际。

2. **第二期（播散感染期）** 出现在病后2～4周，可出现明显的脑膜炎、脑炎、小脑共济失调、脑神经炎等神经系统受累表现。部分患者在皮肤病变后3～10周发生循环系统损害，心脏损害一般持续数日至6周，但可反复发作。少数患者的另一种皮肤病变表现为淋巴细胞瘤。

3. **第三期（持续感染期）** 关节损害是此期主要特点。在感染后几周或更晚出现反复发作的单关节炎，膝、踝和肘等大关节受累多见，出现关节和肌肉僵硬、疼痛、肿胀等，迁延不愈，最后发展至关节变形致畸。

【实验室检查】

1. **血常规** 外周血白细胞总数正常，偶有白细胞升高，红细胞沉降率增快。

2. **病原学检查** 取患者病损皮肤或血液、脑脊液、尿液涂片直接检出伯氏疏螺旋体或进行接种培养。另外，运用 PCR 检测血液及其他组织标本中的伯氏疏螺旋体 DNA，具有较高的敏感性和特异性。

3. **血清学检查** ELISA 测特异性抗体，主要用于初筛检查。免疫印迹法用于 ELISA 法筛查结果可疑者，主要用于确认试验。对 ELISA 法阳性结果者，用免疫印迹法进行确认试验，称为两步检测法；若 ELISA 法检测阴性结果则不需进行免疫印迹法确认。

【诊断要点】

生活在流行区或数月内曾到过流行区，或有蜱虫叮咬史，早期出现皮肤慢性游走性红斑损害具有临床诊断价值，实验室检查分离培养到伯氏疏螺旋体或检测特异性抗体可以确诊。

【治疗】

及早应用抗菌药物治疗，早期常选口服多西环素，如伴发神经、心脏或关节损害时静脉应用青霉素或头孢曲松等。发热、皮损部位疼痛者，可适当给予解热止痛剂；高热及全身症状重者，可给予糖皮质激素；关节损伤时，应避免关节腔内注射治疗。

【护理】

1. 一般护理

（1）隔离与休息：采取接触隔离措施，患者进行灭蜱处理，严格检查患者衣服的正反面、缝线处、衣褶及口袋处，检查头发、耳道、耳后、颈、腋窝、肘窝、脐、膝、会阴部及外生殖器等皮肤黏膜，注意有无蜱隐匿，发现蜱应焚烧。病程初期常伴有乏力，患者应卧床休息，病情恢复时可逐渐增加活动量。

（2）饮食护理：嘱患者进食高热量、高蛋白、富含维生素易消化的饮食，如牛奶、鸡蛋等，避免酸辣等刺激性食物，少食多餐，以满足机体所需的各种营养物质，并保持大便通畅，进食困难时遵医嘱给予静脉营养支持。

2. 病情观察 观察红斑的位置、特征、大小、数目、颜色、形状、边缘与界限、表面情况等；关节炎发作时，重视患者主诉并观察关节肿胀及活动度，以及关节的疼痛位置、程度及持续时间，有无游走性对称性，是否有伴随症状和体征。

3. 用药护理 多西环素常有胃肠道反应，如恶心、呕吐、腹泻等，应饭后服用，并以大量水送服。

4. 对症护理

（1）皮肤护理：保持皮肤清洁干燥，穿宽松纯棉内衣裤；嘱患者勿抓摸皮疹部位，指导每天用温水轻擦皮疹处皮肤，避免擦破；不宜使用刺激性的护肤品，忌用热水烫洗；痒感明显者，可局部涂以炉甘石洗剂。

（2）口腔护理：协助患者晨起、餐后、睡前漱口，保持口腔清洁，口唇干裂时使用唇膏或液状石蜡外涂。

（3）躯体活动障碍的护理：嘱患者在关节疼痛时将关节置于舒适的功能位，卧床休息，减少活动，可用热敷缓解疼痛，也可遵医嘱药物止痛。关节疼痛缓解期，积极指导患者被动和主动的关节活动，防止关节挛缩。

5. 健康指导 向患者讲解本病的临床过程、病程特点、治疗要点及预后等，嘱咐患者如有神经系统和循环系统症状时及时向医护人员反映。

【预防】

搞好环境卫生，加大防鼠、灭鼠举措，清除杂草和枯枝落叶，防止蜱类滋生。进入森林、草地等疫区做好个人防护，扎紧裤脚、袖口，裸露部位搽防蚊油或喷洒驱蜱剂，防止硬蜱虫叮咬。发现正在叮咬的蜱虫，可用点燃的香烟头点灼蜱体，也可用碘伏或75%酒精、煤油、甘油等滴盖蜱体，使其口器退出皮肤，不要用手捻碎取下的蜱，以防感染。如蜱的口器残留在皮肤内，可用针挑出并涂上酒精或碘酒，也可服用抗生素进行预防。

（王翠梅）

第十四章　原虫传染病的护理

学习目标

1. 掌握原虫传染病的相关概念与临床表现。
2. 熟悉常见原虫传染病的流行病学与治疗原则。
3. 了解常见原虫传染病的实验室检查与诊断要点。
4. 学会原虫传染病的感控管理方法与健康指导。

第一节　阿米巴痢疾

阿米巴痢疾（amebic dysentery）又称肠阿米巴病（intestinal amebiasis），是由溶组织内阿米巴寄生于结肠引起的疾病，主要病变部位在近端结肠和盲肠，典型的临床表现有果酱样粪便等痢疾样症状。本病易复发，易转为慢性。

【病原学】

溶组织内阿米巴是一种单细胞原虫，其生活史包括滋养体和包囊两期。

滋养体是溶组织内阿米巴的致病形态。大滋养体直径20～40μm，依靠伪足移动，吞噬组织和红细胞，又称组织型滋养体。小滋养体直径10～20μm，运动迟缓，以肠液、细菌、真菌为食，又称肠腔型滋养体。

包囊是溶组织内阿米巴的感染形态。滋养体在肠腔里形成包囊，但肠外病变组织中无包囊。包囊呈无色透明的圆球形，直径为10～16μm，内有1～4个核，外层为透明的囊壁，包囊能起传播作用，可随粪便排出体外。包囊抵抗力较强，在潮湿的环境下能存活数周或数月，对自来水中氯和胃酸都具有抵抗力，但不耐热，加热至50℃后数分钟即死亡。

【流行病学】

1. 传染源　凡是粪便中持续排包囊者均可成为传染源，包括无症状包囊携带者、慢性患者和恢复期患者。急性肠阿米巴患者仅排出滋养体，故其作为传染源的意义不大。

2. 传播途径　消化道传播是主要传播途径。人摄入被包囊污染的食物和水而感染。水源污染引起地方性流行。苍蝇、蟑螂也可起传播作用。

3. 人群易感性　人群普遍易感，人群感染后特异性抗体滴度虽高，但不具保护作用，故可重复感染。

4. 流行特征　本病分布遍及全球，以热带、亚热带及温带地区发病较多，感染率高低与当地的经济水平、卫生状况及生活习惯有关。好发于夏秋季节。

【发病机制及病理】

被溶组织内阿米巴包囊污染的食物和水经口摄入后,未被胃液杀死的包囊进入小肠下段,经胰蛋白酶作用脱囊而逸出 4 个滋养体,寄生于结肠腔内。被感染者的免疫力低下时,滋养体发育并侵入肠壁组织,吞噬红细胞及组织细胞,损伤肠壁,形成溃疡性病灶。

溶组织内阿米巴对宿主损伤主要通过其接触性杀伤机制,包括变形、活动、黏附、酶溶解、细胞毒和吞噬等作用,大滋养体的伪足运动可主动靠近、侵入肠组织,数秒钟内滋养体通过分泌蛋白水解酶、细胞毒性物质,使靶细胞于 20 分钟后死亡。滋养体亦可分泌具有肠毒素样活性的物质,可引起肠蠕动增快、肠痉挛而出现腹痛、腹泻。

【临床表现】

潜伏期一般 3 周,亦可短至数天或长达年余。

1. **无症状型(包囊携带者)**　此型临床常不出现症状,多次粪检时发现阿米巴包囊。当被感染者的免疫力低下时此型可转为急性阿米巴痢疾。

2. **急性阿米巴痢疾**

(1)轻型:临床症状较轻,表现为腹痛、腹泻,粪便中有溶组织内阿米巴滋养体和包囊。肠道病变轻微,有特异性抗体形成。当机体抵抗力下降时,可发生痢疾症状。

(2)普通型:起病缓慢,全身症状轻,无发热或低热、腹部不适、腹泻。典型表现为黏液血便、呈果酱样,每天 3～10 余次,便量中等,粪质较多,有腥臭,伴有腹胀或轻、中度腹痛,盲肠与升结肠部位轻度压痛。粪便镜检可发现滋养体。

(3)重型:此型少见,多发生在感染严重、体弱、营养不良、孕妇或接受激素治疗者。起病急、中毒症状重、高热、出现剧烈肠绞痛,随之排出黏液血性或血水样粪便,每天 10 余次,伴里急后重,粪便量多,伴有呕吐、失水,甚至虚脱或肠出血、肠穿孔或腹膜炎。如不积极抢救,可于 1～2 周内因毒血症或并发症死亡。

3. **慢性阿米巴痢疾**　急性患者临床表现若持续存在达 2 个月以上,则转为慢性阿米巴痢疾。常表现为食欲缺乏、贫血、乏力、腹胀、腹泻,体检肠鸣音亢进、右下腹压痛较常见。腹泻反复发作,或与便秘交替出现。

4. **并发症**　肠内并发症包括肠出血,肠穿孔、阑尾炎、结肠病变等,肠外并发症以肝阿米巴病(阿米巴肝脓肿)最为常见,还可并发肺、脑、泌尿生殖系阿米巴病等。

【实验室检查】

1. **血常规**　重型与普通型阿米巴痢疾伴细菌感染时,血白细胞总数和中性粒细胞比例增高,轻型、慢性阿米巴痢疾白细胞总数和分类均正常。少数患者嗜酸性粒细胞比例增多。

2. **粪便检查**　粪便呈暗红色果酱样、腥臭、粪质多,含血及黏液。在粪便中可检到滋养体和包囊。

3. **血清学检查**

(1)检测特异性抗体:人感染溶组织内阿米巴后可产生多种抗体,即使肠阿米巴已治愈,阿米巴原虫已从体内消失,抗体还可在血清中存在相当长的一段时间,故阳性结果反映既往或现在感染。

(2)检测特异性抗原:单克隆抗体、多克隆抗体检测患者粪便溶组织内阿米巴滋养体抗原灵敏度高、特异性强,检测阳性可作明确诊断的依据。

4. **分子生物学检查**　DNA 探针杂交技术、聚合酶链反应(PCR)可应用于检测或鉴定患者粪便、脓液或血液中溶组织内阿米巴滋养体 DNA，也是特异和灵敏的诊断方法。

5. 结肠镜检查　可见肠壁大小不等散在性溃疡，中心区有渗出，边缘整齐，周围有一圈红晕，溃疡间黏膜大多正常，取溃疡边缘部分涂片及活检可查到滋养体。

【诊断要点】

肠道阿米巴病的确诊主要依据粪便中找到溶组织内阿米巴滋养体，肠外阿米巴病则主要依据临床征象、血清免疫诊断方法及影像检查。

【治疗】

常用的病原治疗药物有硝基咪唑类（甲硝唑、替硝唑、奥硝唑）和二氯尼特。甲硝唑对各部位、各型阿米巴原虫都有较强的杀灭作用，是目前治疗阿米巴病的首选药物。二氯尼特是目前最有效的杀灭包囊药物。肠出血者予止血、输血；肠穿孔、腹膜炎等尽快进行手术治疗。

【护理】

1. 一般护理

（1）隔离与休息：对患者和无症状包囊携带者执行接触隔离措施，尤其预防经口途径传播，隔离至症状消失、大便连续 3 次（间隔 1 天以上，连续 3 次送检）查不到滋养体和包囊。急性期卧床休息，以减少机体消耗。

（2）饮食护理：给予流质或半流质少渣易消化饮食，如米汤、牛奶、蛋类、米粉、果汁等；避免粗纤维、辛辣刺激性食物，不喝生水，不吃生蔬菜；急性发作控制后宜给予高蛋白、高热量、维生素丰富的饮食。

2. 病情观察　观察生命体征的变化；注意每天排便次数、量、颜色、性状、气味。严密监测有无突然发生的腹痛、腹肌紧张等肠穿孔表现。重症患者由于频繁腹泻，可导致水和电解质大量丢失，甚至并发休克，应密切观察血压的变化和脱水的征兆，及时发现病情变化。

3. 对症护理　频繁腹泻伴明显腹痛者，可应用热敷腹部等方法以缓解不适。保持肛周皮肤的清洁，便后用温水清洗，局部涂以植物油可防止皮肤溃烂。

4. 粪便标本采集　为提高粪便检查阳性率，应及时采集粪便标本送检。采集时应注意：①由于滋养体易于在黏液脓血部分发现，因而宜采取新鲜脓血便送检，以提高阳性率；②低温、尿液、消毒液可使滋养体失去活力而影响检查结果，且阿米巴滋养体排出体外 2 小时即死亡，因此留取标本的容器应清洁，不应混入尿液及消毒液。留取标本后应注意保温，并立即送检。气温低时，便盆应先用温水冲洗，送检时注意盛标本瓶/盒的保温；③若服用油类、钡剂及铋剂者，应在停药 3 天后才留取粪便标本送检。

5. 用药护理　向患者讲解药物的使用方法、疗程及不良反应。甲硝唑不良反应轻，以胃肠道反应为主，注意服用本药前后不能饮酒。二氯尼特的不良反应以腹胀最常见，偶有恶心、呕吐、腹痛、食管炎、皮肤瘙痒、荨麻疹等，停药后消失。孕妇及 2 岁以下儿童不宜服用。

6. 健康指导　指导患者坚持用药，防止暴饮暴食，避免受凉劳累，出院后 3 个月内应每月复查粪便 1 次，以防复发或肝阿米巴病等并发症出现。

【预防】

及时发现并治疗排包囊者及慢性患者，严禁其从事饮食行业；改善公共卫生条件，加强粪便管理，消灭苍蝇和蟑螂；个人饮用水必须煮沸，不吃未洗净或未煮熟的蔬菜；饭前便后要洗手；合理营养，锻炼身体，增强体质，目前暂无疫苗。

（陈燕华）

第二节 疟 疾

疟疾（malaria）是由雌性按蚊叮咬人体时将其体内寄生的疟原虫传入人体而引起的寄生虫病。临床上以反复发作的间歇性寒战、高热，继之大汗后缓解为特点。疟原虫先侵入肝细胞发育成熟，再侵入红细胞发育繁殖，随着红细胞成批破裂而发病。因各种疟原虫繁殖体成熟所需时间不同，发作周期也随之而异。长期多次发作后，可引起贫血和脾大。

【病原学】

寄生于人体的疟原虫有四种：间日疟原虫、恶性疟原虫、三日疟原虫和卵形疟原虫，我国以前两种为常见。四种疟原虫的生活史基本相同。疟原虫能够在宿主体内长期存在，并在自然界中持续传播。疟原虫的生活史包括在人体内和在按蚊体内两个阶段。

1. **人体内阶段** 感染性的子孢子随雌性按蚊叮咬人体时的唾液进入人体，再经血液循环进入肝脏，在肝细胞内发育成裂殖体。间日疟和卵形疟有速发型和迟发型子孢子2种。速发型子孢子一般9～16天发育成熟，迟发型子孢子需6～11个月才能成熟，是引起间日疟和卵形复发的原因。疟原虫经过数代（3～6代）裂体增殖后，部分裂殖子在红细胞内逐渐发育成雌、雄配子体。配子体在人体内的存活时间为1～2个月。

2. **按蚊体内阶段** 当雌性按蚊吸入疟疾患者的血液后，雌、雄配子体在蚊虫体内结合形成合子，发育后成为动合子，侵入按蚊的肠壁发育为囊合子，继续发育成为孢子囊，内含数千个具有感染性的子孢子，这些子孢子可主动地移行于按蚊的唾液腺中，当蚊虫再次叮咬人体时，又进入人体的子孢子继续其无性繁殖周期。

【流行病学】

1. **传染源** 疟疾患者和携带疟原虫者。

2. **传播途径** 主要经具有传染性的雌性按蚊叮咬传播，少数可因输入带疟原虫的血液或经垂直传播后发病。

3. **人群易感性** 人群普遍易感。感染疟原虫后可产生一定的免疫力，但产生缓慢且维持时间不长。多次反复发作或重复感染后，再感染时症状较轻或无症状。

4. **流行特征** 夏秋季发病较多。热带和亚热带地区流行最严重，温带次之。间日疟分布最广，遍及热带与温带地区，恶性疟以热带最多和最严重。三日疟较少，卵形疟很少。

【发病机制及病理】

疟原虫在肝细胞和红细胞中增殖时并不引起症状，当红细胞被裂殖体胀破后，大量的裂殖子和疟原虫代谢产物进入血流，引起寒战、高热等典型症状。释放出的裂殖体部分被单核吞噬细胞系统吞噬消灭，引起肝脾大，周围单核细胞增多。部分侵入其他红细胞，继续发育、繁殖，不断循环，引起本病周期性发作。大量被疟原虫寄生的红细胞在血管内破裂，可引起高蛋白血症。

【临床表现】

潜伏期：间日疟、卵形疟为13～15天，恶性疟为7～12天，三日疟为24～30天。

1. **典型发作** 四种疟疾发作的症状基本相似,典型发作症状为突发性寒战、高热和大量出汗。

(1)寒战期:突起畏寒、寒战,面色苍白,唇指发绀,四肢发凉,寒战持续 10~60 分钟,随即进入高热期。

(2)高热期:寒战停止后,体温迅速上升,常达 40℃或更高,全身酸痛,口渴、烦躁甚至谵妄,面色潮红,皮肤干热,脉搏有力,此期持续 2~6 小时。

(3)大汗期:高热后期全身大汗淋漓。大汗后体温骤降至正常或正常以下。自觉症状明显缓解,但仍感疲乏,本期历时 1~2 小时。

上述发作后有一定间歇期,间歇期多数患者体温正常,间日疟和卵形疟的间歇期为 48 小时,三日疟为 72 小时,恶性疟发热无规律。可在左肋缘下扪及肿大的脾,质地柔软,有压痛,但热退后可回缩,反复发作者脾大明显,质较硬。肝轻度肿大,压痛。

2. **凶险发作** 多由恶性疟疾引起,病情严重,病死率高。

(1)脑型:急起高热、剧烈头痛、呕吐,常出现不同程度的意识障碍。多数患者有脑膜刺激征和病理反射阳性。部分严重患者可出现严重脑水肿、呼吸衰竭导致死亡。

(2)超高热型:起病急,体温迅速上升至 41℃以上并持续不退,患者皮肤灼热、烦躁不安、呼吸急促、谵妄,常发展为深度昏迷而死亡。

(3)厥冷型:患者肛温在 38~39℃以上,无力、皮肤苍白或轻度发绀、体表湿冷,常有水样腹泻或频繁呕吐,继而脉搏细弱、血压下降,多死于循环衰竭。

(4)胃肠型:除疟疾典型症状外,患者常有腹泻,粪便先为黏液水便,每日数十次,后为血便、柏油便,伴下腹或全腹痛。重者死于休克和肾衰竭。

3. **特殊类型疟疾**

(1)输血疟疾:由输入带疟原虫的血液引起,潜伏期 7~10 天,长者 30 天。症状与蚊传疟疾相似,因只有红细胞内期疟原虫,治疗后一般无复发。

(2)婴幼儿疟疾:胃肠道症状明显,发热不规则,可有张弛热或稽留热型,脾大显著,贫血,易发展为凶险型,预后差。经垂直传播的疟疾常于出生后一周左右发病,亦不会复发。

4. **复发和再燃** 疟疾复发是由寄生于肝细胞内的迟发型子孢子引起的,其发作与初发相似,时间距初发后半年以上。只见于间日疟和卵形疟。疟疾再燃是由血液中残存的疟原虫引起的,四种疟疾都有发生再燃的可能性,多见于病愈后的 1~4 周。

5. **并发症**

(1)黑尿热:恶性疟的严重并发症之一,由于并发急性溶血所致,其他如三日疟、间日疟少见。主要表现为急起寒战、高热、腰痛、进行性贫血和黄疸,尿量骤减,呈酱油色。尿中有大量血红蛋白、管型、上皮细胞等,严重者可发生急性肾功能不全。

(2)其他:恶性疟可出现急性肾衰竭、肺水肿、肝功能不全等。

【实验室检查】

1. **血常规** 白细胞正常或减少,单核细胞增多,多次发作后,可有红细胞、血红蛋白下降,网织红细胞增多。

2. **疟原虫检查** 确诊的依据。①外周血涂片(薄血膜涂片或厚血膜涂片)染色查疟原虫是确诊的最可靠方法,最好在发作后 6 小时内采血。厚片可增加阳性率,薄片可鉴定疟原虫种类。②骨髓穿刺涂片阳性率高于外周血涂片。

3. **血清学检查** 采用荧光法或酶联免疫吸附试验(ELISA)检测血清中疟原虫的特异性抗原和抗体,因感染后3~4周才有特异性抗体出现,故该检查仅用于本病流行病学调查。

【诊断要点】

疟疾的诊断主要依据患者有疟疾流行地区居住史、旅居史,临床出现间歇性发作的寒战、高热、大汗等疟疾症状,查体可见肝脾大,外周血白细胞计数正常或减少。确诊本病需要在患者血涂片中找到疟原虫。

【治疗】

氯喹是最常用和最有效控制疟疾发作的首选药物,对红细胞内滋养体和裂殖体有迅速杀灭的作用,口服吸收快、排泄慢、作用持久。青蒿素对抗氯喹的恶性疟疾和各种疟原虫的红细胞内期均有显著作用。伯氨喹用于防止疟疾复发和传播的常用药物,主要作用于红细胞外期迟发型子孢子和配子体。乙胺嘧啶能杀灭各种红细胞外期疟原虫,故有预防作用。高热以物理降温为主,将体温控制在38℃以下。抽搐者用镇静剂,如地西泮。脑水肿用20%甘露醇250ml快速滴注,每日2~3次。重症患者可适当应用肾上腺皮质激素。

【护理】

1. **一般护理**

(1)隔离与休息:执行接触隔离措施,急性期患者症状消失后可解除隔离,病房应有防蚊措施,如灭蚊器、蚊帐等。发作期卧床休息,减少活动。

(2)饮食护理:能进食者给予高热量流质或半流质饮食,呕吐、不能进食者静脉补充液体。发作间歇期,给予高热量、高维生素、高蛋白、富含铁质的食物,补充消耗、纠正贫血。

2. **病情观察** 监测生命体征,尤其注意体温,及时记录体温变化及热型;观察皮肤、黏膜的颜色及红细胞、血红蛋白、网织红细胞计数等实验室检查结果;密切观察有无头痛、呕吐、谵妄、抽搐及昏迷等凶险发作征象;观察黑尿热的征象,一旦出现寒战、高热、腰痛、酱油样尿等,立即报告医生。

3. **对症护理**

(1)发热的护理:见第三章第一节中"发热的护理"。

(2)凶险发作的护理:出现惊厥、昏迷时,应注意保持呼吸道通畅,并按惊厥、昏迷常规护理。如发生脑水肿及呼吸衰竭,应协助医生进行抢救并做好相应护理,防止患者突然死亡。

(3)黑尿热的护理:严格卧床至急性症状消失;保证每日入液量3 000~4 000ml,每日尿量不少于1 500ml,发生急性肾衰竭时给予相应护理;贫血严重者给予配血、输血;准确记录出入液量。

4. **用药护理** 使用氯喹者除恶心、呕吐反应外,应特别注意观察循环系统的变化,因氯喹过量可引起心动过缓、心律失常及血压下降。服用伯氨喹者应仔细询问有无蚕豆病史及其他溶血性贫血的病史及家族史等,并注意观察患者有无发绀、胸闷等症状和有无溶血反应(如巩膜黄染、尿液呈红褐色及贫血表现等),出现上述反应须及时通知医生并停药。静脉应用抗疟药时,应严格掌握药物的浓度与滴速;抗疟药加入液体后应摇匀。静脉点滴氯喹及奎宁时应有专人看护,发生不良反应应立即停止滴注,因上述两种药物均可导致心律失常。

5. **健康指导** 指导患者坚持服药,正确认识药物副作用、复发原因等,以求彻底治愈。

治疗后应定期随访,有反复发作时,应每 3 个月随访一次,直至 2 年内没有复发为止。

【预防】

加强对患者的管理和治疗,加强流动人口管理,防止传染源输入,对近 1~2 年有疟疾史及携带疟原虫者,应在流行高峰前给予抗复发治疗,一般选用乙胺嘧啶或氯喹与伯氨喹联合应用。做好防蚊灭蚊工作,清除按蚊幼虫滋生场所及使用杀虫药灭蚊。防蚊叮咬,设置纱门纱窗,使用蚊帐,皮肤暴露部位涂抹驱蚊药物。

疫区人群或进入疫区的外来人员,可预防性服用乙胺嘧啶。

(陈燕华)

第三节　黑　热　病

黑热病(Kala-azar)又称内脏利什曼病(visceral leishmaniasis),是杜氏利什曼原虫感染所引起的慢性地方性传染病。临床上以长期不规则发热、消瘦,肝脾大,全血细胞减少以及血清球蛋白增多为特征。

【病原学】

杜氏利什曼原虫属锥体科,生活史有前鞭毛体和无鞭毛体两个时期。杜氏利什曼原虫前鞭毛体见于白蛉消化道,无鞭毛体见于人和哺乳动物单核吞噬细胞内。当雌白蛉叮咬患者或被感染动物时,血中利杜体被吸入白蛉胃中,2~3 天发育为成熟的鞭毛体,随后迅速繁殖,聚集在白蛉口腔和喙,再叮咬人或动物宿主时成熟的前鞭毛体随唾液入侵,经历鞭毛脱落成为无鞭毛体(利杜体)、随血流入侵各部位,如肝、脾、骨髓、淋巴结等的单核吞噬细胞系统、大量繁殖等过程,引起组织机体病变。

【流行病学】

1. 传染源　患者、病犬及某些野生动物均可为本病的传染源。

2. 传播途径　主要通过白蛉叮刺而传播,偶可经口腔黏膜、破损皮肤、胎盘或输血而传播。

3. 人群易感性　人群普遍易感,易感性随年龄增长而降低,成人男性较女性多见。病后免疫力持久。

4. 流行特征　本病为地方性传染病,但分布较广,亚、欧、非、拉丁美洲均有本病流行。随着气候的改变,人与动物的迁徙,低流行区病例增多。发病无明显季节性。

【发病机制及病理】

当已感染的白蛉叮咬人体后,入侵的利什曼原虫前鞭毛体少部分被中性粒细胞破坏,大部分被单核巨噬细胞系统的巨噬细胞吞噬并在其中寄生、分裂并繁殖,随血流至全身。寄生的细胞破裂 - 原虫释放 - 吞噬细胞吞噬,如此反复,导致机体单核巨噬细胞大量增生,肝、脾及淋巴结肿大,骨髓增生,细胞增生和继发的阻塞性充血是肝脾、淋巴结肿大的基本原因。基本病理变化是巨噬细胞和浆细胞明显增生,主要病变部位在富有巨噬细胞的脾、肝、骨髓及淋巴结。

【临床表现】

黑热病潜伏期长短不一,一般为 3～5 个月。

1. 典型临床表现 病程中症状缓解与加重可交替出现,一般病后 1 个月进入缓解期,体温下降,症状减轻,脾缩小,持续数周后又可反复发作,病程迁延数月。病程越长缓解期越短,终至症状持续而无缓解。

(1)发热:本病主要特征,起病缓慢,症状轻而不典型。长期不规则发热,部分患者体温在 1 天内有 2 次升高,即双峰热型。可伴畏寒、盗汗、食欲下降、乏力、头晕等症状,但全身中毒症状一般不明显。

(2)脾、肝和淋巴结肿大:早期脾多肿大,但不显著,通常于病后 3 个月脾大可达肋脐线之间,半年后可达脐平,呈中等硬度,表面多光滑,如并发脾梗死或脾周围炎,可突发左上腹痛伴压痛,晚期可伴脾功能亢进。肝脏和淋巴结常轻、中度肿大,质柔韧,偶有黄疸及腹水。

(3)贫血及营养不良:晚期患者常有明显贫血和血小板减少,表现为面色苍白、心悸、头晕、鼻出血、齿龈出血等。多有营养不良、极度消瘦、皮肤粗糙干燥、毛发稀少、面部皮肤色素沉着、颜面四肢水肿、腹部膨胀。

2. 特殊临床类型

(1)皮肤型黑热病:多数患者有黑热病病史,也可发生在黑热病病程中。皮损主要是结节、丘疹和红斑,偶见退色斑,表明光滑,不破溃亦很少自愈,结节可连成片。皮损可见于身体任何部位,面颈部多见。患者一般情况良好,大多数能正常工作和劳动,病程可长达数年之久。

(2)淋巴结型黑热病:较少见,多无黑热病病史,表现为浅表淋巴结大,尤以腹股沟部多见,其大小不一,无红肿或压痛。全身情况良好,肝脾多不大或轻度增大。

【实验室检查】

1. 血常规 全血细胞减少,出现中性粒细胞缺乏、中度贫血、血小板减少,血清球蛋白显著增高、白蛋白下降。

2. 病原学检查

(1)涂片检查:从脾脏、肝脏、骨髓、淋巴结等组织穿刺标本染色后检出利什曼原虫是确诊本病的金标准。

(2)培养法:可将穿刺物做利什曼原虫培养,查见活动的前鞭毛体,则判为阳性结果。

3. 免疫学检查 直接凝集试验、抗体免疫荧光试验或酶链免疫吸附试验检测。

【诊断要点】

黑热病的诊断主要依据患者是否有相应的流行区的旅居史,临床出现发热、肝脾大,以及全血细胞下降等黑热病症状;骨髓涂片时找到利什曼病原体,即可对黑热病进行确诊。

【治疗】

锑剂(葡萄糖酸锑钠注射液)是病原治疗的首选,此药对杜利什曼原虫有很强的杀虫作用,疗效迅速而显著,对局部组织刺激性小。非锑剂如喷他脒、两性霉素 B 及密特福辛,仅适于锑剂过敏者或合并有粒细胞缺乏症者。严重贫血者须用铁剂及输血,待贫血好转后再用锑剂。多种治疗无效、脾明显肿大伴脾功能亢进者应行脾切除术,术后再给予相应的病原治疗,治疗 1 年后无复发者视为痊愈。

【护理】

1. 一般护理

（1）隔离与休息：实行接触隔离措施，病房内有防蛉、灭蛉设备，发热期间绝对卧床休息。

（2）饮食护理：指导患者进食高蛋白、高热量、富含维生素和铁的清淡、易消化的无刺激性、纤维素少的软食，发热期间多饮水。

2. 病情观察　观察发热患者热型、发热的伴随症状、脾功能亢进的表现；观察贫血患者的皮肤黏膜、甲床的颜色及有无出血；观察皮疹、结节、溃疡的分布，大小数目及形状、颜色、结痂、瘢痕形成及并发感染；观察口腔黏膜有无溃疡、感染、坏死；皮肤有无发黑、形成瘢痕、耳郭破坏、鼻部残缺呈"獗样鼻"。

3. 发热的护理　见第三章第一节中"发热的护理"。

4. 生活护理　保持皮肤、口腔黏膜清洁。每日用清水清洁皮肤，不用有刺激性的清洗剂，溃疡处用无菌生理盐水冲洗，预防感染，及时更换衣被，衣服宜穿柔软宽大；出现皮肤瘙痒，告诉患者不要抓挠，防止并发感染；口腔护理每天2次，饭后漱口，减少口腔并发症。

5. 用药护理　使用葡萄糖酸锑钠应严格控制输液速度，注意观察有无咳嗽、恶心、鼻出血、腹痛、腹泻、腿疼等不良反应。喷他脒应深部肌内注射，观察局部有无疼痛、硬块情况，静脉注射注意观察血压是否下降、有无面部潮红及低血糖症或高血糖症。两性霉素B毒性较大，应严格遵医嘱执行，使用时避光缓慢静滴，控制输液速度，密切观察生命体征，有无恶心、呕吐、寒战、头痛、静脉炎等不良反应，发生静脉炎应抬高患肢，局部热敷。

6. 健康指导　指导患者加强营养及适当锻炼，提高自身的机体免疫力；讲解此病的发生和发展经过、治疗方法等，指导患者正确用药，说明注意事项及不良反应。告知患者早期治疗对预后的重要性，从而提高从医行为。告知出院患者定期到门诊复查，避免复发。

【预防】

在流行区，白蛉繁殖前，应普查并使用葡萄糖酸锑钠注射液根治患者。山区地带应及时查出病犬，并捕杀掩埋，病犬多的地区动员群众不养犬。改善居住条件，用敌敌畏、敌百虫或溴氢氯酯进行喷洒，消灭白蛉从而降低该病的发病率，窗户用细纱窗，夜间用蚊帐预防白蛉叮咬。

（陈燕华）

第十五章　蠕虫传染病的护理

学习目标

1. 掌握各类蠕虫传染病的流行病学特征以及临床表现。
2. 熟悉各类蠕虫传染病的治疗原则和预防措施。
3. 了解各类蠕虫传染病的病因病机及诊断。
4. 具有护理蠕虫传染病患者的临床护理知识与技能。

第一节　血吸虫病

血吸虫病（schistosomiasis）是由血吸虫寄生于人体所致的疾病。目前公认的寄生于人体的血吸虫主要有五种，包括日本血吸虫、曼氏血吸虫、埃及血吸虫、间插血吸虫与湄公血吸虫。血吸虫病广泛分布于非洲、亚洲、南美和中东等国家地区。据 WHO 估计，目前全球约 6 亿人受血吸虫感染威胁，且每年有超过 2 亿的血吸虫病患者需要治疗。

【病原学】

日本血吸虫雌雄异体，寄生于人体或其他哺乳动物门静脉系统，雌虫在血管内交配产卵，一条雌虫每天可产卵 1 000 个左右。部分虫卵滞留于宿主肝及肠壁内，部分虫卵从肠壁穿破血管，随粪便排至体外。排出体外的虫卵入水后在适宜温度（25～30℃）下孵出毛蚴，毛蚴侵入中间宿主钉螺体内发育成尾蚴，尾蚴从螺体逸出后，随水流在水面漂浮游动。当人、畜接触含尾蚴的疫水时，尾蚴从皮肤、黏膜迅速钻入宿主体内，随血液循环流经肺而终达肝脏，30 天左右在肝内发育为成虫，又逆血流移行至肠系膜下静脉中产卵，完成其生活史。

人是终末宿主，钉螺是必需的唯一中间宿主。日本血吸虫在自然界除人以外，还有牛、羊、猪、狗、猫等 41 种哺乳动物可以作为它的保虫宿主。

【流行病学】

血吸虫病在我国存在已有 2 100 多年的历史。

1. 传染源　日本血吸虫病是人兽共患病，患者和保虫宿主（牛、猪、羊、马、犬、猫及鼠类）是最主要的传染源。在水网地区，患者是主要传染源；在湖沼地区，除患者外，感染的牛、猪也是重要传染源；在山丘地区，野生动物（如鼠类）也是本病的传染源。在流行病学上，患者和病牛是重要的传染源。

2. 传播途径　接触传播是主要的传播方式。造成传播必须具备 3 个条件：含虫卵的粪便入水、钉螺滋生、人体接触疫水（皮肤黏膜直接接触或饮用生水）。

227

（1）粪便入水：血吸虫病患者的粪便通过多种方式污染水源：如河、湖旁设置厕所，河边洗刷马桶，粪船渗漏，用新鲜粪便施肥。有病牲畜随地粪便亦可污染水源。

（2）钉螺滋生：钉螺是日本血吸虫必需的唯一中间宿主，是水陆两栖的淡水螺类，生活在水线上下，滋生在土质肥沃、杂草丛生，潮湿的环境中。

（3）接触疫水：当水体中存在感染血吸虫的钉螺时，便成为疫水。生产（捕鱼、种田、割湖草等）或生活（饮用生水、游泳戏水、洗漱、洗衣服等）接触疫水均可导致感染。

3. 人群易感性　普遍易感。患者年龄、性别、职业分布均随接触疫水的机会而异，以男性青壮年农民和渔民感染率最高。感染后患者可获得部分免疫力。有时集体感染发病，呈暴发流行。

4. 流行特征　本病夏秋季感染机会最多。根据地形、地貌、钉螺生态及流行特点，流行区可分为湖沼、水网和山丘三种类型，我国疫情以湖沼区最为严重，如湖北、湖南、江西等省，有着大面积洲滩，钉螺呈片状分布且有螺面积广。我国 60 多年大规模的综合防治取得了很大成就，血吸虫病流行范围大幅度缩小。

【发病机制与病理】

血吸虫发育的不同阶段（尾蚴、幼虫、成虫、虫卵）均可引起人体一系列免疫反应，其中虫卵是引起免疫反应和病理变化的主要因素。虫卵通过卵壳上的微孔释放可溶性虫卵抗原，使 T 淋巴细胞致敏，释放各种淋巴因子，吸引大量巨噬细胞、单核细胞和嗜酸性粒细胞等聚集于虫卵周围，形成虫卵肉芽肿，又称虫卵结节。在肉芽肿基础上血吸虫病可引起肝纤维化，进一步发展可导致血吸虫性肝硬化。

【临床表现】

本病临床表现复杂多样、轻重不一，与患者自身感染的程度、时间、免疫状态以及治疗是否及时等因素有关。本病从尾蚴侵入至出现临床症状，潜伏期长短不一，80% 患者为 30～60 天，感染重则潜伏期短，感染轻则潜伏期长，平均约 40 天。我国将血吸虫病分为急性血吸虫病、慢性血吸虫病、晚期血吸虫病和异位血吸虫病四型。

1. 急性血吸虫病　病程一般小于 6 个月，杀虫治疗迅速痊愈。如未经治疗，则发展为慢性血吸虫病。每年 7～9 月最为常见，起病多较急，以全身症状为主。常为初次重度感染者，患者多有明确的疫水接触史，约半数患者在尾蚴侵入部位有蚤咬样红色皮损，表现为红色丘疹或疱疹、奇痒，2～3 天消退。

（1）发热：患者多见发热，热度高低和热程长短与感染程度成正比。轻症者发热数天，一般 2～3 周，重症者可迁延数月。热型以间歇热、弛张热多见。下午或晚上体温升高伴畏寒，可达 39～40℃，清晨热退时出汗。重症者体温持续在 40℃左右，呈稽留热，可伴缓脉、消瘦、贫血、精神抑郁、意识模糊、谵妄、昏迷等表现，甚至死亡。

（2）过敏反应：除皮炎外，还可出现荨麻疹、神经性水肿、淋巴结肿大、出血性紫癜以及支气管哮喘等，血中嗜酸性粒细胞显著增多。

（3）消化系统症状：发热期间食欲减退，可伴腹部不适、恶心呕吐、腹痛、腹泻等。腹泻每日 3～5 次，个别可达十余次，初为稀水便，发展为严重者出现脓血便，甚至出现腹膜刺激征。粪检易发现虫卵。

（4）肝脾大：90% 以上患者可出现肝脏肿大伴不同程度压痛，左叶较右叶显著。约半数的患者轻度脾大。

2. **慢性血吸虫病**　在流行区，慢性患者占感染者的绝大多数。急性症状未经治疗，或疫区居民反复轻度感染后获得部分免疫力，病程在半年以上，称为慢性血吸虫病。临床表现主要为隐匿型间质性肝炎或慢性血吸虫性结肠炎。

（1）无症状型：多无明显症状，仅粪便检查时发现虫卵。可有轻度肝脏肿大，肝功能一般正常。

（2）有症状型：主要表现为血吸虫性肉芽肿肝病和结肠炎，慢性腹泻是最常见症状，重者有脓血黏液便，症状时轻时重，时发时愈。病程长者可出现肠梗阻，贫血，消瘦，体力下降等。重者则有内分泌紊乱，性欲减退，女性有月经紊乱，不孕等。

3. **晚期血吸虫病**　反复或大量感染尾蚴后，未经及时治疗，肝脏损害加重，最终发展为血吸虫性肝硬化，有门静脉高压、脾显著增大和其他并发症，即为晚期血吸虫病。病程多在 5～15 年。有研究表明，日本血吸虫病晚期患者在进行了彻底杀虫治疗后，肝纤维化仍可发展。根据临床表现可分为 4 型，各型可单独或合并存在。

（1）巨脾型：最常见，占晚期血吸虫病绝大多数。脾脏进行性增大，肿大可达盆腔，质硬且可有压痛，伴脾功能亢进及食管 - 胃底静脉曲张。

（2）腹水型：约占 25%。肝硬化失代偿期表现。腹水多进行性加剧，出现腹胀、腹痛、乏力、腹部膨隆、腹壁静脉曲张、呼吸困难等症状。易因并发上消化道出血、肝性脑病或败血症而死亡。另外，流行病学研究表明，既往感染血吸虫更易发生肝癌。

（3）结肠肉芽肿型：以结肠病变为主要表现，腹痛、腹泻、便秘，或两者交替出现。有时见水样便、血便或黏液脓血便，有时可出现肠梗阻，左下腹可触及肿块。有研究表明，血吸虫病是结直肠癌的独立危险因素之一。

（4）侏儒型：极少见。因幼年反复感染血吸虫所致。各内分泌腺不同程度萎缩，功能减退，以腺垂体和性腺功能不全最常见。除有慢性或晚期血吸虫病的表现外，患者身材矮小，面容苍老，发育迟缓，第二性征发育不良，智力多正常。

4. **异位血吸虫病**　见于门脉系统以外的器官或组织的血吸虫虫卵肉芽肿，称为异位血吸虫病。以肺和脑多见。

（1）肺型血吸虫病：虫卵沉积引起的肺间质性病变。轻度咳嗽与胸部隐痛，痰少，罕见咯血；肺部体征不明显，有时可闻及干、湿啰音；重型患者 X 线胸片可见肺部弥漫云雾状、点片状及粟粒样浸润阴影，边缘模糊。

（2）脑型血吸虫病：以青壮年多见。急性型表现酷似脑膜脑炎，有意识障碍、脑膜刺激征、瘫痪、抽搐、腱反射亢进和锥体束征等。慢性型主要表现为癫痫发作，尤以局限性癫痫多见。

（3）其他：机体其他部位也可发生血吸虫病，如胃、胆囊、肾、睾丸、子宫、心包、甲状腺、皮肤等，有临床相应症状。实属罕见。

5. **并发症**

（1）晚期肝硬化相关并发症：食管下段和胃底静脉曲张，甚至发生上消化道出血。大出血、大量放腹水可诱发肝性脑病。有腹水者可并发原发性细菌性腹膜炎。

（2）肠道并发症：引起严重结肠病变从而导致肠腔狭窄，可并发不完全性肠梗阻，以乙状结肠与直肠多见。结肠肉芽肿可并发结肠癌。

（3）感染：因免疫功能减退、低蛋白血症、门静脉高压等，极易并发感染，如病毒性肝炎、伤寒、自发性腹膜炎、沙门菌感染、阑尾炎等。

【实验室检查】

1. **血常规** 白细胞计数增多，总数在 $10 \times 10^9/L$ 以上。急性期嗜酸性粒细胞显著增多，可达 20%～40%，最多可达 90% 以上。慢性期患者嗜酸性粒细胞轻度增多。晚期可因脾功能亢进引起全血细胞减少。

2. **粪便检查** 粪便检出虫卵、孵出毛蚴是诊断血吸虫病的直接依据。一般急性期患者粪检阳性率较高。

3. **肝功能检查** 急性患者血清球蛋白显著增高，ALT、AST 轻度增高。晚期肝硬化阶段白蛋白减少，白蛋白与球蛋白（A/G）比例倒置。慢性血吸虫病患者，尤其是无症状者，肝功能大多正常。

4. **免疫学检查** 检查方法较多，常用的有皮内试验（IDT）、环卵沉淀试验（COPT）、间接血凝试验（IHA）、酶联免疫吸附试验（ELISA）及循环抗原酶免疫法（EIA）等。由于患者血清中抗体在治愈后持续时间长，因此本方法不能区分既往感染与现症患者，并有假阳性、假阴性等缺点。近年来，采用单克隆抗体检测患者循环抗原的微量法，有可能作为诊断和考核疗效的参考。

5. **直肠黏膜活检** 通过直肠或乙状结肠镜，自病变处取米粒大小黏膜压片检查有无虫卵。以距肛门 8～10cm 背侧黏膜处取材阳性率最高。

6. **肝影像学检查** 如肝脏 B 超和 CT 检查，判断肝纤维化和肝硬化程度。

【诊断要点】

有血吸虫疫水接触史是诊断的必要条件。根据居住地钉螺滋生、有疫水接触史等流行病学资料，结合发热、过敏、腹痛、腹泻、肝脾大等表现，可作出临床诊断。粪便检出活卵或孵出毛蚴即可确诊。

【治疗】

吡喹酮的毒性小、疗效好、给药方便、适应证广，可用于各期各型血吸虫病患者，是目前治疗日本血吸虫病最有效的药物。

急性期血吸虫病患者有高热及严重者中毒症状应给予补液、保证水和电解质平衡，加强营养及全身支持疗法。合并其他寄生虫者应先驱虫治疗；合并伤寒、痢疾、败血症、脑膜炎者均先抗感染治疗。对慢性和晚期血吸虫病患者除一般治疗外，应及时治疗并发症，改善体质，加强营养。巨脾、门静脉高压、上消化道出血等患者可选择适当时机考虑手术治疗。侏儒症时可短期、间歇、小剂量给予性激素和甲状腺素制剂。

【护理】

1. **一般护理**

（1）隔离与休息：采取接触隔离措施，急性血吸虫病及肝硬化失代偿期患者应卧床休息，慢性期患者劳逸结合，避免劳累。

（2）饮食护理：急性期患者给予高热量、高蛋白、高维生素易消化饮食，避免油腻、产气的食物；慢性期患者给予营养丰富的易消化食物，少量多餐，避免进食粗、硬、纤维素丰富的食物。高热者注意补充水分，以维持水、电解质平衡；腹泻者饮食要求同痢疾患者；肝硬化伴腹水者给予低盐饮食；食管-胃底静脉曲张者给予含纤维素少的软食。

2. **病情观察** 监测生命体征，记录排便次数和性状。观察皮肤过敏情况、咳嗽程度及痰液性状、活动耐力、饮食情况。有无腹胀、消化道出血、意识变化等表现。

3. **对症护理**　常用物理降温法处理发热。腹泻的患者保持肛周皮肤清洁干燥。肝硬化大量腹水的患者采取半卧位，以减轻呼吸困难和心悸。避免腹内压骤增或骤降，如剧烈咳嗽、用力排便或大量放腹水等。限制水钠摄入。

4. **用药护理**　遵医嘱用药。吡喹酮首次用药 0.5～1 小时可出现轻微不良反应，如头晕、头痛、乏力等，一般不需处理，可自行缓解。

5. **健康指导**　介绍血吸虫病的传播途径、危害、预后及常见并发症等。鼓励患者早诊断早治疗，指导慢性患者合理安排生活，加强营养，防止并发感染，戒烟、戒酒，减轻肝损害。定时复查，一旦发生并发症应及时就医。

【预防】

在流行区每年对患者、病畜进行普查普治，重点人群每年预防性用药。用物理和化学方法消灭钉螺是预防本病的关键；粪便严格无害化处理，保护水源，并加强饮用水管理。提高疫区居民防护意识，严禁在疫水中游泳戏水。避免接触疫水，水中作业时穿着防护衣裤和使用防尾蚴剂等，接触疫水者可预防性服药。

（董春玲）

第二节　钩　虫　病

钩虫病（ancylostomiasis，hookworm disease）是由十二指肠钩虫和 / 或美洲钩虫寄生于人体小肠所致的疾病，俗称"黄种病""懒黄病"。以贫血、营养不良、胃肠功能紊乱和劳动力下降为主要临床表现。

【病原学】

寄生于人体的钩虫主要有十二指肠钩口线虫（简称十二指肠钩虫）和美洲板口线虫（简称美洲钩虫），钩虫成虫为灰白色，雌雄异体，雌虫较粗长，雄虫细短，尾部有交合伞。成熟十二直肠钩虫雌虫每天产卵 10 000 个至 30 000 个；美洲钩虫 5 000 个至 10 000 个。两者虫卵相似，呈椭圆形，无色透明，卵壳薄，内含 2～8 个细胞。钩虫寄生于小肠上段交配产卵后，虫卵随粪便排出，在温暖、潮湿、含氧充足的土壤中，24 小时内发育为杆状蚴，经 5～7 天发育为丝状蚴。丝状蚴活动力强，可生存数周，生活在表层土壤中，当接触人体皮肤或黏膜时可侵入人体，进入毛细血管或淋巴管，随血流经右心至肺，穿破毛细血管进入肺泡，向上移行至咽部，随吞咽活动经食管、胃到达小肠。在小肠内形成口囊，再经 3～4 周发育为成虫，附着于肠黏膜，寄生在小肠上段。自幼虫侵入皮肤至成虫成熟产卵的时间一般为 4～7 周。钩虫成虫寿命可长达 5～7 年，但大多数成虫在 1～2 年内排出体外。

【流行病学】

1. **传染源**　主要是钩虫感染者与钩虫病患者。钩虫病患者因粪便排出的虫卵数量多，因此作为传染源的意义更大。使用人粪做肥料的农田是重要的感染场所。

2. **传播途径**　在农村，钩虫主要经皮肤感染。使用未经无害化处理的新鲜粪便施肥，农田中污染土壤和农作物，是引起传播的重要途径。亦可通过生食含钩蚴的蔬菜等经口腔黏膜侵入体内。住宅附近地面被钩蚴污染，是儿童感染的主要途径。

3. 人群易感性　普遍易感，尤其是与土壤、粪便等接触机会多的农民感染率为高，青壮年农民感染率高，可多次重复感染。

4. 流行特征　全球分布，热带、亚热带地区的农村感染流行尤为严重，农村感染率高于城市。夏秋季是感染高发季节。我国华东、华北地区以十二指肠钩虫为主，华南、西南地区以美洲钩虫为主。近年来，随着我国经济发展以及卫生条件改善，人群感染率显著下降。

【发病机制与病理】

1. 皮肤损害　钩虫的丝状蚴侵入人体皮肤可引起钩性皮炎，局部皮肤可出现小的红色丘疹，1～2 天出现水疱、充血、水肿及细胞浸润的炎症反应。

2. 肺部病变　当钩虫幼虫穿过肺微血管到达肺泡时，可引起肺间质和肺泡点状出血和炎症。感染严重者可产生支气管肺炎。当幼虫沿支气管向上移行至咽部，可引起支气管炎与哮喘。

3. 小肠病变　钩虫的成虫以口囊吸附在小肠黏膜绒毛上，以摄取黏膜上皮与血液为食，且不断更换吸附部位，并分泌抗凝血物质，引起黏膜伤口持续渗血，并在小肠黏膜上产生散在的点状或斑点状出血。严重者黏膜下层可出现大片出血性瘀斑，甚至引起消化道大出血。慢性失血是钩虫病贫血的主要原因。贫血程度取决于钩虫虫种、负荷虫数、感染期，并与饮食中的铁含量、体内铁贮存量有关。长期小量失血可消耗体内铁质贮存，产生低色素性小红细胞贫血，长期严重缺铁性贫血可引起心肌脂肪变性、心脏扩大、长骨骨髓显著增生、脾骨髓化、指甲扁平、反甲毛发干燥脱落和食管与胃黏膜萎缩等病理变化。儿童严重感染可引起生长发育障碍。

【临床表现】

轻度感染者无临床症状，感染较重者出现轻重不一的临床表现。

1. 幼虫引起的临床表现　主要是钩性皮炎和呼吸系统症状。钩虫所致皮炎俗称"粪毒""地痒疹"或"粪疙瘩"，多发生于手指和足趾间、足缘、下肢皮肤或臀部，产生红色点状疱丘疹，奇痒。一般 3～4 天后炎症消退，7～10 天后皮损自行愈合。感染后 1 周左右，大量钩蚴移行至肺部，患者出现咳嗽、咳痰、伴咽部发痒等，夜间尤甚。严重者痰中带血，伴阵发性哮喘、声音嘶哑、低热等，持续数周。

2. 成虫引起的临床表现　主要包括慢性失血所致的贫血症状和肠黏膜损伤引起的多种消化道症状。贫血是钩虫病的主要症状，表现为面色蜡黄或苍白、乏力、头晕眼花、耳鸣，劳动后心悸气促，长期贫血者可致心肌脂肪变性和心脏扩大，甚至心力衰竭。重症贫血伴低蛋白血症者，伴下肢水肿，甚至出现腹水及全身水肿。消化道症状可有上腹疼痛或不适、食欲减退、消化不良、腹泻等，偶见黑便等消化道出血症状。

【实验室检查】

1. 血常规　常有不同程度的贫血，呈小细胞低色素性贫血。红细胞减少，网织红细胞数正常或轻度增高，白细胞大多数正常，嗜酸粒细胞略增多。

2. 骨髓涂片检查　显示造血旺盛现象，但发育多停滞于幼红细胞阶段，中幼红细胞显著增多。当骨髓内贮铁耗尽，血清铁显著降低时，才出现周围血中血红蛋白明显减少。

3. **病原学检查** 粪便隐血试验可呈阳性反应。粪便直接涂片、饱和盐水漂浮法检出虫卵或钩蚴培养阳性,则确诊。电子胃镜检查十二指肠、空肠等发现活虫体,可直接明确诊断。

【诊断要点】

在流行区有赤足下田或生食含钩蚴的蔬菜史,结合皮炎、贫血、营养不良、胃肠功能紊乱等临床表现,应怀疑钩虫病。通过粪便检查有钩虫卵者即可确诊。胃镜检查有助于鉴别诊断。

【治疗】

包括病原学治疗与对症治疗。

1. **钩蚴皮炎治疗** 在感染后24小时内局部皮肤可用左旋咪唑剂或15%阿苯达唑软膏涂抹。皮炎广泛者口服阿苯达唑,有止痒、消炎及杀死皮内钩虫幼虫的作用,也可阻止或预防呼吸道症状的发生。

2. **驱虫治疗** 目前国内外广泛使用的是阿苯达唑和甲苯达唑,为广谱驱肠道线虫药物,其机制是选择性和不可逆性抑制其摄取葡萄糖的作用,使虫体糖原耗竭和抑制延胡索酸脱氢酶,阻碍三磷酸腺苷产生,导致虫体死亡,具有杀死成虫和虫卵的作用。但驱虫作用缓慢,于治疗后3~4天才排出钩虫。

3. **对症治疗** 补充铁剂,改善贫血。严重贫血者应予高蛋白和维生素等营养丰富的饮食。

【护理】

1. 一般护理

(1)隔离与休息:采取接触隔离措施。根据贫血程度决定患者活动量,严重贫血者应卧床休息,减少活动。

(2)饮食护理:给予高热量、高蛋白、高维生素、含铁丰富及易消化的食物。驱虫期间给予半流质饮食,忌油腻和粗纤维食物。

2. **病情观察** 观察局部皮疹、瘙痒情况;观察有无咳嗽、咳痰、哮喘等呼吸系统症状;注意患者饮食情况,有无腹痛、腹泻、黑便等消化道症状;观察有无严重贫血所致的心功能改变及儿童生长发育障碍等。

3. 对症护理

(1)皮肤瘙痒:嘱患者勿抓挠皮肤,防止继发感染,局部涂抹药物。

(2)重度贫血、营养不良:患者抵抗力低,应做好口腔护理、皮肤护理等基础护理,防止感染。生活不能自理的患者,主动协助,给予情感支持。

4. **健康指导** 对患者进行健康宣教,介绍钩虫病的病因、感染途径、症状、治疗及预后,嘱患者遵医嘱服药,驱虫治疗1个月内复查粪便。指导服用铁剂的方法和注意事项,介绍含铁丰富的食物,向患者解释纠正贫血可减轻症状,预后良好,消除患者的顾虑。

【预防】

根据当地感染率高低,在钩虫病感染率高的地区开展集体驱虫治疗,有利于阻断疾病的传播。加强粪便管理,推广粪便无害化处理,推广粪便无害化处理,改变施肥和耕作方法,防止皮肤接触土壤。养成良好个人卫生习惯和生活饮食习惯。

(董春玲)

第三节　蛔　虫　病

蛔虫病（ascariasis）是由似蚓蛔线虫寄生于人体小肠或其他器官所引起的寄生虫病。本病流行广泛，儿童发病率高。临床表现根据寄生或侵入部位、感染程度不同而异。仅限于肠道者称肠蛔虫病，可有不同程度消化道表现。蛔虫成虫钻入胆管、胰腺、阑尾及肝脏等脏器，或蛔虫移行至肺、眼、脑及脊髓等器官，可引起相应的异位病变，并可导致严重并发症。

【病原学】

蛔虫寄生于小肠上段，活体呈乳白色或淡红色。未受精卵不能发育，受精卵随粪便排出体外，在环境适宜的土壤中发育为含杆状蚴（感染性虫卵）。感染性虫卵被人误食后在小肠孵化出幼虫，幼虫经第一次蜕皮后，侵入肠壁静脉，经门静脉至肝、右心、肺部，穿破毛细血管进入肺泡，在肺泡及支气管经2次、3次蜕皮逐渐发育成长，后延支气管、气管移至咽部，随唾液或食物吞入胃内，到达小肠，在空肠经第4次蜕皮发育为幼虫，数周后发育为成虫。自人体感染到雌虫产卵需10～11周。宿主体内一般有成虫一至数十条，多者达1 000条以上，可存活10～12个月。

【流行病学】

1. **传染源**　患者及带虫者粪便含受精卵，是主要传染源。猪、犬、鸡、猫、鼠等动物，以及苍蝇等昆虫，可携带虫卵或吞食后排出存活的虫卵，也可成为传染源。

2. **传播途径**　主要是由于吞入感染期蛔虫卵感染。农田劳动等接触污染的泥土，经手入口或生食带活虫卵的拌鲜菜、瓜果等亦容易感染，也可随灰尘飞扬吸入咽部吞下而感染。

3. **人群易感性**　普遍易感。因儿童喜好地上爬行、吸吮手指等，更易受感染，尤以学龄期儿童感染率高。有生食蔬菜习惯者易被感染，粪便未经无害化处理即施肥的农村，感染率可达50%。

4. **流行特征**　本病是最常见的蠕虫病，世界各地温带、亚热带及热带均有流行。发展中国家发病率高。常为散发，也可发生集体性感染。

【发病机制与病理】

感染期虫卵被吞入后，在小肠孵出幼虫，随血流经肺时，其代谢产物和幼虫死亡可诱发人体炎症反应。幼虫损伤毛细血管可导致出血及细胞浸润，严重感染者的肺病变可融合成片，支气管黏膜嗜酸性粒细胞浸润、炎性渗出与分泌物增多，导致支气管痉挛与哮喘。成虫寄生在空肠及回肠上段，虫体可分泌消化物质附着于肠黏膜，引起上皮细胞脱落或轻度炎症。大量成虫可缠结成团引起不完全性肠梗阻。蛔虫钻孔可引起胆管、胰管、阑尾蛔虫病等，胆管蛔虫病可并发急性或慢性胰腺炎。蛔虫卵和蛔虫碎片可能与胆石形成有关。

【临床表现】

1. **蛔虫移行症**　短期内吞食大量蛔虫受精卵后，幼虫移行至肺部时，引起蛔虫性哮喘或蛔虫性嗜酸性肺炎。表现为发热、乏力、咳嗽、哮喘样发作，严重者可出现呼吸困难。肺部可闻及干啰音，X线胸片示肺门阴影增粗，肺野有"游走性"点状、絮状阴影。病程一般持续7~10天。

2. 肠蛔虫病 成虫主要寄生于空肠和回肠，大多无症状。少数出现阵发性腹痛、脐周压痛，有时呈绞痛。严重者可出现食欲减退、体重下降、贫血等营养不良的表现，部分患者可排出或呕吐出蛔虫。

3. 异位蛔虫病 蛔虫离开寄生部位至其他器官引起相应病变及临床表现称为异位蛔虫病。蛔虫易钻入开口于消化道的各种孔道，引起胆管蛔虫病、胰管蛔虫病和阑尾蛔虫病等。除此之外，蛔虫还可窜入脑、眼、耳鼻喉、气管、支气管、胸腔、腹腔、泌尿生殖道等。蛔虫某些分泌物能作用于神经系统，可引起头痛、失眠、智力发育障碍等，严重者可出现癫痫、脑膜刺激征，甚至昏迷。另外，蛔虫性脑病多见于幼儿，经驱虫治疗后病情多迅速好转。

4. 过敏反应 蛔虫的代谢产物可引起宿主皮肤、肺、结膜和肠黏膜的过敏反应，表现为荨麻疹、哮喘、结膜炎和腹泻等。

【实验室检查】

1. 血常规 幼虫移行、异位蛔虫病及并发感染时，白细胞和嗜酸性粒细胞增多。

2. 病原学检查 粪便检查可发现虫卵，检查方法有涂片法、盐水漂浮法等。

3. 超声和逆行胰胆管造影 有助于胆、胰、阑尾蛔虫病的诊断。

【诊断要点】

有生食蔬菜、水果等不良饮食行为，结合乏力、哮喘、脐周疼痛、厌食、体重下降、排出或呕吐出蛔虫等临床表现可作出临床诊断。粪便检查发现虫卵，呕出或经粪便排出蛔虫均可确诊。出现胆绞痛、胆管炎、胰腺炎时应注意异位蛔虫病的可能，超声及逆行胰胆管造影有助于诊断。蛔虫性肠梗阻者腹部有条索状肿块，影像学发现蛔虫阴影即可诊断。

【治疗】

目前国内外广泛使用阿苯达唑治疗，严重感染者需多个疗程。

胆管蛔虫病以解痉止痛、驱虫、抗炎治疗为主；蛔虫性肠梗阻可服豆油或花生油，蛔虫团松解后再驱虫治疗，如无效则及时手术治疗。蛔虫所致阑尾炎、急性化脓胆管炎、肝脓肿、出血性坏死性胰腺炎均需及早外科治疗。

【护理】

1. 一般护理

（1）隔离与休息：采取接触隔离措施。感染严重者或有并发症时注意休息，减少活动。

（2）饮食护理：加强营养，低脂、易消化饮食。驱虫期间避免生冷，辛辣食物，以免激惹蛔虫引起异位损害。

2. 病情观察 监测生命体征，观察有无发热、乏力、咳嗽、哮喘样发作等呼吸系统症状，有无食欲减退、阵发性腹痛、脐周压痛等消化系统症状。注意蛔虫性脑病患者有无癫痫先兆及颅内压增高表现。

3. 对症护理

（1）腹痛的护理：可用热水袋热敷脐周，或轻揉腹部以缓解疼痛，无效者遵医嘱给予解痉止痛药。

（2）蛔虫性哮喘的护理：采取半卧位或端坐位，给予吸氧。哮喘发作时观察患者意识状态及呼吸情况，遵医嘱给予平喘药物。

（3）癫痫发作的护理：遵医嘱给予镇静剂，并做好安全护理，防止患者受伤。

4. 用药护理 阿苯达唑应空腹或睡前服用，常见恶心、呕吐、头晕、腹痛等，偶见蛔虫躁动现象，可能发生胆管蛔虫病。服药1~3天后，观察粪便中有无蛔虫排出。

5. 并发症护理 胆管蛔虫病者，遵医嘱给予解痉止痛药和驱虫药。蛔虫性部分肠梗阻者应禁饮食、胃肠减压。完全肠梗阻、阑尾蛔虫病、蛔虫性腹膜炎、急性坏死性胰腺炎者需手术治疗时，应做好围手术期护理。

6. 健康指导 向患者介绍蛔虫病的感染过程、治疗方法及预后，养成良好饮食卫生习惯对预防本病的重要性。

【预防】

对蛔虫病患者和感染者进行驱虫治疗。在幼儿园、中小学校开展卫生宣传教育，从小养成良好的卫生习惯，饭前便后要洗手，不吃未洗净的生蔬菜和水果，不喝生水；对粪便进行无害化处理。

（董春玲）

第四节 蛲 虫 病

蛲虫病（enterobiasis）是由蠕形住肠线虫寄生于人体肠道而引起的一种常见寄生虫病，多见于年幼儿童，成人亦可患病。此病在家庭、托幼机构小学中可引起流行。主要症状为肛门周围、会阴部夜间瘙痒，病情不严重，但影响睡眠，对健康不利。

【病原学】

蠕形住肠线虫，又称蛲虫，蛲虫发育成熟过程中不需要中间宿主，根据发育阶段不同有4种形态，即受精卵、感染期卵、幼虫和成虫。子宫内充满受精卵的雌虫向肠腔下段移行。在肠内低氧压环境中，虫卵一般不被产出或仅少量被产出。当人睡眠后，肛门括约肌松弛时，部分雌虫移行到肛门外，开始大量排卵，每次产卵量可达上万，产后多数雌虫死亡，少数雌虫可再次爬回肛门内，甚至进入尿道，阴道等部位而引起相应病变。虫卵黏附在肛周皮肤，快速发育为感染期卵。当患儿用手搔抓时，感染期卵污染手指，再经口食入再形成自身感染。感染期卵也可散落在衣裤、被褥或玩具、食物上，经吞食或随空气吸入等方式使人受染。感染期卵在十二指肠内孵出幼虫，幼虫沿小肠下行到结肠内并发育为成虫。自吞食感染期虫卵至雌虫产卵约需2~6周。雌虫在人体内存活一般不超过2个月。虫卵也可以在肛门周围孵化，幼虫经肛门逆行进入肠内发育为成虫，这种感染方式称为逆行感染。

【流行病学】

1. 传染源 人是蛲虫唯一的自然宿主，传染源为蛲虫感染者，排出体外的虫卵即具有传染性。

2. 传播途径 经粪-口传播。主要有以下传播途径：①直接从肛门通过污染的手指经口感染，常是自身再感染的最重要途径。母虫产卵时肛门周围皮肤受到激惹，奇痒，患儿常以手搔抓，手又易与口接触，从而发生感染。②虫卵通过内衣内裤、被褥、地板、桌面、玩具及门把手等污染手指或食物经口感染。③含有虫卵的尘埃通过空气传播至呼吸道及口腔，最后进入消化道而感染。④经肛逆行感染：虫卵可在肛门外皮肤上自动孵化出幼虫，幼虫可经肛门移行至肠内，发育为成虫并产卵。

3. **人群易感性**　人群普遍易感，各年龄均可发病，一般城市高于农村，儿童高于成人，5～7 岁感染率较高，有家庭聚集性。蛲虫感染分布全世界，发达国家蛲虫病也很常见，全球约有 1/4 儿童感染。

4. **流行特征**　本病分布于世界各地，发展中国家高于发达国家；温带、寒带地区高于热带、尤以居住拥挤、居住条件差的地区多见。

【发病机制与病理】

蛲虫头部可刺入肠黏膜，偶尔可以深入黏膜下层，引起炎症及溃疡，但肠黏膜病变轻微。蛲虫偶尔可穿破肠壁，侵入腹腔或阑尾，引发急性或亚急性炎症反应。极少数患者可发生异位寄生，如侵入阴道、子宫、输卵管等，引起相应部位的炎症。雌虫在肛门周围爬行、产卵导致局部瘙痒，长期慢性刺激及搔抓产生局部皮肤损伤、出血和继发感染。

【临床表现】

蛲虫病的主要症状为肛门周围和会阴瘙痒，夜间更甚。儿童患者常有睡眠不安、夜惊、磨牙、异嗜、食物减退和消瘦等表现。有时有食欲缺乏、腹痛、恶心等消化道症状。侵入尿道可引起尿频、尿急、尿痛和遗尿情况。侵入阴道可引起阴道分泌物增多和下腹疼痛不适。偶尔蛲虫也可经子宫与输卵管侵入盆腔，或经肠壁进入腹腔形成蛲虫性肉芽肿，易误诊为肿瘤。在因急性阑尾炎行手术切除的标本中发现了蛲虫感染的组织学依据。雌虫偶有穿入肠壁寄生、导致出血、溃疡，甚至小脓肿。大量幼虫可引起嗜酸性小肠结肠炎。

感染蛲虫后，可导致失眠、烦躁不安和精神不振等；轻中度对儿童的生长发育，如身高、体重、头围、胸围无物明显影响；而重度感染儿童以上指标明显低于同龄儿童，长期重度感染者体格发育滞后，严重影响儿童身心健康。

【实验室检查】

1. **成虫检查**　根据雌虫的生活习惯，于患者熟睡后 1～3 小时，可在其肛门、会阴、内衣等处找到成虫，反复检查多可确诊。

2. **虫卵检查**　常用棉签拭子法及透明胶纸粘贴法。一般于清晨便前检查，连续检查 3～5 次，检出率可接近 100%。

【诊断要点】

凡有肛门周围及会阴部瘙痒者应考虑蛲虫病。家庭内曾有蛲虫感染病例的异位损害患者也应想到蛲虫病的可能，查到成虫或虫卵可确诊。

【治疗】

1. **药物治疗**　甲苯达唑和阿苯达唑为驱除蛲虫的首选药物，可重复多个疗程，直至痊愈。外用药物如蛲虫膏、2% 氯化氨基汞软膏涂于肛门周围，有杀虫和止痒的双重功效。

2. **手术治疗**　对于急性或亚急性阑尾炎，宜及早手术治疗，对确诊的蛲虫性阑尾炎患者，无论是否手术，均应及时驱虫治疗。

【护理】

1. **一般护理**

（1）隔离与休息：采取接触隔离措施，不得用已被污染的双手触摸口鼻，注意休息，每日定时开窗通风，保持室内空气流通。

（2）饮食护理：蛲虫患者日常应注意尽量少吃、不吃生冷或刺激性食物，避免加重病情。

2. 病情观察

（1）肛周及会阴部皮肤：局部有无瘙痒，肛周皮肤有无脱落、充血、皮疹、湿疹等皮肤损害。

（2）消化道症状：是否出现减退、恶心、呕吐、腹痛、腹泻及体重减轻等症状。

（3）精神症状：患者处于兴奋状态，可引起失眠、烦躁不安等，小儿可出现异食症状。

3. 对症护理

（1）皮肤护理：每天用温肥皂水清洗肛周皮肤。

（2）日常护理：搞好室内卫生，经常烫、洗、晒玩具等物品，勤换洗床单及内衣裤等，换下内衣裤蒸煮，或55℃以上的热水浸泡，也可选择在太阳下暴晒衣物等。

4. 健康指导　讲解蛲虫病的病因、临床表现、治疗方案和预后，告知患者养成良好的生活习惯，注意饭前便后要洗手，勤剪指甲，不吸吮手指。积极配合治疗、遵医嘱按时服药或涂药，定期随访复查。

【预防】

根据本病特点，在采用驱虫治疗的同时，要加强对儿童及家长的健康教育，普及蛲虫知识，讲究公共卫生、个人卫生和家庭卫生，教育儿童养成不吸吮手指、勤剪指甲、饭前便后洗手的习惯。穿满裆裤，防止小儿用手搔抓肛门。定期烫洗被褥、清洗玩具，或用 0.05% 碘酒处理玩具，可杀死蛲虫卵。

（国　惠）

第五节　丝　虫　病

丝虫病（filariasis）是由于丝虫寄生于人体淋巴组织、皮下组织或浆膜腔所引起的寄生虫病。丝虫病主要感染成年人，以男性较为多见。目前已知能寄生于人体的丝虫有八种：班氏丝虫、马来丝虫、帝纹丝虫寄生于人体的淋巴系统；盘尾丝虫、罗阿丝虫、链尾丝虫寄生于人体皮下组织；常现丝虫、奥氏丝虫寄生于人体体腔。丝虫病的临床特征在早期主要为淋巴管炎与淋巴结炎，晚期为淋巴管阻塞及其产生的系列症状。我国的丝虫病最常见者为淋巴丝虫病，主要由班氏丝虫、马来丝虫两种所致。

【病原学】

虫体呈线状、乳白色、表面光滑。班氏微丝蚴和马来微丝蚴两者大小、体态、体核形态等均有显著不同，帝纹微丝蚴和马来微丝蚴在形态上颇为相似。微丝蚴系雌虫子宫内卵发育而成，自母体溢出后可停留于淋巴液中，但大多数立即进入血循环。

班氏丝虫和马来丝虫的生活史大致相同，包括两个阶段和需要两种不同的宿主，一个阶段发生在蚊虫体内，另一个阶段发生在宿主人体内。

1. 在蚊体内　含有微丝蚴的人血被蚊虫叮咬吸入蚊胃，微丝蚴经 1～7 小时脱鞘，穿过胃壁经腹腔进入胸肌,发育为寄生幼虫,1～3周经两次蜕皮,发育为感染期幼虫,离开胸肌,移行至蚊下唇,再叮咬人时,侵入人体。

2. 在人体内　蚊虫再次吮吸人血时,感染期幼虫自蚊下唇溢出,迅速侵入附近淋巴管,并移行至大淋巴管及淋巴结发育为幼虫。雌雄成虫交配后,雌虫即产生微丝蚴。根据动物实验,感染自接种感染期幼虫至微丝蚴出现,在班氏丝虫和马来丝虫分别为半年左右和2～4个月。丝虫的成虫在人体内寿命为10～15年,个别有更长者。微丝蚴在人体内可存活3个月～2年。

【流行病学】

1. 传染源　班氏丝虫只感染人,微丝蚴血症者为唯一传染源(包括患者和无症状带虫者),自然界尚未发现班氏丝虫有贮存宿主。马来丝虫除感染人外,还可能感染猴、猫等多种哺乳动物,感染动物亦可成为传染源。

2. 传播途径　丝虫病是通过蚊叮咬而传播。淋巴丝虫病的媒介蚊有按蚊、伊蚊、库蚊和曼蚊。

3. 人群易感性　人群普遍易感,病后可产生一定免疫力,但不能阻止再次感染。

【发病机制与病理】

淋巴丝虫的成虫、感染期幼虫和微丝蚴对人体均有致病作用,成虫起着主要作用。其发生和发展取决于患者的机体状态、感染程度、重复感染情况、丝虫侵犯的部位及继发感染等。感染期幼虫侵入人体淋巴系统,发育至成熟。在此发育阶段,幼虫、成虫的代谢产物可引起全身性变态反应以及局部淋巴系统的组织反应。微丝蚴致病的特点是其密度在外周血中具有明显的夜现周期性,亦随媒介蚊种的活动而有季节的变化。丝虫病慢性症状与体征的发生是由宿主对丝虫抗原的免疫应答引起的。随着病变的不断发展,局部出现增生性肉芽肿,最终可导致淋巴管慢性阻塞,形成象皮肿、睾丸鞘膜积液、乳糜尿或隐性丝虫病等。此时通常无微丝蚴血症,但其特征性炎症病理是由于高度免疫应答所致局部炎症反应而使组织损伤。无症状微丝蚴血症者,淋巴系统结构和功能改变也常是严重的,因为淋巴管已经开始受到侵害,即使通过治疗也无法修复。

【临床表现】

1. 急性期

(1)淋巴结炎和淋巴管炎:好发于四肢,以下肢多见。淋巴结炎可单独发生,而淋巴管炎则一般都伴淋巴结炎。临床表现为不定时周期性发作的腹股沟和腹部淋巴结肿大、疼痛,继而淋巴管肿胀、疼痛,沿大腿内侧向下蔓延,形成离心性发展的红线,称"逆行性淋巴管炎",每月或数月发作一次,一般持续1～3天。当炎症波及皮内微细淋巴管时,局部皮肤出现弥漫性红肿、发亮,有灼热压痛,类似丹毒,称"丹毒样性皮炎",俗称"流火",持续1周消退。

(2)丝虫热:周期性发热,伴畏寒、寒战,体温可达40℃,部分患者仅发热无寒战,2～3天消退。

(3)精囊炎、附睾炎、睾丸炎:主要见于班氏丝虫病。表现为一侧腹股沟疼痛,向下蔓延至阴囊,可向大腿内侧放射。睾丸及附睾肿大,有压痛,精索上了触及一个或多个结节,压痛明显,炎症消退后可缩小变硬,反复发作后肿块可逐渐增大。由于丝虫病极少引起输精管本身病变,精液内仍存在精子,因此,丝虫病很少引起不育。

（4）肺嗜酸性粒细胞浸润综合征：又称"丝虫性嗜酸性粒细胞增多症"。表现为畏寒、发热、咳嗽、哮喘、淋巴结肿大等。肺部有游走性浸润灶，胸片可见肺纹理增粗和广泛粟粒样斑点状阴影，痰中有嗜酸性粒细胞和夏科 - 莱登晶体。外周血嗜酸性粒细胞增多，占白细胞总数20%～80%。血中有时可找到微丝蚴，少数还可出现荨麻疹及血管神经性水肿等。

2. 慢性期 以淋巴系统增生和阻塞引起的表现为主。

（1）淋巴结肿大和淋巴管曲张：肿大的淋巴结及其周围呈向心性淋巴管曲张，常于腹股沟处形成肿块，为海绵样囊性，中心有硬核感觉，穿刺可抽出淋巴液，有时可找到微丝蚴。精索淋巴管曲张常相互粘连成索状，易与精索静脉混淆，且两者可并存。

（2）鞘膜腔积液：多见于班氏丝虫病。系精索与睾丸淋巴管阻塞，淋巴液淤滞于鞘膜腔内所致，积液少时无症状；积液多时，患者可有重垂或下坠感，严重者阴囊体积增大，皱褶消失；有下坠感而无疼痛，透光试验阳性。积液可为草绿色液体，也可是乳白色的乳糜液。积液中常可找到微丝蚴。

（3）乳糜尿：突然出现乳白色尿，也可因混有血液而呈粉红色。静置后尿液呈三层：上层为脂肪，中层为较清的尿液，下层为粉红色沉淀。沉淀中有时可找到微丝蚴。乳糜尿为班氏丝虫常见的晚期表现之一，可因高脂、高蛋白饮食而加重，也与过度劳累有关。

（4）淋巴水肿和象皮肿：丝虫病早期即可有水肿，可因侧支或吻合支形成而消退。代偿平衡破坏，形成永久性水肿，发生皮下组织增厚和表皮角质化。水肿绝大部分发生于下肢，少数见于阴囊、阴茎、上肢、乳房等处。象皮肿是局部反复细菌感染的结果。

【实验室检查】

1. 血常规 病程早期白细胞总数可增至$(10～20)×10^9/L$，嗜酸性粒细胞显著增多，有继发细菌感染者中性粒细胞增多。

2. 病原学检查

（1）周围血检查微丝蚴：血液中找到微丝蚴是诊断早期丝虫病唯一可靠的方法，自夜晚10时至次日2时阳性率最高。采耳垂血3大滴（相当于$600mm^3$）置于玻片上直接检查，观察活动的微丝蚴。对于血中微丝蚴较少的患者，可取静脉血2ml加蒸馏水或醋酸溶血，离心取沉渣作涂片染色检查。

（2）成虫检查：可用注射器从可疑的结节中抽取成虫，或切除可疑结节，在解剖镜下剥离组织检查成虫。

3. 血清学检查 因与其他线虫有交叉反应，特异性不高。

4. 其他 乳糜尿患者进行逆行性肾盂造影可见肾盏或肾周有造影剂外溢现象，淋巴管造影显示输入淋巴管扩张和输出淋巴管狭小等。

【诊断要点】

有蚊虫叮咬史，结合典型的周期性发热、离心性淋巴管炎、淋巴结肿痛、乳糜尿、精索炎、象皮肿等症状和体征，应考虑为丝虫病。外周血找到微丝蚴即可确诊。

【治疗】

乙胺嗪是目前治疗丝虫病的首选药物，对微丝蚴及成虫有杀灭作用。伊维菌素对微丝蚴与乙胺嗪有同样的效果，但不良反应明显减轻，左旋咪唑、呋喃嘧酮也可作为治疗丝虫病的药物。淋巴水肿和象皮肿有相当程度的可逆性。在病原治疗的基础上，注意局部护理，预防感染的发生和适当的手术治疗，可达到很好的疗效。

【护理】

1. 一般护理

（1）隔离与休息：采取接触隔离措施，病室加强防蚊、灭蚊处理。乳糜尿的患者应注意休息，避免重体力劳动。急性期患者应卧床休息，出现淋巴管炎时应抬高患肢，局部热敷，酌情给予解热镇痛药；如阴囊积液、生殖器淋巴管阻塞，须作局部固定，托起阴囊，肿痛时按医嘱服药。

（2）饮食护理：日常生活中，建议患者进食低脂高蛋白的食物。伴有乳糜尿患者避免高蛋白饮食。

2. 病情观察 注意观察患者生命体征、病情变化，以及饮食、睡眠、排尿等异常症状。乳糜尿患者应详细记录乳糜尿的次数和尿量。

3. 对症护理

（1）急性期护理：卧床休息，抬高下肢，固定阴囊部位，必要时可局部冷敷。

（2）伤口护理：象皮肿局部应保持清洁，防止继发感染。并需防止挤压、磨破皮肤而形成淋巴漏。丝虫病虫卵可经患者破溃皮肤处流出，造成环境污染。应正确处理伤口，及时清洁消毒被患者血液、体液污染的物品、环境，预防医源性传播。

4. 健康指导 指导病情稳定的患者适当运动，可做踝部旋转运动。穿合适的鞋，舒适、透气，避免脚发热、潮湿或太紧，防止脚部皮肤受损。

【预防】

对流行区进行普查、普治仍是预防丝虫病的重要措施。搞好环境卫生，在流行区开展防蚊灭蚊工作，消灭传播媒介，加强个人防蚊措施，切断丝虫病传播途径。

（国　惠）

第六节　囊 尾 蚴 病

囊尾蚴病（cysticercosis）又称囊虫病、猪囊尾蚴病，由猪带绦虫幼虫（囊尾蚴）寄生于人体各组织器官所致的疾病，为较常见的人兽共患病。人因吞食猪带绦虫卵而被感染。囊尾蚴可侵入人体皮下组织、肌肉、脑、眼、心脏等部位，其临床症状常因寄生部位及感染程度不同而异，其中以脑囊尾蚴病最为严重。

【病原学】

猪带绦虫卵经口感染后在胃和小肠经消化液作用后，卵胚膜内的六钩蚴脱囊孵出，钻入肠壁，经血液散布于全身，约3周后在组织内发育至1~6mm大小，并出现头节，9~10周时发育成为有感染性的囊尾蚴。囊尾蚴按其形态和大小可分为3型：纤维素型、葡萄状型和中间型。寄生于人体的囊尾蚴寿命一般在3~10年，长者可达20年或更久，虫体死后多发生纤维化和钙化。

【流行病学】

1. 传染源 患者是囊尾蚴病的唯一传染源。人体既是猪绦虫的终宿主，也是中间宿主。

2. 传播途径　吞食猪带绦虫卵经口感染为主要传播途径。感染方式分为以下两种：

（1）自体感染：患者手指污染本人粪便中虫卵再经口感染（外源性感染）；或患者因呕吐等逆蠕动使绦虫妊娠节片或虫卵反流至十二指肠或胃，虫卵经消化液作用，六钩蚴孵出所致（内源性感染）。

（2）异体感染：患者因食用被猪带绦虫虫卵污染的蔬菜、生水、食物或与猪带绦虫患者密切接触经口吞食虫卵所致。

3. 人群易感性　普遍易感，以农民居多，近年来儿童和城市居民患病率有所增加。

4. 流行特征　本病呈世界分布，特别是在有吃生猪肉习惯的地区或民族中流行，以拉丁美洲、非洲北部及东南亚洲等发展中国家为多见。农村发病率高于城市，多为散发病例。

【发病机制与病理】

人因吞食猪带绦虫卵而被感染。脑内大量囊尾蚴寄生，可产生广泛脑组织破坏及炎性改变。颅内压增高明显者可引起脑疝。寄生于皮下组织及肌肉者，主要表现为皮下结节。眼部的囊尾蚴常寄生于玻璃体、眼球肌肉、眼结膜下等处，引起视力障碍。

【临床表现】

潜伏期 3 个月至数年，5 年内居多。根据寄生部位可分为脑囊尾蚴病、眼囊尾蚴病及皮下组织和肌肉囊尾蚴病。

1. 脑囊尾蚴病　又称脑囊虫病，临床表现轻重不一，取决于囊虫数目和位置所致的机械效应及囊虫引起的炎性和中毒所应。占囊尾蚴病总数的 60%～90%，根据囊尾蚴寄生部位及病理变化的不同分为以下 4 型：

（1）皮质型：最常见，以癫痫为突出症状，可出现局限性或全身性短暂抽搐或持续状态。严重感染者颅内压升高，出现恶心、呕吐、头痛等症状。病程达数月至数年不等。

（2）脑室型：较常见，以急性起病或进行性加重的颅内压升高为特征，患者有明显头痛、头晕，伴恶心、呕吐视神经乳头水肿或继发性视神经萎缩、听力下降。

（3）蛛网膜下隙型或颅底型：主要病变为囊尾蚴性脑膜炎，局限在颅底后颅凹。初期有低热、头痛、呕吐、颈强直等颅内压增高症，以及眩晕、听力减退、耳鸣及共济失调等，预后较差。

（4）混合型：以上三型混合存在，其中以皮质型和脑室型混合存在的症状最重。

2. 眼囊尾蚴病　症状轻者可有视力下降、视野改变、结膜损害、虹膜炎、角膜炎等，重者可致失明。

3. 皮下组织和肌肉囊尾蚴病　有皮下或肌肉囊尾蚴结节，多呈圆形或卵圆形，直径 0.5～1.0cm，质地较硬有弹性，与周围组织无粘连和压痛，表面无色素沉着和炎症反应。以头颈和躯干较多，四肢较少，手足罕见。少数严重感染者可感觉肌肉酸痛、发胀，并引起假性肌肥大。

【实验室检查】

1. 血常规　多数患者外周血象正常，少数患者嗜酸性粒细胞轻度升高。

2. 脑脊液　颅内压升高型患者脑脊液压力明显升高，细胞数（10～100）×10^6/L，以淋巴细胞增多为主，蛋白含量升高，糖和氯化物大多正常。

3. 病原学检查　猪带绦虫病患者粪便中可找到虫卵或节片；皮下及肌肉囊尾蚴病患者可做皮下结节活检确诊。

4. 血清学检查　采用免疫学方法检测患者血清和脑脊液中特异性猪囊尾蚴抗体，具有较好的敏感性和特异性,对囊尾蚴病诊断具有重要参考价值。

5. 其他 头颅 CT 检查可确诊大部分脑囊尾蚴病。皮下结节常规做活组织检查,病理切片中可见到囊腔中含囊尾蚴头节可确诊。

【诊断要点】

结合流行病学资料,在流行区进食生的或未煮熟猪肉等,皮下组织和肌肉囊尾蚴病及眼囊尾蚴病较易诊断。脑囊尾蚴病临床表现多样且无特异性,诊断较困难。皮下结节或脑手术病理组织检查找到囊尾蚴可明确诊断。

【治疗】

阿苯达唑是治疗各型囊尾蚴病的首选药物。对眼囊尾蚴病者,应先行手术摘除囊尾蚴,再给予驱虫药治疗。癫痫发作频繁或颅内高压者,先降低颅内压后再进行病原治疗。

【护理】

1. 一般护理

(1)隔离与休息:采取接触隔离措施,手或皮肤有破损者应避免接触患者,必要时戴双层手套。囊尾蚴病患者应住院治疗,服药期间卧床休息。

(2)饮食护理:给予高热量、高蛋白、高维生素等营养丰富、易消化的饮食。

2. 病情观察 观察头痛部位、性质、诱发因素、持续时间、伴随症状;观察生命体征、意识、瞳孔和颅内高压症状,若患者出现剧烈头痛、频繁呕吐、视力减退等征象,应立即通知医生。

3. 对症护理

(1)癫痫发作的护理:应专人守护,使用床挡,必要时使用约束带,遵医嘱给予镇静剂,做好患者安全护理,避免强行按压肢体,以免骨折。

(2)颅内高压的护理:向患者及家属解释颅内高压产生的原因,取得配合治疗。

4. 健康指导 告知患者及家属应规律治疗,以求根治。有癫痫发作者,应坚持服抗癫痫药物,控制症状后逐渐减量,维持 1～2 年才能停药。应避免高空作业,以免发生意外。

【预防】

在流行区开展普查普治,彻底治疗猪带绦虫病患者,并对感染绦虫病的猪进行驱虫治疗。大力开展健康教育宣传工作,改变不良的卫生习惯,不吃生的或未熟透的猪肉,加强屠宰场的管理及卫生检疫,防止"米猪肉"流入市场。加强粪便的无害化处理、改善生猪的饲养方法,以彻底切断本病的传播途径。

(郭 静)

第七节 蠕虫蚴移行症

蠕虫蚴移行症(larva migrans)是指一些动物寄生蠕虫的幼虫侵入人体并在组织中移行所致的疾病。根据蠕虫蚴移行症病变部位及临床表现,大体上可分为皮肤蠕虫蚴移行症和内脏蠕虫蚴移行症两大类。

【病原学】

引起皮肤蠕虫蚴移行症的病原体种类很多,最常见的是巴西勾口线虫的幼虫,其次是犬勾口线虫、狭头弯口线虫、管形勾口线虫、羊咬口线虫、牛仰口线虫等感染性幼虫可引起游走性皮下结节或包块。可以引起内脏蠕虫蚴移行症的病原体主要有动物线虫、绦虫和吸虫三大类。

【流行病学】

1. **传染源**　动物寄生蠕虫的幼虫。

2. **传播途径**　皮肤蠕虫蚴多数经皮肤感染,亦可经口感染;内脏蠕虫蚴主要通过生食或半生食含动物蠕虫幼虫的肉类而经口感染。

3. **人群易感性**　好发于稻田耕作的人或经常食用未熟食物的人。

4. **流行特征**　主要见于东南亚及太平洋岛屿。我国南方各省,特别是东南沿海一带已有较多病例报道。

【发病机制与病理】

动物蠕虫幼虫在人体内移行所产生的机械性损伤和虫体的代谢产物等抗原物质所引起的免疫病理反应是其主要的致病因素。感染期幼虫被人吞食之后,在人体内不能发育为成虫,但可以在人体内长期移行,表现为蠕虫蚴移行症。

【临床表现】

1. **皮肤蠕虫蚴移行症**　主要表现皮肤损害和皮下结节,可伴有发热、乏力等全身症状及外周血嗜酸性粒细胞增多等。

2. **内脏蠕虫蚴移行症**　临床表现轻重不一,但均有周围血嗜酸性粒细胞增多,发热、乏力等全身性症状,以及各脏器受损的相应症状。

【实验室检查】

1. **血常规**　可见到嗜酸粒细胞、中性粒细胞、淋巴细胞等不同程度升高。

2. **脑脊液**　脑脊液细胞数常超过 $500/mm^3$,以嗜酸粒细胞为主。蛋白质增多,周围血中嗜酸粒细胞达 10% 左右者占 1/3,最高可达 50% 以上。

3. **病原学检查**　对疑似患者可行肝脏或其他罹患脏器穿刺标本,观察组织病变并找到蠕虫蚴,可用来确诊。

【诊断要点】

各种蠕虫蚴移行症的共同体征是持续性的嗜酸性粒细胞增多以及幼虫在皮肤和各器官受损相应症状。临床诊断需结合病史、症状、体征,据流行病学资料,包括与动物粪便污染的泥土接触史、饮食习惯及特异的饮食史等进行分析诊断。

【治疗】

1. **皮肤蠕虫蚴移行症的治疗**　皮肤损害需对症治疗,以止痒、消炎、抗过敏防止感染为原则。

2. **内脏蠕虫蚴移行症的治疗**　主要是病原治疗,常用药物是吡喹酮和阿苯达唑。疗程中应密切观察和及时处理可能发生的过敏性休克、颅内压增高等不良反应。

【护理】

1. **一般护理**

(1)隔离与休息:采取接触隔离措施。患者应住院治疗,服药期间卧床休息。

（2）饮食护理：给予高热量、高蛋白、高维生素等营养丰富、易消化的饮食。

2. 病情观察　加强巡视，观察体温变化，重视患者的主诉。驱虫的过程中密切观察患者的头痛、头晕、恶心、呕吐等症状有无改善等。

3. 对症护理

（1）发热的护理：见第三章第一节中"发热的护理"，另外避免使用阿司匹林退热，以免诱发瑞氏综合征。

（2）皮疹的护理：见第三章第一节中"皮疹的护理"。

【预防】

提高人们的卫生知识水平，了解这些寄生虫的感染方式及预防措施，改善居住条件及卫生设施，不吃生螺、生虾，不喝生水，生熟餐具分开使用等，以免污染。同时，要提高医疗卫生工作者的专业知识和技术水平，识别和治疗这类疾病。

（郭　静）

第十六章　新突发传染病的护理

第一节　新突发传染病概述

1992 年美国医学协会（Institute of medicine，IOM）在《新出现的传染病：微生物对美国人群健康的威胁》报告中首次提出新发传染病这一概念，是指在人群中新出现或者过去存在，其发病率突然增加或者地域分布突然扩大，对人类健康构成重大威胁、严重影响社会稳定，需要采取紧急救治措施且原因不明的传染病。2021 年《中华人民共和国生物安全法》指出重大新发突发传染病是指境内首次出现或者已经宣布消灭再次发生，或者突然发生，造成或者可能造成公众健康和生命安全严重损害，引起社会恐慌，影响社会稳定的传染病。世界卫生组织（World Health Organization，WHO）提出：全球警惕、采取行动、防范新突发传染病。自 20 世纪 70 年代以来，新突发传染病频繁暴发流行，如艾滋病、埃博拉出血热、新型冠状病毒感染等，对全球造成重大影响。我国遭受过严重急性呼吸综合征、禽流感、新型冠状病毒感染等多种新突发传染病的侵袭，国民健康和生活受到严重威胁。2003 年严重急性呼吸综合征迅速在全球 30 多个国家和地区传播，病死率约 10%，又如人感染 H7N9 禽流感病死率较高，2016 年在我国的病死率高达 57.5%。新突发传染病因其不确定性、难预测性，人们无法及时作出决策、采取特异性的预防和控制措施，又因其危害大、防控难，影响社会经济发展和稳定性，成为世界性的重大公共卫生问题之一。社会和经济不断发展、气候变化、人口和货物流动加速等因素可能会导致新突发传染病的发生，人类在不断的面临新老传染病的挑战。

（一）新突发传染病分类

根据新突发传染病存在的历史及发现过程，一般可分为以下三类：

1. 过去不存在，确系因变异和进化而出现的病原体导致新的传染病，被发现后确定为传染病的疾病，如严重急性呼吸综合征、禽流感、新型冠状病毒感染等。

2. 可能早已存在,但未被人类认知或无法检测,随着诊断技术的发展而逐渐被明确的病原体所导致的疾病,如军团病、丙型病毒性肝炎、戊型病毒性肝炎等。

3. 早已存在并被人们认识,但未被认定为传染病,随着医学的发展才被定义为的传染病,如幽门螺杆菌(Hp)胃炎早已被人们熟知,但直到 2014 年日本京都共识才将 Hp 胃炎列为一种传染病。

（二）新突发传染病的特征

1. 新突发传染病的特殊性

（1）病原体复杂:新突发传染病的病原体有新发生的、变异的、也有外来传入的等。有细菌、病毒、寄生虫、衣原体、立克次体、螺旋体、支原体等,其中以病毒性传染占比最大,人兽共患较多。

（2）传染性强:新突发传染病的传染性强弱与其传播途径的特殊性以及病原体的毒力、病毒浓度息息相关,如新型冠状病毒可通过气溶胶、飞沫传播,传播途径复杂。病原体会随着宿主迁移而发生变异,变异的毒株传染性更强,传播速度更快,范围更广。

（3）不确定性:新突发传染病往往起病急、发病突然,在任何国家、地区,任何季节都有可能会发生,且无基线数据可参考,无法预测其流行趋向和形势。

（4）突发性:多数新突发传染病在疫情暴发导致严重后果,使人民的生命财产受到严重威胁,相关专业人员进行调查研究后才被大众所知。

（5）预防难度大:新突发传染病的出现,人们对其流行规律尚不了解且缺乏疫苗,初期控制困难,极易造成大规模的暴发或流行。

（6）缺乏有效的治疗:新突发传染病缺乏特异的治疗药物和手段。多数已经得到有效控制又重新流行的疾病是由于抗药性的增加而导致,给治疗带来了挑战。

2. 新突发传染病的临床特征　新突发传染病患者感染初期可能出现发热、头晕、头痛、乏力、食欲缺乏等非特异性表现,少数患者病情进展迅速,出现呼吸衰竭甚至多脏器功能衰竭。

（三）新突发传染病带来的思考

新突发传染病刚开始出现时,由于病原体不明确、毒力强,病情进展迅速、症状重、病死率高,对人类健康危害严重,因此对新突发传染病要坚持科学精准防控,落实"早预防、早发现、早报告、早隔离、早治疗"措施。

1. 提高防治意识　新突发传染病传播途径复杂、传播范围广,易出现暴发和流行。人群缺乏特异性免疫力,医疗、防疫机构尚未建立行之有效的治疗和预防措施,发病率和病死率高,危害性大,严重影响社会稳定和人群健康。在过去的 30 年,全球出现的新突发传染病约 40 种,曾已基本得到控制的传染病又卷土重来,早期发现和诊断新突发传染病是人类的巨大挑战。科学有效组织开展防治工作,提高防治成效,切断传播途径,保护好易感人群,提高救治成功率和保证医护人员"零感染"尤为重要。因此,需要掌握新突发传染病的常见临床表现,如突起高热、头痛、结膜炎、肌肉酸痛、皮疹;罕见疾病的表现;临床经验治疗无效的疾病;进展迅速的肺炎;无明确诊断的急性死亡病例,以上也是诊断新突发传染病流行的重要参考依据。收集病史资料时要详细询问患者及其家属流行病学史,了解其是否有野生动物接触史或野外暴露史等。重点关注近期是否有在某种传染病流行国家或地区旅居史,及时留取呼吸道、血液或体液等标本,开展检测。

2. 建立完善的制度和管理体系　要建立完善各级、各类组织有效合作的多部门的联防联控机制，落实疫情通报制度。实行健康告知制度、完善医疗设施，完善传染病定点医疗制度及各预案和应急程序；进一步完善新突发传染病相关法律法规，合理规范开展监督检查工作。

3. 增加专业人员、技术和物资准备　加强新突发传染病服务建设，合理规划、储备物资；加大新突发传染病卫生服务人才引进力度，加强传染病护士队伍建设，对现有新突发传染病培训机制进行优化和完善。中华护理学会传染病护理专业委员会于2021年开展首批传染病专科护士培训，目前国内多家医疗卫生机构在参与推进传染性疾病专科护士基地的建设，为进一步应对新突发传染病做好充分准备。

（王晓燕）

第二节　新突发传染病疫情分级及应急处置

　　我国对未知的新突发传染病的识别、应急响应措施、充足的医疗卫生人力资源等方面仍面临巨大挑战。医疗机构作为新突发传染病前沿哨点，应进一步加强快速风险评估能力、辅助诊断系统、辅助决策能力及预警响应体系的建立。新突发传染病传染性强，危害大，因此，依法、科学、规范、有效处置新突发传染病疫情，是各级政府和社会公众的共同要求。基于国家政策，不同等级和性质的医疗机构应该因地制宜地规划其疫情防控设施，在综合病房布局、人力资源等关键要素基础上制定合理的应急预案，指导各级组织和部门应对突发事件，降低对社会的影响。国家对群体性不明原因疾病事件等突发情况进行等级划分，指导疫情防控及救治工作。

　　（一）群体性不明原因疾病

　　群体性不明原因疾病是指一定时间内（通常是指2周内），在某个相对集中的区域（如同一个医疗机构、自然村、社区、建筑工地、学校等集体单位）内同时或者相继出现3例及以上相同临床表现，经县级及以上医院组织专家会诊，不能诊断或解释病因，有重症病例或死亡病例发生的疾病。群体性不明原因疾病具有临床表现相似性、发病人群聚集性、流行病学关联性、健康损害严重性的特点。这类疾病可能是传染病（包括新发传染病）、中毒或其他未知因素引起的疾病。

　　（二）新突发传染病疫情分级

　　一旦发生本土疫情，要尽早将病例和无症状感染者所在县（市、区、旗）精准划分为高风险、中风险、低风险三类风险。公共卫生机构、基层医疗卫生机构以及医疗机构之间应当建立早期预警、联防联控、联合救治、恢复建设、管理协作的应急响应工作机制，切实落实各项常态化疫情防控措施。

　　（三）新突发传染病工作原则

　　面对新突发传染病，各级医疗卫生机构要以预防为主，常备不懈；统一领导，分级负责；依法规范，措施果断；依靠科学，加强合作的工作原则。加强新突发传染病的预防控制工作,制定新突发传染病预防控制中长期策略,建立健全我国新突发传染病应对机制、预案体系,坚持早期预防、及时预警、快速反应、有效控制的原则,不断提高应急处置能力,防止或减少新突发传染病的发生及流行,降低新突发传染病的危害,保护公众健康和生命安全。

（四）新突发传染病应急响应原则

发生新突发传染病时,事发地的县级、市(地)级、省级人民政府及其有关部门按照分级响应的原则,作出相应级别应急反应。同时,要遵循突发公共卫生事件发生发展的客观规律,结合实际情况和预防控制工作的需要,及时调整预警和反应级别,以有效控制新突发传染病,减少危害和影响。要根据不同类别的新突发传染病性质和特点,应及时升级预警和反应级别;对范围局限、不会进一步扩散的新突发传染病,应相应降低反应级别,及时撤销预警。

（五）医疗机构新突发传染病应急处置措施

1. **早期识别**　医院应发挥新突发传染病哨点角色,与疾控机构加强信息沟通及快速反应的渠道,医疗机构建立病原数据库、生物信息数据库、病例库的快速信息查询整合平台及预警系统,完善监测系统,提高新突发传染病早期发现和预警能力。

2. **患者管理**　开展患者接诊、收治和转运工作,可实行重症和普通患者分开管理,对疑似患者及时排除或确诊。

3. **院内防护**　做好医院内现场控制、消毒隔离、个人防护、医疗垃圾和污水处理工作,防止院内交叉感染和污染。

4. **总结经验**　做好新突发传染病病例分析与总结,积累诊断治疗的经验。

5. **培养人才**　建立新突发传染病应急处置基地,加强新突发传染病应急队伍建设,培养储备新突发传染病应急人才。

6. **科学研究**　开展与新突发传染病相关的诊断试剂、药品、防护用品等方面的研究,开展国际合作,加快病源查寻和病因诊断。

7. **物资和技术储备**　建立健全生产能力以及技术储备机制,做好应急物资的储备及供应,用于应对新突发传染病的暴发流行。

8. **健全相关法律法规及应急预案**　完善新突发传染病相关法律法规及应急处置预案,坚持依法防控新突发传染病的发生和流行。

（六）新突发传染病应急处置保障

坚持预防为主、平战结合,地方各级人民政府和卫生行政部门应加强新突发传染病的组织建设,开展其监测和预警工作,加强应急处置队伍建设和技术研究,保证新突发传染病应急处置工作顺利开展。

（王晓燕）

第三节　新突发传染病护理工作的组织与开展

根据国家卫生健康委员会的有关防控、诊疗方案,结合医院疫情防控工作实际情况,针对人员配备、病房布局,设备设施、病患分配等制定一系列制度、流程、预案。护士是新突发传染病主要救治力量,护理工作的组织与开展对新突发传染病的防治十分重要,因此做好新突发传染病平时的常态化管理及战时的应急管理即平战结合护理工作,对提高新突发传染病护理成效尤为关键。

（一）新突发传染病的护理管理

医院的应急工作规划要以提升应急救治能力为核心,评估当前医院应急工作的基础,确立规划目标,明确建设内容和具体实施计划,跟踪和评价规划实施效果,开展新突发传染病常态化管理和应急管理。新突发传染病应急管理中广泛应用"平战结合"原则。重大传染病医疗救治定点医院只有在"平时"加强能力建设,方能在"战时"从容应对疫情。

1. **常态化管理** 建立医院感染管理制度及预防控制的长效机制,提高新突发传染病风险感知管理及预警监测能力,成立专业培训小组,定期组织多模式的培训,储备新突发传染病专业护理队伍。科学合理地储备物资设备、建立完善后勤保障体系、组建新突发传染病应急队伍,制定护理紧急人力资源调配预案,保证新突发传染病暴发时科学有序开展护理工作。

2. **新突发传染病的应急管理** 为应对新突发传染病应急护理工作,健全应急反应组织、制定完善的相关制度流程、完成病房的准备与改造、预设患者的安置流程、完善护理人力资源与应急物资的调配预案等系列工作,提高新突发传染病护理成效。

（二）新突发传染病患者的收治、护理及转运

1. **收治患者** 专门通道进入病区,避免与其他人群接触,尽量单间隔离,谢绝家属探视和陪护。病室内配备独立卫生间、通风系统良好、隔离病室内活动等。

2. **护理患者** 详细记录患者病情变化,集中操作,注意手卫生,落实各项隔离防护措施,避免交叉感染。

3. **转运患者** 根据医嘱转运患者,确定转运时间及转运路线,提前告知接收科室做好准备接收工作,联系保安清障,疏通转运通道,专梯转运,护理人员全程陪同。

（王晓燕）

附　　录

附录一　艾滋病职业暴露应急处理流程

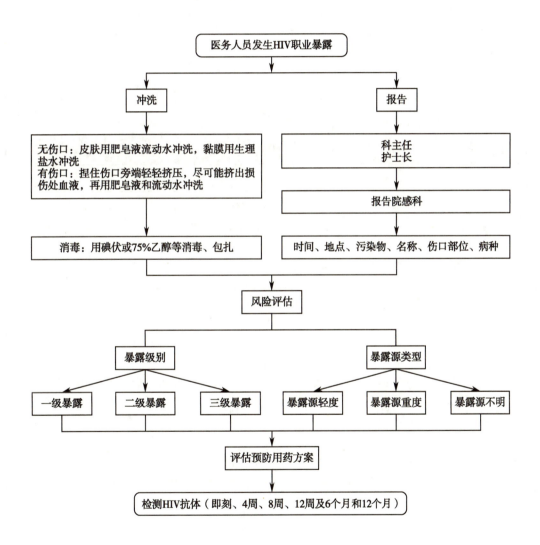

医务人员发生HIV职业暴露

冲洗　　　　　报告

无伤口：皮肤用肥皂液流动水冲洗，黏膜用生理盐水冲洗
有伤口：捏住伤口旁端轻轻挤压，尽可能挤出损伤处血液，再用肥皂液和流动水冲洗

科主任
护士长

消毒：用碘伏或75%乙醇等消毒、包扎

报告院感科

时间、地点、污染物、名称、伤口部位、病种

风险评估

暴露级别　　　　　暴露源类型

一级暴露　二级暴露　三级暴露　暴露源轻度　暴露源重度　暴露源不明

评估预防用药方案

检测HIV抗体（即刻、4周、8周、12周及6个月和12个月）

附录二　人类免疫缺陷病毒职业暴露个案登记表

一、基本情况							
姓名		性别		年龄／工龄	/	职业	
身份证号				暴露者联系方式			
工作单位				单位联系人及联系方式			
发生时间				发生地点			
暴露时从事何种活动							
是否接受过艾滋病安全操作培训：是□　否□							

二、暴露方式			
（一）接触暴露			
1. 皮肤：无破损□　有破损□		2. 黏膜□	
3. 接触部位		4. 接触面积	cm²
5. 暴露量和时间	暴露量小□　　暴露量大□		时间短□ 时间长□
6. 污染物来源	（1）血液□	（2）何种体液：	（3）其他：
（二）针刺或锐器割伤			
1. 何种器械	（1）空心针□	（2）实心针□	（3）其他：
2. 损伤程度、危险度	表皮擦伤、针刺，低危□	伤口较深、器皿上可见血液，高危□	
3. 污染物来源	（1）血液□	（2）何种体液：	（3）其他：
（三）其他方式			
致伤方式	抓伤□　咬伤□　其他：	破损、出血：有□　无□	

三、暴露源状况		
（一）实验室样品	1. 血液□	2. 何种体液：
	3. 其他：	4. 病毒含量： 滴度低（＜1 500cp/ml）□　滴度高□
	5. 其他情况：	

续表

（二）HIV 感染者或艾滋病患者	姓名		性别		身份证号码		感染确诊时间	
	患者病情	无症状 HIV 感染者□		有症状，但未发展到艾滋病期□			艾滋病期□	
	病毒载量			CD4 细胞计数				
（三）暴露源检测机构情况	检测机构名称			检测时间				

备注：

四、暴露后紧急处理		
（一）皮肤	1. 清水冲洗□	2. 是否用肥皂：是□　否□
	3. 是否挤出损伤处血液：是□　否□	4. 消毒药物：
	5. 冲洗时间：　　分钟	
（二）黏膜	1. 生理盐水冲洗□	2. 清水冲洗□
	3. 其他液体冲洗：	4. 冲洗时间：　　分钟

备注：

五、评估			
（一）暴露级别	1 级暴露□	2 级暴露□	3 级暴露□
（二）暴露源头严重程度	轻度□	重度□	不明□

评估人：

六、暴露后预防性治疗方案		
1. 是否需要预防性用药：是□　否□		
2. 用何种药物及用量	（1）	
	（2）	
	（3）	
3. 预防性用药实施机构名称		
4. 开始用药时间		5. 停止用药时间	
6. 因毒副作用，修改治疗方案		
7. 副作用		
肝功能检查 肾功能检查		

七、症状		
暴露后4周内是否出现急性HIV感染症状：是□　否□		
何种症状		持续时间	
备注：		

续表

八、HIV 血清学检查							
	项目	日期	结果	检测机构	采血人	证明人	检验人
暴露 24 小时内							
4 周							
8 周							
12 周							
6 个月							
1 年（必要时）							

备注：

九、结论	
1. 暴露后未感染 HIV □	2. 暴露后感染 HIV □

备注：如暴露者在暴露前、后 6 个月内发生过可能感染人类免疫缺陷病毒的其他高危行为，或者有线索显示暴露者感染的病毒不是来自本次职业暴露的，应当根据需要进一步做分子流行病学检测，并根据检测结果判定暴露感染者感染的病毒是否来自本次职业暴露

填表单位＿＿＿＿＿＿＿＿＿＿＿＿＿　　填 表 人＿＿＿＿＿＿＿＿＿＿＿＿＿

审 核 人＿＿＿＿＿＿＿＿＿＿＿＿＿　　填表时间＿＿＿＿＿＿＿＿＿＿＿＿＿

联系电话＿＿＿＿＿＿＿＿＿＿＿＿＿

（韦彩云　蔡西西　龚贝贝）

参 考 文 献

[1] 李兰娟,任红. 传染病学 [M]. 9 版. 北京:人民卫生出版社,2018.

[2] 李小寒,尚少梅. 基础护理学 [M]. 7 版. 北京:人民卫生出版社,2022.

[3] 李葆华,赵志新. 传染病护理学 [M]. 北京:人民卫生出版社,2022.

[4] 吴欣娟,王艳梅. 护理管理学 [M]. 4 版. 北京:人民卫生出版社,2017.

[5] 陈璇. 传染病护理学 [M]. 9 版. 北京:人民卫生出版社,2021.

[6] 金荣华. 新发突发传染病的医院应急管理 [M]. 北京:科学技术文献出版社,2021.

[7] 胡雁,郝玉芳. 循证护理学 [M]. 2 版. 北京:人民卫生出版社,2018.

[8] 霍晓鹏,吴欣娟. 临床护理教学指南 [M]. 北京:人民卫生出版社,2021.

[9] 李太生. 中华医学百科全书感染性疾病学 [M]. 北京:中国协和医科大学出版社,2020.

[10] 董雷,戴社教. 肝硬化静脉曲张内镜及介入治疗 [M]. 北京:世界图书出版公司,2020.

[11] 邵小平,黄海燕,胡三莲. 实用危重症护理学 [M]. 上海:上海科学技术出版社,2021.

[12] 施小明,张流波. 新发呼吸道传染病流行期重点场所防护与消毒技术指南 [M]. 北京:人民卫生出版社,2020.

[13] 杨兴龙,庄英杰,朱冰. 新突发传染病医院防控模式与流程 [M]. 北京:科学出版社,2022.

[14] 周丰勤,王伟仙,等. 肝硬化肝性脑病患者饮食管理的最佳证据总结 [J]. 中华现代护理杂志,2019,25(30):3877-3881.

[15] 肖清平,刘金玉. 培养和发展传染病专科护士的意义及构想 [J]. 护士进修杂志,2018,33(19):1768-1770.

[16] 中华医学会感染病学分会艾滋病丙型肝炎学组,中国疾病预防控制中心. 中国艾滋病诊疗指南(2021 年版)[J]. 中国艾滋病性病,2021,27(11):1182-1201.

[17] 中华护理学会护理管理专业委员会. 针刺伤防护的护理专家共识 [J]. 中华护理杂志,2018,53(12):1434-1438.

[18] 中华人民共和国国家卫生健康委员会,国家中医药管理局. 流行性感冒诊疗方案(2020 年版)[J]. 中华临床感染病杂志,2020,13(6):401-405,411.

[19] 中华人民共和国卫生部. 医务人员手卫生规范 WS/T313—2019[J]. 中华医院感染学杂志,2020,30(5):796-800.

[20] 中华医学会肝病学分会重型肝病与人工肝学组. 人工肝血液净化技术临床应用专家共识(2022 年版)[J]. 临床肝胆病杂志,2022,38(04):767-775.

[21] 中华医学会感染病学分会艾滋病丙型肝炎学组,中国疾病预防控制中心. 中国艾滋病诊疗指南(2021 年版)[J]. 中国艾滋病性病,2021,27(11):1182-1201.

[22] 肝脏穿刺活检湘雅专家共识编写组. 肝脏穿刺活检湘雅专家共识 [J]. 中国普通外科杂志,2021,30(1):1-8.

[23] 人腺病毒呼吸道感染预防控制技术指南编写审定专家组. 人腺病毒呼吸道感染预防控制技术指南(2019 年版)[J]. 中华预防医学杂志,2019,53(11):1088-1093.

[24] 倪鑫，王宝西，王荃，等. 儿童急性感染性腹泻病诊疗规范（2020 年版）[J]. 中国医药科学，2020，10（21）：249-256.

[25] 白财福，杨亚明. 人体钩虫病流行现况与治疗进展 [J]. 中国病原生物杂志，2020，15（7）：865-869.

[26] 陈洪毅，丁美美. 情景教学法在传染病护理教学中的影响分析 [J]. 教育家学论坛，2019，（48）：196-197.

[27] 陈巧，李玲，彭程. 发热伴血小板减少综合征的诊疗进展 [J]. 中国医药导报，2020，17（4）：44-47.

[28] 陈瑞丰，陈庆军. 中国犬咬伤治疗急诊专家共识 [J]. 临床急诊杂志，2019，20（9）：665-671.

[29] 杨维中，张婷. 高度不确定新发传染病的应对策略和措施 [J]. 中华流行病学杂志，2022，43（5）：627-633.

[30] 刁连东，汤奋扬，吴疆，等. 中国轮状病毒感染性腹泻免疫预防进展 [J]. 中国疫苗和免疫，2018，24（04）：492-498.

[31] 范玉改，姚建红，刘智勇，等. 突发公共卫生事件应急物资保障能力提升对策与建议 [J]. 中国护理管理，2021，05：798-800.

[32] 蒋燕，陆叶，蒋旭琴，等. 成人急性呼吸窘迫综合征患者俯卧位通气管理的最佳证据总结 [J]. 中华护理杂志，2022，57（15）：1878-1885.

[33] 金鑫，周莎. 日本血吸虫病和肿瘤关系的研究进展 [J]. 热带病与寄生虫学，2021，19（5）：288-291.

[34] 梁琦，许虹，彭凌. 急危重症患者直升机急诊医疗安全转运的研究进展 [J]. 护士进修杂志，2021，（36）8：707-711.

[35] 刘义兰，黄恺，熊莉娟，等. 综合医院应对突发重大传染病疫情的应急护理管理 [J]. 中华护理杂志，2020（7）：1006-1010.

[36] 宋敏，宋永嘉，王凯. 论中医"治未病"思想对现代预防医学的贡献与启示 [J]. 甘肃中医药大学学报，2020，37（05）：31-35.

[37] 孙梦圆，杨艳，赵勋，等. 护理人员突发公共卫生事件应对能力的培训管理现状与思考 [J]. 解放军护理杂志，2021，38（8）：78-80.

[38] 田秀君，辛德莉. 莱姆病的诊断与治疗进展 [J]. 传染病信息，2020，33（2）：109-111.

[39] 吴月凤，祝盈，李琳琳，等. 突发公共卫生事件护理管理的国内外经验比较 [J]. 解放军医院管理杂志，2021，28（4）：399-400.

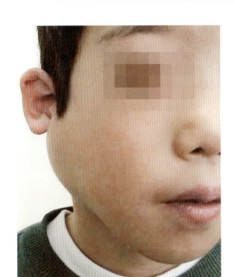

彩图 10-1　腮腺肿胀

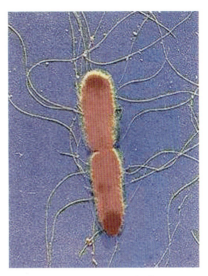

彩图 11-1　鼠疫杆菌

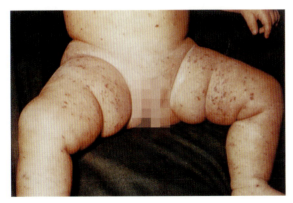

彩图 11-2　流行性脑脊髓膜炎患者皮肤瘀点

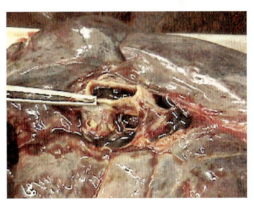

彩图 13-1　钩体病的肺出血型

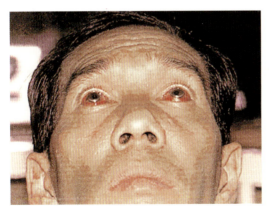

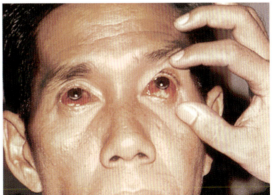

彩图 13-2　钩体病的黄疸出血型

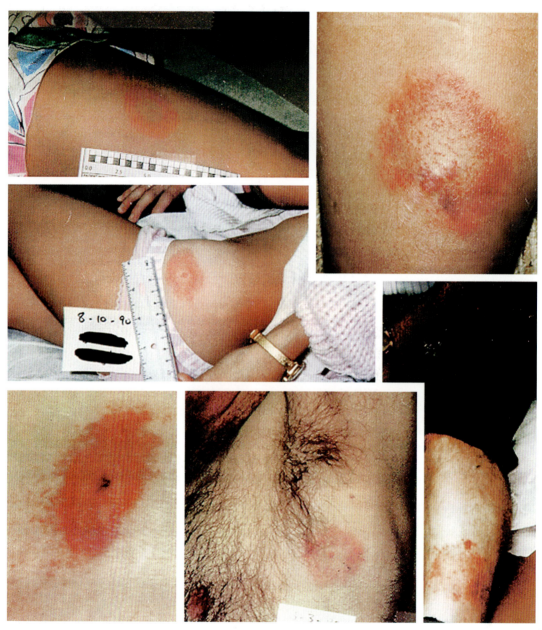

彩图 13-3　游走性红斑

28检